高等院校医学实验教学系列教材

医学细胞生物学与遗传学实验指导

第 3 版

主　编　杨建一
副主编　李　莉　张明亮
编　者　（按姓氏笔画排序）
马红莲　师如意　刘　铭
杜圣家　杨建一　杨康鹃
李　兰　李　莉　宋国华
张明亮　张　娟　岳凤珍
赵俊霞　聂晨霞　殷丽天
崔小华　慕明涛

科 学 出 版 社
北　京

内 容 简 介

本教材汇集国内八所高等院校的教授专家编写而成，可与《医学细胞生物学》《医学遗传学》和《医学生物学》等理论教材同步配套使用。全书由两大部分共13个实验组成，就每个实验项目的实验目的、实验用品、实验原理、实验技术与步骤，结果观察，以及注意事项等有详尽的介绍与论述。本书附有可选择的作业和思考题，有70余幅插图和46幅彩色图片，图像清晰生动，能帮助学生更加直观地认识和理解实验的内容，弥补可能实验条件所限导致的不足。附录中包括实验所用试剂、溶液等的配制方法，动物实验基本知识，细胞培养基本技术，还有实验中的英汉医学细胞生物学与遗传学实验技术专业主要词汇等。教材中的所有内容非常便于理解和操作，并且还有助于培养和启发学生的思维扩展能力，提高实验教学质量。

本书主要针对五年制学生实验使用，部分内容也可用于七、八年制和四年制学生。由于囊括细胞生物学、医学遗传学和医学生物学实验教学内容，不仅是高等医药院校这三门课程的实验课配套教材、同时也适用于综合性大学相关课程的实验教学。教师们在使用该教材时可根据实际情况做内容和学时上的选择和调整。本教材也可作为从事医药卫生学科和生物学领域各层次的教师、临床医护人员，科研人员的学习参考用书。

图书在版编目（CIP）数据

医学细胞生物学与遗传学实验指导 / 杨建一主编 . —3 版 . —北京：科学出版社，2015. 6

ISBN 978-7-03-044599-5

Ⅰ. ①医…　Ⅱ. ①杨…　Ⅲ. ①医学-细胞生物学-实验 ②医学遗传学-实验 Ⅳ. ①R329. 2-33　②R394-33

中国版本图书馆 CIP 数据核字（2015）第 126189 号

责任编辑：王　颖 / 责任校对：朱光兰

责任印制：赵　博 / 封面设计：范璧合

科学出版社 出版

北京东黄城根北街 16 号

邮政编码：100717

http://www.sciencep.com

中煤（北京）印务有限公司印刷

科学出版社发行　各地新华书店经销

*

2005 年 7 月第　一　版　　开本：787×1092　1/16

2015 年 6 月第　三　版　　印张：8 1/2　插页：4

2024 年 8 月第二十四次印刷　　字数：198 000

定价：39. 80 元

（如有印装质量问题，我社负责调换）

第3版前言

《医学细胞生物学与遗传学实验指导》第3版是继该书2010年第2版以来，经历了5年之后，现在又一次重新编写。本实验指导自出版发行以来，一直得到了广大用书师生的好评和鉴赏，岁月荏苒，我们真诚感谢他们的厚爱。

在这次的再编写中，我们汇集了国内八所院校教学第一线的专家教授，积极采纳各校老师与学生们的意见与建议，充分酝酿，力求基本适合国内各高等医药院校本科学生实际教学的要求，提高实验教学质量。

本实验指导分为医学细胞生物学实验和医学遗传学实验两大部分。每一部分按实验内容进行了分类，共计13个实验，本版增加了细胞凋亡检测技术、流式细胞仪检测细胞周期和人类高分辨显带染色体标本的制备等实验项目。各实验中对每个实验项目的实验原理、技术方法及注意事项等都有充分的论述，并有可选择的作业和思考题，有助于培养和扩展学生的独立思考能力。附录中列入了实验所用各种溶液的配制、细胞培养基本知识、实验动物基本操作技术以及英汉医学细胞生物学与遗传学实验技术专业英语词汇。我们对附图中的彩色图片重新拍照编排，使得图像更加清晰实用，力图帮助学生更加直观地认识和理解实验的内容，同时也会弥补可能实验条件所限导致的不足。

本书不仅适用于高等医药院校本科生的细胞生物学、医学遗传学以及医学生物学的实验课教学，同时也适用于综合性大学相关课程的实验教学，也可作为从事本领域教学和科研人员的参考用书。

在编写过程中，本书参阅了国内外同行的相关实验指导和教材的内容，在此谨向这些书的主编和编者们表示诚挚谢意。

感谢科学出版社在本书的再次出版中给予的关心和指导。感谢我们的各位编委具有的强烈责任心、认真的态度和付出的辛劳。

由于我们的水平和经验有限，不妥之处难免，企盼尊敬的师生、众多的同行和热心的读者们在使用或阅读本书后，继续指正和谏言。

杨建一

2015年4月

第1版前言

细胞生物学和医学遗传学均是生命科学的重要基础学科，近二十年来，这两个学科发展迅速，其研究成果已广泛应用于基础医学和临床医学，是现代医学教育中的重要课程，掌握这两门学科的实验研究方法对于从事基础医学和临床医学工作是十分必要的。

医学细胞生物学与遗传学实验既与课堂讲授的理论部分有关，同时又有本身特殊的目的与任务。第一，实验是科学理论的实践，通过实验可以巩固和加深对这两门课程知识和理论的理解，同时又可获得感性认识。第二，通过实验，使学生接受基本实验技能的训练，如显微镜的使用，临时显微标本片的制备，生物作图等。第三，通过实验，培养学生实事求是的科学态度和独立自学的工作能力，从而可以掌握观察问题和分析解决问题的方法，为医学的后续课程打下坚实的基础。

基于目前国内大部分院校已分别开设细胞生物学和医学遗传学两门课程，本实验指导主要针对五年制本科生这两门课的实验教学而编写。其中部分实验适用于七年制学生和研究生教学。实验内容既能适应医学生物学实验教学的需要，也能满足细胞生物学和医学遗传学分设的实验教学要求，即具有广泛的适用性。由于各院校的这两门课程实验学时多少有差异，在使用过程中可根据本校的实际情况作适当选择和调整。

实验指导由两部分组成，前一部分为医学细胞生物学实验，后一部分为医学遗传学实验。且尽量与实际实验学时数相符。需要说明的是，每一节的内容安排是基于内容的相关性，并不完全代表是一次实验课的内容。

本实验指导共编入实验24个，对每个实验项目的实验原理，技术方法及注意事项等有充分的阐述，并有可选择的作业，思考题，有助于培养学生的独立思考能力。附录中列入了实验所用溶液的配制、动物基本操作、细胞培养基本知识以及专业英语词汇，并特别收录了一些相关专业网站，以弥补实验课时的不足，开阔同学们的视野，提高独立学习的积极性。

各位编者本着对学生负责的态度，认真、细致地编写每一个实验内容，付出了辛勤的劳动。我们期待着同学们在按照这本实验指导完成实验后的可喜收获，也希望使用过这本书的老师们和同学们提出宝贵的修改意见，同时也准备在教学实践中不断补充和完善指导的内容，以适应教学改革的需要。

本书在编写过程中参考了有关实验指导和教材的内容，在此谨向这些书的主编和作者们表示深深的谢意。科学出版社的同志们为本书的顺利出版作了积极的努力与大量的工作，在此表示由衷的谢意。

杨建一

2005年3月

目　录

实验室规则

一、实验程序与要求

1. 课前预习 要求学生在课前认真预习实验指导及教材中的有关章节，在进入实验室前，必须对该实验的目的要求、实验内容、基本原理和操作方法有一定的了解。

2. 按时入座 上实验课时必须携带实验指导和完成实验报告的文具，穿好白衣进入实验室，按指定座位入座。

3. 观看录像 每个实验之前，一般是先看录像，以便对实验内容概括了解。

4. 教师讲解 教师对实验内容的安排及注意事项等进行短时间的讲解。

5. 独立操作和观察 实验一般是独立操作，个别实验以 2~3 人为小组进行。在实验中要按实验指导认真操作，仔细观察，做好记录。有关基本技能的训练，严格按照规定的操作程序进行，反复练习，切实掌握，以能达到一定的熟练程度。要求学生观察和操作时认真细心，自觉养成一丝不苟的科学作风，力求做到严肃、严格、严密。

6. 教师示教 有些实验除学生独立操作的项目外，尚有教师示教。示教的目的和作用有两点：一是在对较难观察的但属基本要求掌握的内容，学生可先看示教，获得初步认识后再独立操作与观察；二是在保证实验内容的同时，扩大在实验课有限时间内获得更多感性认识的机会。

7. 作业与实验报告 实验结束后，根据自己的观察、记录和结果，实事求是地撰写实验报告或认真完成作业，不得抄袭教材或其他同学的报告。实验报告或作业应在实验室完成，于本实验结束后上交老师。实验报告的形式可因实验内容而不同，基本包括文字报告、公式计算、绘图和列表等。每次报告经老师批阅后，记录下成绩，下次实验时发给学生。

二、实验规则与注意事项

（1）每位学生必须严格遵守实验室规则，上实验课时不得迟到、早退或无故缺席，有病或有事需请假时，须向任课老师报告声明。

（2）实验前须携带实验指导、实验报告纸、绘图工具(2H 或 3H 铅笔、橡皮、直尺或三角板)。

（3）使用光学显微镜观察实验，必须携带显微镜借用卡片，提前向显微镜室借取显微镜。

（4）实验前，必须认真检查所用仪器、药品、试剂、标本片等是否完好、齐备，如有缺损向老师报告，自己不得随意调换标本、仪器等。

（5）培养良好的社会公德，爱护国家财产，严格遵守操作规程，爱惜仪器设备和标本材料，节约药品和水电。如有损坏标本、仪器等应立即报告，主动登记，说明情况，按规定酌情赔偿。

(6) 进入实验室后要安静、整洁。不得大声嬉笑或随意走动,有问题时举手提问;不得在室内吸烟、吐痰、吃零食、乱扔纸屑和其他杂物;不得将与实验无关的物品带入实验室;不得将实验室物品带出实验室;不准在实验台和仪器上乱涂乱画,维护室内的公共卫生。

(7) 在实验过程中,仪器设备发生故障或损坏时,应切断电源,并立即报告任课老师,及时处理。

(8) 实验中使用易燃、易爆、有毒试剂或传染性强的物质时,应严格操作,注意自我保护,如发生意外,应立即报告任课老师。

(9) 实验结束后,将仪器设备物归原处,实验用具洗净晾干,标本放归原处。动物尸体及实验用的废物按要求放于指定地点,清理所用过的实验台面。值日生负责清扫室内卫生,关好水、电开关和窗户,保证安全。经任课老师检查认可后,方可离开实验室。

第一部分　医学细胞生物学实验

实验一　光学显微镜技术

一、普通光学显微镜的构造和使用方法

【实验目的】

(1) 熟悉光学显微镜各部分的构造、用途及维护方法。

(2) 初步掌握显微镜的低倍镜、高倍镜和油浸镜的使用方法。

【实验原理】

光学显微镜(light microscope),简称光镜,是利用光学原理,把微小物体放大成像,以供人们获取微细结构信息的光学仪器,是医学实验常用的仪器之一(图 1-1-1)。

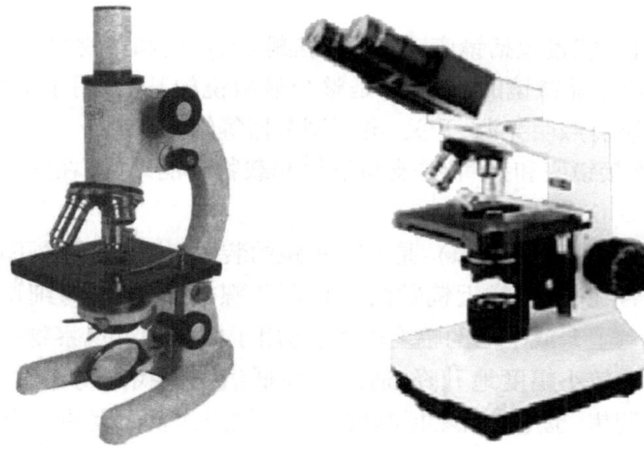

单筒倾斜式　　双筒倾斜式

图 1-1-1　两种普通光学显微镜

光学显微镜的成像原理是:显微镜物镜的焦距(focus)很短,被观察标本处在物镜一倍焦距和二倍焦距之间,此时在镜筒中成放大的实像。同时,目镜的焦距较长,这个实像便落在目镜的一倍焦距之内,经过目镜的再次放大,镜筒外靠近眼睛的地方便形成了经过放大的物体的虚像(virtual image),在人眼的明视距离(约 250mm)处形成一个虚像,所以,人眼通过显微镜所观察到的像实际上是被放大了的虚像。

【实验仪器、材料与试剂】

1. 器材　光学显微镜、擦镜纸、白细布。

2. 标本　羽毛装片、蛙血涂片。

3. 试剂　香柏油、镜头清洗液。

【实验内容与步骤】

1. 光学显微镜的构造 光镜分为机械装置和光学系统两部分(图 1-1-2),目前常用的是双筒显微镜,以下用双筒显微镜加以说明。

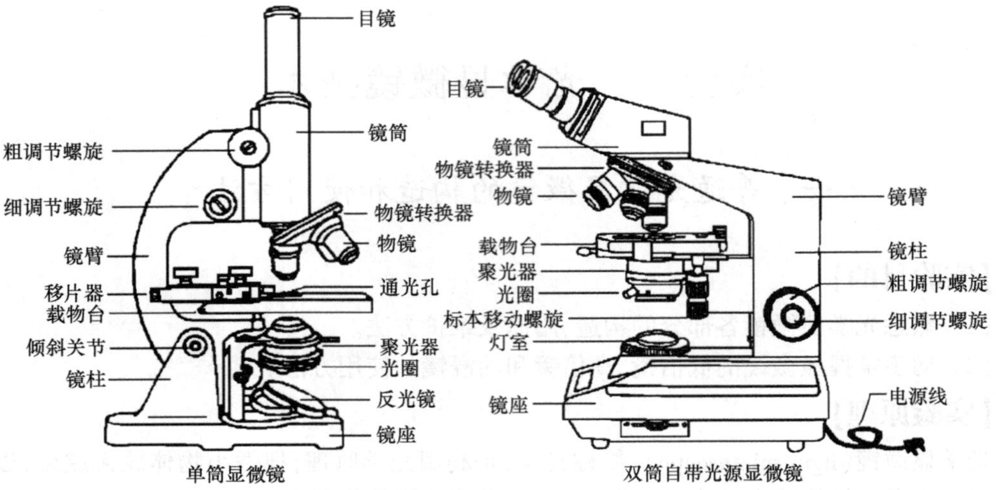

图 1-1-2 普通光学显微镜结构示意图

(1) 机械装置:机械装置包括镜座、镜臂、调焦螺旋、镜筒和载物台等。

1) 镜座(base):位于显微镜的最底部,是整个显微镜的基座,用于支撑和稳定镜体。双筒显微镜在镜座内装有照明光源、开关、电压调节器等结构。

2) 镜臂(arm):连接镜座和镜筒,是支持镜筒和载物台的结构,在搬取显微镜时用手握持镜臂。

3) 调焦螺旋(focusing adjustment):是调节焦距的装置,位于镜臂的下端两侧,粗调节螺旋和细调节螺旋重合在一起,靠近镜臂的为粗调节螺旋,外侧的为细调节螺旋。转动粗调节螺旋可使载物台上升或下降的幅度较大,适用于低倍镜下观察物像时调焦。转动细调节螺旋使得载物台较小幅度地升降,适用于在低倍镜下找到物像后,在高倍镜和油镜下观察物像时精细调焦,也用于观察标本玻片的不同层次及深度的结构。

4) 镜筒(tube):位于镜臂前方的圆筒状结构,其上端装有目镜,下端与物镜转换器相连。双筒式显微镜,均为倾斜式,其目镜与物镜的中心线互成 45°。在镜筒中装有使光线转折 45°的棱镜(prism)。

5) 物镜转换器(revolving nose-piece):是安装在镜筒下方的一个可旋转的圆盘状结构,其上装有 3~4 个不同放大倍数的物镜。转动物镜转换器可使不同的物镜到达工作位置,当物镜进入光路时,可以听到微弱的“咔嗒”一声,这时就可以开始观察标本了。

6) 载物台(stage):是位于物镜转换器下方的平台,用于放置玻片标本。载物台的中央有通光孔,来自下方的光线可通过通光孔到达玻片标本上。载物台上装有标本移动器,弧形的弹簧夹用于固定标本玻片。载物台左下方有标本移动器螺旋,转动上下两个螺旋可使玻片标本前后左右移动,以便找到要观察的物像。

在标本移动器上附有纵、横游标尺(vemier),用以确定标本在视野中的方位及其大小。游标尺由主标尺(A)和副标尺(B)组成,副标尺的分度为主标尺的 9/10。使用时,首先看副标尺的 0 点位置，再看主、副标尺的一致点，副标尺的 0 点在主标尺的 26 与 27 之间，副标尺的 4 与主标尺的 30 重合，那么该标尺所表示的数值应为 26. 4(图 1-1-3)。

(2) 光学装置：光学装置包括目镜、物镜、聚光器、可变光阑和滤光片。

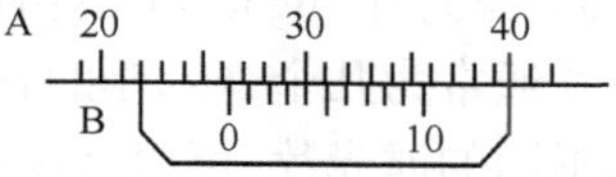

图 1-1-3 游标尺的用法

1) 目镜(ocular)：安装在镜筒的上端，其上标有放大倍数，如“10×”、“15×”(×表示放大倍数)，最常使用的是“10×”目镜。目镜中常装有一小段金属丝作为指示针，用以指示视野中所要观察的物像。

2) 物镜(objective)：安装在物镜转换器上，分为低倍镜、高倍镜和油镜(又称为油浸镜)三种。物镜的主要参数包括：放大倍数、数值孔径和工作距离。放大倍数是指眼睛看到像的大小与对应标本大小的比值。它指的是长度的比值而不是面积的比值。例如，放大倍数为 40×，指的是长度是 1μm 的标本，放大后像的长度是 40μm。常用物镜的放大倍数有“4×”、“10×”、“40×”和“100×”等几种。“4×”、“10×”物镜为低倍镜，“40×”物镜为高倍镜，“100×”物镜为油镜，油镜镜头上标有“油(或 oil)”字样。数值孔径也叫镜口率(numerical aperture，NA)，是物镜和聚光器的主要参数，与显微镜的分辨力成正比。干燥物镜的数值孔径为 0. 05~0. 95，油浸物镜(香柏油)的数值孔径为 1. 25。在使用油镜时，需要用香柏油作为介质(medium)，这是因为香柏油与玻璃的折射率(refractive index)相近，在玻片标本和油镜之间滴加香柏油，可减少光线的折射，增加视野亮度，提高分辨能力。工作距离是指当所观察的标本表现出最清楚时，物镜的最下端到标本盖玻片上表面的距离。物镜的工作距离与物镜的焦距有关，物镜的焦距越长，放大倍数越低，其工作距离越长。例如，10 倍物镜上标有 10/0. 25 和 160/0. 17，其中 10 为物镜的放大倍数；0. 25 为数值孔径；160 表示使用该物镜时，显微镜的机械筒长应为 160mm(所谓机械筒长是指取下物镜和目镜以后，所剩下的镜筒长度。显微镜的机械筒长现已统一规定为 160mm)；0. 17 为盖玻片的标准厚度(单位：mm)。10 倍物镜有效工作距离约为 6. 5mm，40 倍物镜有效工作距离约为 0. 48mm(图 1-1-4)。

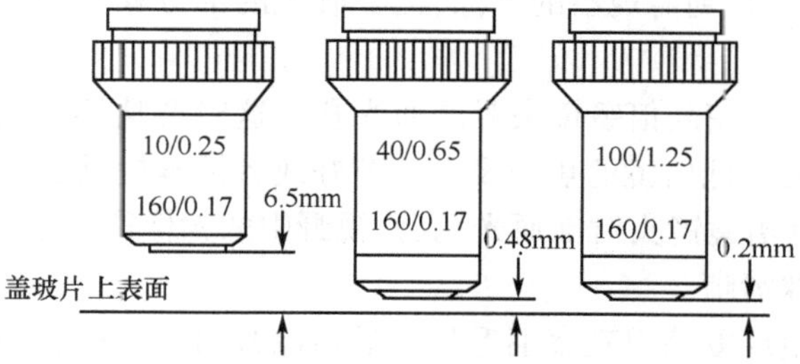

图 1-1-4 三种物镜的性能参数及工作距离

显微镜的放大倍数等于目镜的放大倍数乘以物镜的放大倍数，例如，目镜的放大倍数是 10×，物镜的放大倍数是 40×，则显微镜对实物的放大倍数为 400 倍。常用光镜的最大放大倍数为 1000 倍。

3) 聚光器(condenser)：位于载物台的下方，是一组透镜(lens)，可将光线汇聚到所要观察的标本上，增加视野的亮度。在聚光器的右侧，有一调节螺旋，转动它可使聚光器上升或下降，从而调节光线的强弱。上升聚光器可使光线增强，下降则光线变暗。

4) 可变光阑(diaphragm)：位于聚光器的下端，能够控制进入聚光器光束(beam of

light)的大小。由十几张金属薄片组合排列而成,其外侧有一小柄,拨动它可使金属片分开或合拢,以调节光线的强弱。

5) 滤光片(light filter):有些显微镜配有不同波长的滤光片供选用。显微镜所用的滤光片通常为几个毫米厚的有色玻璃片。滤光片可以滤出与其本身颜色相同颜色的光。使用不同的滤光片,可以有选择地使用不同颜色的照明光线,使观察效果更佳。滤光片常被放置在聚光镜最下方的圆环(cirque)内,拨动圆环使其移出光路,可根据需要选择使用。

2. 光学显微镜的使用方法

(1) 低倍镜(low power lens)的使用方法

1) 对光:打开镜座前方的电源开关,调节物镜转换器,使低倍镜镜头对准通光孔,当听到"咔嗒"的一声,同时手也感到有阻力时,说明物镜处于正确的位置。打开光阑并使聚光器上升到比载物台稍低的位置。调节目镜,使两个目镜的距离恰好等于自己双眼的瞳孔的距离,然后两眼观察目镜,同时调节镜座右侧电压调节开关,使视野内的光线亮度适中。

2) 放置玻片标本:将所要观察的玻片标本放置在载物台上,用弹簧夹固定,要让有盖玻片的一面朝上。转动标本移动器旋钮,使需要观察的标本位于通光孔的中央。

3) 调节焦距:眼睛从侧面观察低倍镜,同时转动粗调节螺旋使载物台上升,直至低倍镜头距玻片标本约0.5cm(或者上升至转不动为止);然后两眼在目镜上观察,同时慢慢转动粗调节螺旋使载物台下降,视野中出现物像后,用标本移动器移动标本片使物像移至视野中央。这时要注意,移动玻片的方向与目镜中观察的物像移动方向是相反的。再转动细调节螺旋,直至视野中的物像变得最清晰。

用羽毛片(附图1,附图2)和蛙血涂片反复练习低倍镜的使用,做到熟悉显微镜各部分的结构,迅速熟练地调节光线及找到标本。

(2) 高倍镜(high power lens)的使用方法

1) 首先在低倍镜下找到需观察的物像,把要放大的部分移至视野中央,同时转动调节螺旋使物像清晰。

2) 转动物镜转换器,使高倍镜镜头对准通光孔。这时要从侧面观察,如果高倍镜碰到玻片,遇到阻力时,说明低倍镜的焦距没有调节好或者标本放反了,要重新进行操作。

3) 调节焦距:将高倍镜镜头对准通光孔后,视野中的物像往往不太清晰,可轻轻调节细调节螺旋便可使物像清晰。

从低倍镜到高倍镜反复练习观察羽毛片和蛙血涂片(附图3),注意观察不同类型的蛙血细胞、红细胞形态特征及细胞三部结构中各部分的比例。

(3) 油镜(oil immersion lens)的使用方法

1) 在低倍镜或高倍镜下找到所需观察的物像后,将需要进一步放大的部位移至视野的最中央。将视野中的光线调到最强,即聚光器上升至较高位置并将光阑全部打开,同时将镜座右侧的电压开关调到最大。

2) 转动物镜转换器,移开低倍镜或高倍镜头,在标本玻片上所要观察的部位加1滴香柏油,转换物镜转换器,使油镜镜头对准通光孔,这时油镜的下端正好浸在香柏油中。

3) 双目观察目镜,并轻轻转动细调节螺旋,直至视野中出现最清晰的物像。

4) 油镜使用结束后,一定及时用滴加上镜头清洗液(二甲苯、乙醇、乙醚等)的擦镜纸擦拭干净油镜和高倍镜镜头。再用清洁的擦镜纸盖在标本玻片上,加 1~2 滴清洗液,轻拉擦镜纸,将标本片擦拭干净。

按照上述操作程序,用蛙血涂片练习油镜的使用。

【结果观察】

取羽毛装片及蛙血涂片,按照操作规则反复练习低倍镜、高倍镜和油镜的使用。

【注意事项】

(1) 搬取显微镜时,要一手握镜臂,另一手托住镜座,两上臂紧靠胸壁;切勿一手斜提,前后摆动,以防目镜镜头或其他零部件跌落。

(2) 轻拿轻放,不要把显微镜放置在实验台的边缘,显微镜镜座后缘离实验台边缘应保持一定距离,以免显微镜翻倒落地。

(3) 显微镜光学系统要用清洁的擦镜纸擦拭,不能用手、纱布或其他物品擦拭,以免造成划痕。

(4) 不要随意取出目镜和拆卸显微镜上的零部件,以防尘土落入镜筒及零部件丢失,或影响显微镜的精准度。

(5) 使用显微镜时要注意将玻片标本放置在通光孔中央,不要放反。如果放反了,低倍镜下可以看清楚物像,转动到高倍镜时就看不清物像,并且容易将玻片标本损坏。在使用高倍镜和油镜时,不能一边在目镜中观察,一边上升载物台,否则会压碎玻片或损坏镜头。

(6) 观察标本时,做到双目同睁,两手并用。低倍镜下可以用粗、细调节螺旋调节焦距,调节焦距时,要从侧面注视载物台上升,以免压坏标本和镜头。当转换高倍镜和油镜观察时,要用细调节螺旋调节焦距,且细调节螺旋不能单方向过度旋转。

(7) 显微镜使用完毕后,将标本玻片取下,放回标本盒中;转动物镜转换器,使物镜离开通光孔,上升载物台,使物镜与载物台相接近。然后一手握镜臂,另一手托住镜座,将显微镜送还显微镜室。

【思考问题】

(1) 使用显微镜观察标本片时,应遵循哪些步骤才能看到最清晰的物像?

(2) 当低倍镜下看清楚物像了,进一步转换高倍镜后物像看不见或调不清晰时,这是为什么?你应从哪些方面找原因?

(3) 如果显微镜视野中光线太暗,你应该怎么办?

(李 莉)

二、细胞显微测量技术

【实验目的】

掌握显微测微尺的基本原理及使用方法。

【实验原理】

细胞长度、面积、体积的测量是研究正常或病理组织细胞的基本方法之一。在显微镜下用来测量细胞长度的工具叫显微测微尺(micrometer),由目镜测微尺(ocular micrometer)和镜台测微尺(stage micrometer)两者组成,两尺须配合使用。

目镜测微尺,简称目微尺,是一块圆形的玻璃片,直径为20~21mm。其上刻有直线或网格式的标尺。其中网格式的目微尺可用来测量物体的体积。每一小格表示的实际长度随不同的显微镜、不同放大倍数的物镜而不同。使用目微尺时,先将目镜从镜筒中抽出,旋去接目透镜,然后将目微尺放在目镜光阑上。注意让有刻度的一面朝下,再将接目透镜旋上,把目镜插入镜筒,即可进行测量。

镜台测微尺,简称台微尺,是一块特制的载玻片。它的中央封着一把刻度标尺,标尺全长为1mm(1000μm),分为10个大格,每一个大格又分成10个小格,共100个小格,每小格的长度为0.01mm(10μm)。标尺的外围有一小黑环,便于找到标尺的位置。

显微测量时,先用台微尺标定目微尺每小格所表示的实际长度。

通过台微尺对目微尺进行标定,可以消除由于显微镜不同所造成的误差。

在测量细胞时,移去台微尺,换上被测标本,用目微尺即可测得观察标本的实际长度(图1-1-5)。

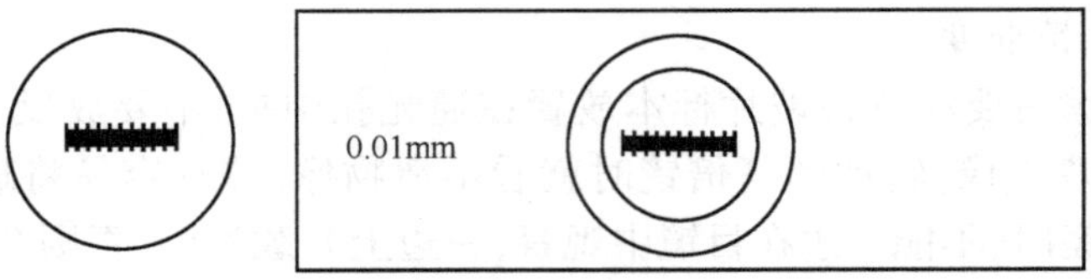

图1-1-5 目镜测微尺和镜台测微尺结构示意图

【实验仪器、材料与试剂】

1. 材料 人或蟾蜍血涂片、人口腔黏膜上皮细胞制片。

2. 器材 显微镜、目镜测微尺、镜台测微尺、解剖剪、解剖镊子、载玻片、盖玻片、试管、无菌采血针、牙签。

3. 试剂 生理盐水、瑞氏(Wright)染色液、0.2%甲苯胺蓝染液。

【实验内容与步骤】

1. 血细胞标本制备及观察

(1)人血涂片:用采血针刺取耳垂血,制成薄血涂片,晾干后瑞氏染色。

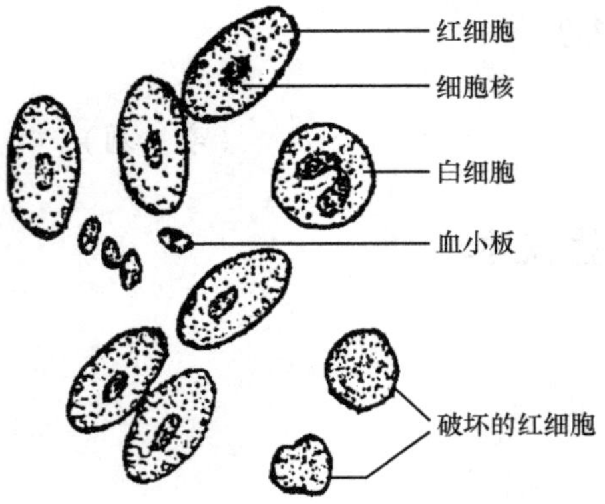

图1-1-6 蟾蜍血中的各类细胞

(2)蟾蜍血涂片:用注射器直接取蟾蜍心脏血,用生理盐水稀释后制成细胞悬液,制成涂片。蟾蜍的红细胞呈椭圆形,细胞膜不明显,涂片中除红细胞外,还能看到各种形态不同的白细胞和血小板(图1-1-6)。

2. 人口腔黏膜上皮细胞标本制备及观察

取清洁牙签,用钝端在自己口腔内腮面轻刮少许黏液,并弃掉。换牙签,在原位稍用力刮取上皮细胞,均匀涂在一张干净的载玻片中央。

用甲苯胺蓝(或亚甲蓝)染液染色5min,先在低倍镜下观察,可见视野中有许多单个或成堆的被染成蓝色的细胞，即口腔黏膜上皮细胞。细胞呈多边形或椭圆形，细胞中央有一染成深蓝色的细胞核，核周围均质部分为细胞质，细胞外表有细胞膜（图 1-1-7）。

3. 长度测量

（1）目微尺安装（见实验原理）。

（2）将台微尺盖片面朝上放在载物台上，用低倍镜观察，调节焦距看清台微尺的刻度。这时目微尺和台微尺同时显示在视野中。

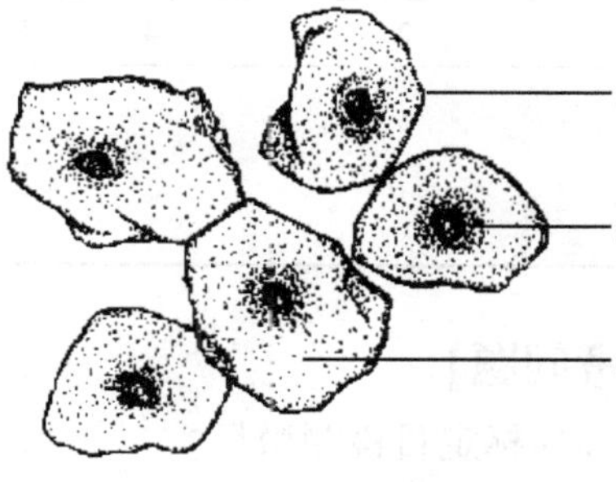

图 1-1-7　人口腔黏膜上皮细胞

（3）移动台微尺，同时转动目镜，使目微尺直线与台微尺直线尽量靠近平行，并将两尺的“0”点刻度线或某刻度线对齐。然后从左向右查看两尺刻度线另一重合处，记录重合线间目微尺和台微尺各自包含的格数，根据公式即可计算出目微尺每个小格代表的实际长度。公式如下：

$$目微尺每小格代表的实际长度(\mu m)=\frac{两重合线间镜台测微尺格数}{两重合线间目镜测微尺格数}\times 10(\mu m)$$

（4）移去台微尺，换血涂片，用目微尺测量细胞所占小格数并乘以目微尺每小格代表的实际长度，即为被测细胞的实际长度（图 1-1-8）。

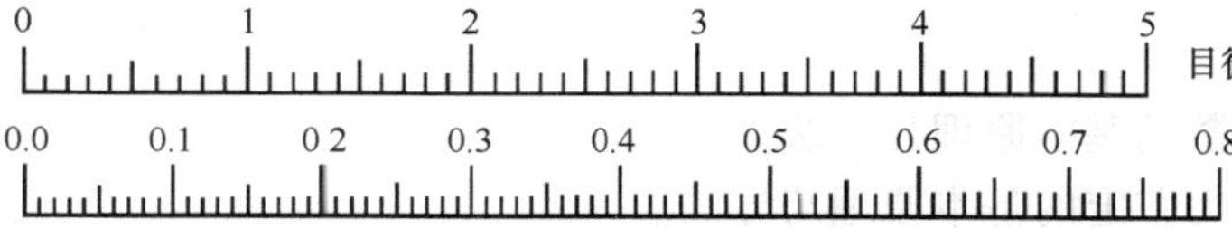

图 1-1-8　显微测量原理示意图

（5）测量结果计算：球形细胞的体积 $V=4\pi r^3/3$（r 为半径）；椭球形：$V=4\pi ab^2/3$（a、b 为半长轴和半短轴）；核质比 $NP=Vn/(Vc-Vn)$，Vc 为细胞体积，Vn 为细胞核体积。

【实验结果观察】

（1）标定并记录低倍镜和高倍镜下目微尺的每小格代表的实际长度。

（2）在观察口腔黏膜上皮细胞和蟾蜍血细胞时，测量这两种细胞。记录被测细胞及细胞核的长短径。

【注意事项】

（1）如果需换用高倍镜或油镜测量时，要用同样的方法重新计算高倍镜或油镜下目微尺每小格的实际长度。

（2）在测量时要注意将被测物体放在视野中央，因为该位置镜像最清晰，相差最小。

（3）每一种被测物体（细胞）需反复测量数个或数十个，求其平均值。

（4）台微尺刻度是用加拿大树胶和圆形盖玻片封合的。当清洗香柏油时，不宜使用过多的二甲苯，以避免盖玻片下的树胶溶解。

（5）取出目微尺，将目镜放回镜筒，用擦镜纸擦去目微尺上的油渍和手印。

【实验报告】

（1）用测微尺测量不同材料各种细胞的大小后，制表格表示测量结果。

（2）测量 10 个蟾蜍红细胞的长短径，并求出体积的平均值填入表 1-1-1。

表 1-1-1　用测微尺测量后结果

细胞编号	1	2	3	4	5	6	7	8	9	10	范围	均值
细胞长径												
细胞短径												
细胞体积												

【思考问题】

（1）如何标定目镜测微尺？

（2）显微测微尺包括哪两个部件？它们各起什么作用？

（3）在某台显微镜下用某一放大倍数的物镜，测得目微尺每格的实际长度后，当换一台显微镜用同样放大倍数的物镜测量时，该尺度是否还有效？为什么？

（张明亮）

三、细胞计数和活力鉴定

【实验目的】

（1）掌握细胞计数的基本原理与方法。

（2）掌握细胞活力鉴定的基本原理与方法。

【实验原理】

细胞计数时，先将培养细胞或血细胞稀释成细胞悬液，然后将细胞悬液滴入细胞计数板内，对计数板上计数室四大格内的细胞进行计数。根据计数室的容积及稀释倍数，即可计算出细胞浓度。细胞计数的方法可以分为三大类：①用光学显微镜和血细胞计数器对细胞进行直接计数，又称为直接视觉法（direct vision method）；②用光学显微镜和血细胞计数器对细胞核进行计数，又称间接视觉法（indirect vision method）计数；③用电子系统自动进行视觉计数。直接视觉方法是最常用的计数法。

细胞活力的鉴定在生物学和医学上具有很重要的意义。细胞培养过程中需要经常测定细胞的存活率，以便随时记录细胞的生长情况。在肿瘤细胞的研究中，为了检验各种药物对肿瘤细胞的杀伤力，需要测定肿瘤细胞的存活率。细胞活力的鉴定方法有多种，常用的有染色排除法和仪器分析法，染色排除法简便，易于操作，是最常用的细胞活性鉴定方法。如果通过直接的形态观察来鉴别细胞活力，实验结果容易受操作者的主观因素的影响，存在一定的误差。因此，在实际操作中常采用一些仪器来进行精确的批量检测。死细胞和活细胞膜的通透性不同，活细胞的细胞膜是一种选择性膜，对细胞起保护和屏障作用，只允许物质选择性地通过；细胞死亡之后，细胞膜受损，通透性增加。台盼蓝（trypan blue）染色鉴别细胞活力的方法就是利用了这一性质。台盼蓝是一种阴离子型染料，不能透过完整的细胞膜。所以经台盼蓝染色后死亡细胞或受损细胞被染成蓝色，而活细胞不被着色。仪器分析法可避免操作者主观因素的影响，主要有微电极技术（利用死细胞和活细胞膜两侧电位的差异）、全自动分析细胞记数仪和流式细胞仪等，可对细胞的活力进行精确的批量检测。细胞的活力可以用活细胞占计数细胞中的百分比来表示。

【实验仪器、材料与试剂】

1. 器材 显微镜、血细胞计数板、解剖盘、剪刀、镊子、吸管、载玻片、盖玻片。

2. 标本材料 蟾蜍,中国仓鼠卵细胞(CHO),人宫颈癌细胞(Hela 细胞)。

3. 试剂 Ringer 缓冲液、乙醚、0.4%台盼蓝染液。

【实验内容与步骤】

1. 细胞计数

(1) 制备血细胞悬液:取用乙醚麻醉过的蟾蜍,置于解剖盘内剪开胸壁,暴露心脏,将心室剪一个小口,用吸管吸取心脏血液 1ml,用 Ringer 缓冲液按确定的稀释倍数制成血细胞悬液。

(2) 熟悉血细胞计数板:血细胞计数板呈长方形,有 2 个计数室。每个计数室分 9 个大正方格,每个大格边长为 1mm,计数室的底与盖玻片间的距离为 0.1mm,即每大格的容积为 $1mm \times 1mm \times 0.1mm = 0.1mm^3$。四角的每个大格被分为 16 个中格;中央的大格被分为 25 个中格,中央的每个中格又被分为 16 个小格(图 1-1-9)。

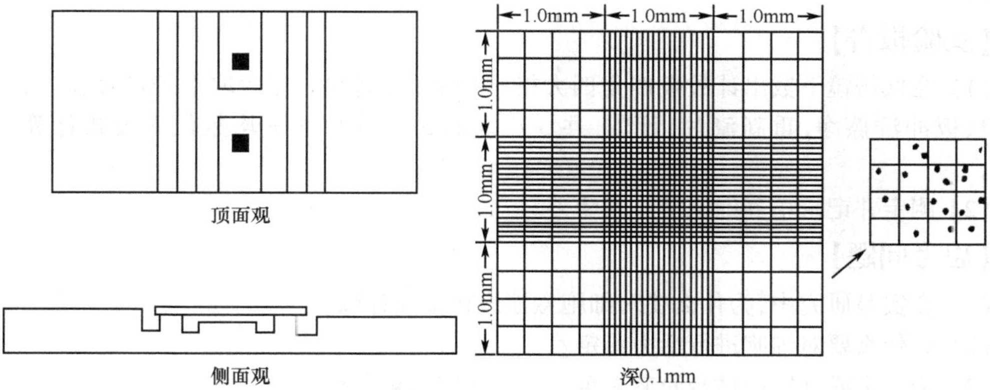

图 1-1-9　细胞计数板

(3) 滴片:取血细胞计数板及 1 张盖玻片,把盖玻片擦净盖在血细胞计数板的槽上,然后用吸管将制备好的蟾蜍血细胞悬液混匀,吸取血细胞悬液,滴一滴于血细胞计数板的盖玻片一侧边缘,使细胞悬液自然流入计数室内。

2. 培养细胞活力测定

(1) 取 0.5ml 培养好的细胞悬液(CHO 细胞或 Hela 细胞)置于小试管内,再加 0.4%台盼蓝染液 0.5ml,用吸管轻轻吹打均匀,染色 2~3min。

(2) 用吸管稍稍吹打,以防细胞沉降,再吸取悬液滴一滴于干净的载玻片上,制成临时装片。

【实验结果观察】

1. 细胞计数结果

(1) 计数:在低倍镜下数出计数板上计数室四角四大格中的细胞数,如细胞压在格线上时,数上不数下,数左不数右。

(2) 细胞浓度计算:将四大格的细胞总数除以4,得出平均每大格的细胞数,每大格的容积为0.1mm³,乘以10 000即为1000mm³(1ml)。因此,不同稀释倍数细胞悬液的细胞浓度可用下式计算:

细胞浓度(细胞数/ml悬液)=(四大格的细胞数/4)×10 000×稀释倍数

2. 细胞活力测定结果

(1) 在低倍镜下移动标本片,随机计数上、下、左、中、右五个视野内的细胞总数和被染色的细胞数,按以下公式计算细胞的活力:

细胞活力=(细胞总数-死亡的细胞数)/细胞总数×100%

(2) 也可用细胞计数板滴加经染色的细胞悬液,同时计数细胞数/ml悬液、活细胞数/ml悬液,再计算出该细胞群体的活力。

【注意事项】

(1) 血细胞悬液注入量不可过多或过少,如溢出或盖玻片内有气泡必须重新擦干净载玻片后再滴加,否则影响计数结果。

(2) 测定细胞活力时,染色时间不宜过长,若染色的时间过长,造成活细胞损伤时亦可着色。

【实验报告】

(1) 在低倍镜下数出计数板四角四大格中蟾蜍血细胞数,然后取下盖玻片,将血细胞计数板冲洗擦净,重新滴片、计数,共3次。取3次计数的平均数代入公式计算出结果。

(2) 测定并记录培养细胞群体的活力。

【思考问题】

(1) 在实验研究中,为什么要对细胞悬液进行重复计数?

(2) 为什么要对细胞进行活力鉴定?

(3) 为什么死细胞能被台盼蓝着色?而活细胞不被着色?

(张明亮)

实验二　动植物细胞的基本形态与结构

【实验目的】

(1) 掌握光学显微镜下动植物细胞的基本形态和结构。

(2) 初步掌握临时制片技术和生物绘图的方法。

(3) 进一步掌握光学显微镜的正确使用方法。

【实验原理】

细胞是生命活动的基本结构和功能单位。人体内约有200多种不同类型的细胞,它们的形态多种多样,包括球形、椭圆形、扁平形、立方体、梭形、星形等。一般来讲,细胞的形态与它们的功能密切相适应。虽然有机体细胞在形态上多种多样,大小不一,但具有共同的结构特点,即均由细胞膜(membrane)、细胞质(cytoplasm)和细胞核(nucleolus)三大部分组成。在光学显微镜下还可以观察到一些细胞器,如线粒体、高尔基复合体(Golgi complex)、中心体(centrosome)、核仁(nucleolus)和染色质(chromatin)等。

【实验仪器、材料与试剂】

1. 器材 光学显微镜、解剖剪、小镊子、载玻片、盖玻片、牙签、白绸布、擦镜纸、烧杯、培养皿、吸管、吸水纸、染色盘架、麻醉缸。

2. 材料 人口腔黏膜上皮细胞、洋葱鳞茎、蟾蜍。

3. 试剂 生理盐水、碘液、1% 甲苯胺蓝染液、乙醚、Ringer 缓冲液。

【实验内容与步骤】

1. 临时制片的制备 若观察的标本是新鲜材料,而又不需要长期保存,则可制成临时制片,方法如下:取洁净的载玻片,用滴管吸一滴被观察的标本悬液滴在玻片中央,悬液滴不宜过大或过小,因为悬液滴太大易溢出玻片,太小又容易形成气泡。然后用镊子夹住洁净的盖玻片,先以盖玻片一边和液体接触,然后缓慢倾斜放下直至盖玻片全部盖好,用滤纸吸去多余液体。加盖玻片时应注意尽量减少气泡的产生。如需染色,可夹取材料放在载玻片上,再盖上盖玻片,将染液滴在盖玻片的一侧,用滤纸(filter paper)在盖玻片的另一侧边缘吸水,这时染液会流入盖玻片与载玻片之间使材料着色(图 1-2-1)。

观察结束后,应及时将玻片清洗干净,以备下次再用。在移取盖玻片时,只能平行向外抽取而不能揭开,否则容易损坏盖玻片。

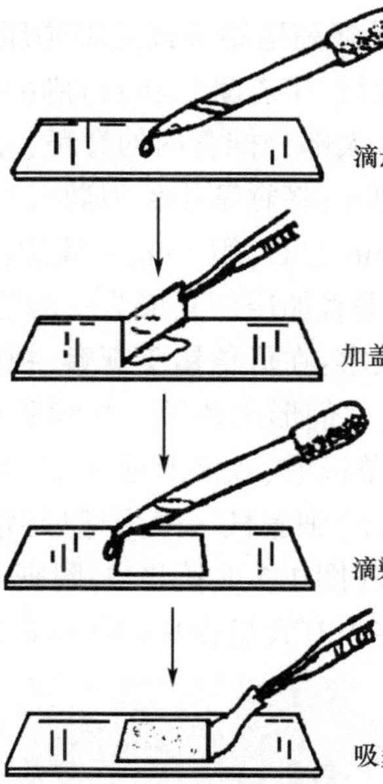

图 1-2-1 临时装片的制备及染色

2. 洋葱表皮细胞标本的制备与观察

(1) 洋葱表皮细胞标本的制备:取洋葱(onion)肉质鳞茎(bulb)一片,用镊子将其内表面的薄膜部分撕下,再用剪刀剪取 3~4mm² 大小的一块,放在已加好一滴碘液的载玻片上,使其铺展平,然后盖上盖玻片,用滤纸吸去盖玻片周围的液体。

(2) 观察:先用低倍镜观察,镜下可见正方形或长方形的表皮细胞,其中有染色较深的细胞核。转用高倍镜观察,可看到各个细胞都具有细胞壁(cell wall)。细胞膜紧贴在细胞壁之内与细胞壁不易分开。在细胞核内还可以看到一个或多个核仁,在核与细胞壁之间可以看到大小不等的颗粒存在,即原生质(protoplasm)颗粒,有时可以看到呈线条状分枝的细丝,即原生质丝,在原生质丝(protoplasmic fiber)之间的空隙部分,为植物细胞的液泡(vacuole),其中充满了细胞液(cellsap)(图 1-2-2)。

3. 人口腔黏膜上皮细胞标本的制备与观察

(1) 人口腔黏膜上皮细胞标本的制备:吸取一滴碘液滴在一张洁净的载玻片中央,用一根预先灭菌的牙签(toothpick)伸入自己的口腔,在颊部黏膜(mucous membrane)轻轻刮取上皮细胞(epithelium),然后将其放入载玻片上的碘液中并来回涂抹使细胞散开,染色 1min 后加盖玻片(加盖玻片时尽量避免气泡产生),用滤纸吸去盖玻片周围的碘液。

(2) 观察:在低倍镜下观察,人的口腔黏膜上皮细胞呈椭圆形或多边形,细胞核被染成深黄色,细胞质为浅黄色。镜下可见细胞成群或分散存在,选择轮廓完整清楚的细胞,转用高倍镜观察。

高倍镜下可见人的口腔黏膜上皮细胞外围有一层薄薄的细胞膜,细胞核呈扁圆形,在核中有时可见一致密的结构,即为核仁,细胞质均匀分布于细胞核与细胞膜之间,其中有颗粒(图 1-2-3,附图 4)。

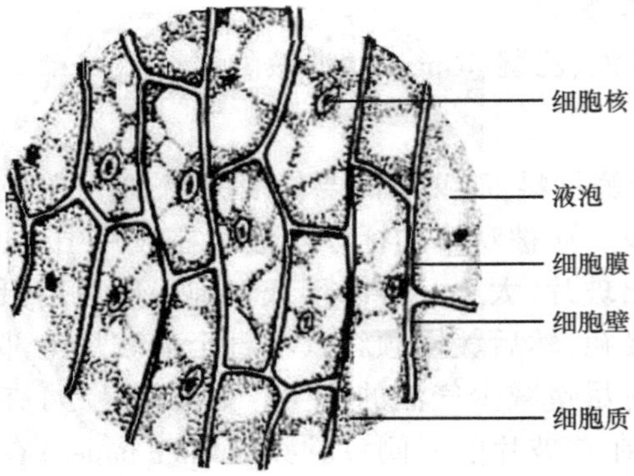

图 1-2-2　洋葱鳞茎表皮细胞结构

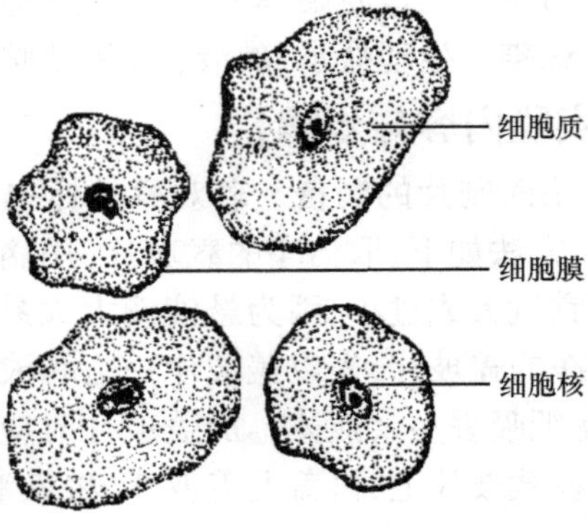

图 1-2-3　人口腔黏膜上皮细胞结构

4. 蟾蜍脊髓运动神经元细胞压片制备与观察

(1) 取材:用乙醚(aether)麻醉蟾蜍,生效后从两侧嘴角向后剪,暴露整个椎管,取椎管上部稍膨大部分椎管内的脊髓(spinal cord),放在培养皿中,Ringer 液冲洗。

(2) 制片:将脊髓用剪刀剪成小段,或用小镊子轻轻将其捣碎,滴入 5~6 滴甲苯胺蓝染液染 10min 左右,用 Ringer 液漂洗,然后取制备好的脊髓小段置于载玻片上,加盖玻片,用拇指垂直加压使其成为一薄层,用滤纸吸去周围多余的液体。

(3) 观察:在低倍镜下观察,视野中可见有许多染成蓝色的小细胞,即神经胶质细胞(glia cell),它们形态各异。继续移动玻片,可见脊髓材料中有个体较大、染色较深的运动神经元,呈单极形、双极形或多极形分枝。选择轮廓清楚的细胞转换高倍镜观察。神经元(nerve cell)细胞核一般为球形,常染色质多,异染色质少,染色浅淡,故神经元的核又称为泡状核(图 1-2-4,附图 5,附图 6)。镜下核仁较核内其他部分染色深,核仁明显。核周围和树突内有大量密集的粗面内质网与游离核糖体,光镜下为染色深的团块状物质。

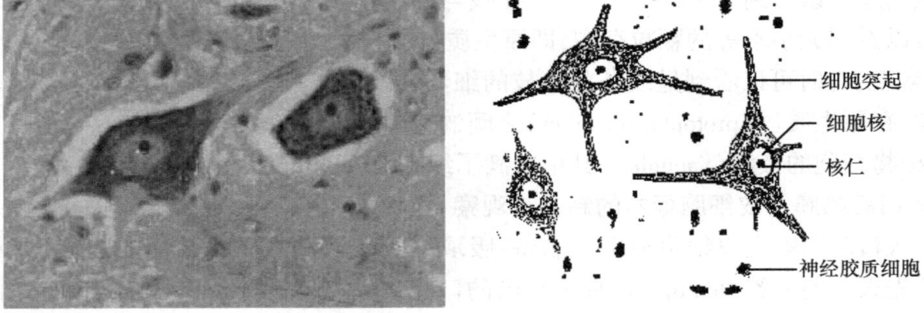

图 1-2-4　蟾蜍脊髓前角运动神经元

5. 生物绘图的方法及其要求

(1) 生物学绘图要求线条圆滑、清楚、比例正确,决不能草率。为了把图作好,首先必须了解标本的内容,弄清基本形态特征和重点观察部位的毗邻关系。选材应典型,决不能假想或虚构,一定要画出视野中亲眼看到的真实图像。

(2) 作图宜用 2H 或 3H 铅笔,并且一定要做到全图一律用铅笔(包括文字部分),不允许用钢笔和圆珠笔等,这样图就会更美观,应用疏密的铅笔细圆点来表示标图的明暗立体感,决不可铅笔涂抹阴影表示。

(3) 绘图前应根据图的大小、多少安排好位置,注意各部分的比例,做到使其布局合理、整齐、美观、大方。

(4) 绘图时应先轻轻画出标本的轮廓,经修改后再以连续的,并且粗细均匀的线条画出全图,切忌线条有重叠。

(5) 绘好图后,要求图上的标注应从各部分的结构向右引出水平线,在引线的末端,用正楷写出各部分名称。引线末端上下对齐,做到尽量美观,在图的下方写上图的名称、放大倍数和用何种染料染色等。

【注意事项】

(1) 人口腔黏膜上皮细胞在载玻片上一定要涂开。

(2) 取蟾蜍脊髓时一定要注意正确的取材部位,为椎管上部稍膨大部分椎管内的脊髓。

(3) 甲苯胺蓝染液染蟾蜍脊髓时,染色时间不宜过长,否则将无法区分神经元中的细胞质和细胞核。

(4) 取洋葱内表面的薄膜,将靠肉质一侧向上置于载玻片上。

【实验报告】

绘出洋葱表皮细胞、人口腔黏膜上皮细胞和蟾蜍脊髓运动神经元图。

【思考问题】

(1) 动物细胞和植物细胞结构上有哪些重要的区别?

(2) 细胞表现出的不同形态有何生理意义?

(李 莉)

实验三 细胞内细胞器和细胞结构的观察

一、细胞内细胞器的显示

【实验目的】

(1) 掌握人口腔黏膜上皮细胞中线粒体的显示方法。

(2) 熟悉线粒体、高尔基复合体、中心体在光学显微镜下的形态特征。

【实验原理】

细胞作为生命活动的基本结构和功能单位,其体积很小。典型的人和动物细胞直径为 10～20μm，仅为人肉眼能看到的最小颗粒的 1/10～1/5。一般光学显微镜最大分辨率为 0.2μm。细胞内的一些结构如线粒体、高尔基复合体、中心体、核仁、染色体等都大于 0.2μm，因此经过特定的染色后能在光学显微镜下观察到这些结构。通常把在光镜下所看到的结构称为细胞显微结构(microscopic structure)。

线粒体是真核细胞中较大的细胞器，人体内除成熟的红细胞外，所有的细胞内都有线粒体。通常代谢旺盛的细胞线粒体数量较多，如肝细胞、肾细胞、心肌细胞等。用詹纳斯绿(Janus Green B)对细胞进行活体染色是常用的专一性显示线粒体的方法，其原理是线粒体含有细胞色素氧化酶系统，当用詹纳斯绿对其进行活体染色时，线粒体的内膜和线粒体嵴上的细胞色素氧化酶使该染料始终处于氧化状态而呈现蓝黑色，而在细胞质中的染料则被还原呈无色。

神经组织切片中的高尔基复合体标本是以硝酸钴固定后再经硝酸银(silver nitrate)染料浸染制成的永久性标本片。由于组成高尔基复合体的物质具有还原银盐(silver salt)的能力，并可使其呈现棕褐色沉淀，因而可显示出高尔基复合体的形态和位置。

【实验仪器、材料与试剂】

1. 标本材料 人口腔黏膜上皮细胞、洋葱鳞茎、兔脊神经节细胞切片标本、马蛔虫子宫横切片标本。

2. 器材 普通光学显微镜、小镊子、剪刀、载玻片、盖玻片、培养皿、牙签、白纱布、擦镜纸、吸水滤纸。

3. 试剂 1/20 000 詹纳斯绿染液、Ringer 缓冲液。

【实验内容、步骤与结果观察】

(一) 细胞内线粒体的显示

1. 人口腔黏膜上皮细胞线粒体

(1) 取材和涂片：用一洁净牙签反复刮取人口腔颊内的表面黏膜，均匀地将细胞涂于洁净的盖玻片上。

(2) 染色：取一个有两个圆形凹孔的凹玻片，把浓度为 1/20 000 的詹纳斯绿染液滴在凹孔上(因为口腔上皮细胞干后易皱缩变形，影响对线粒体的观察，此法可保持湿润)，将盖玻片涂有细胞的一面向下，轻轻盖在凹孔上，注意避免产生气泡，在 30℃ 条件下染色 15min。

(3) 观察：将玻片置于显微镜下仔细观察，在高倍镜下可见口腔上皮细胞核周围均匀分布着一些呈蓝黑色的短杆状或圆形颗粒，即线粒体。

2. 洋葱表皮细胞线粒体

(1) 取材：取洋葱鳞茎一片，用镊子撕下其内表面透明内表皮，将内表皮剪成 3mm 见方的小块，放入一小培养皿中。

(2) 染色：用滴管将詹纳斯绿染液滴于表皮小块上，染色 10～15min。

(3) 盖片：将染色后的内表皮小块取出，放到一洁净载玻片上，滴一滴 Ringer 液，盖上盖玻片，用滤纸吸去盖玻片周围的液体。

(4) 观察：先用低倍镜找到形态和着色良好的表皮细胞，然后换高倍镜观察。在镜下可见线条状和颗粒状的线粒体被染成蓝黑色。

（二）兔脊神经节高尔基复合体的观察

神经细胞因蛋白质合成旺盛而含有发达的内质网和高尔基复合体。将兔脊神经节切片标本置于低倍镜下观察，可见到神经节内有许多染色后呈淡黄色的圆形或椭圆形神经节细胞（感觉神经细胞），它们被神经束分割成群。选取轮廓完整、染色清晰的细胞移至视野中央，换高倍镜观察。可见细胞中央有一圆形或椭圆形的不着色区域，此即细胞核。在核周围的细胞质中，可见呈线状、点状或卷曲成网状的棕褐色结构，即为高尔基复合体。不同神经细胞中高尔基复合体的数量、形态、大小和分布都不尽相同（图 1-3-1）。

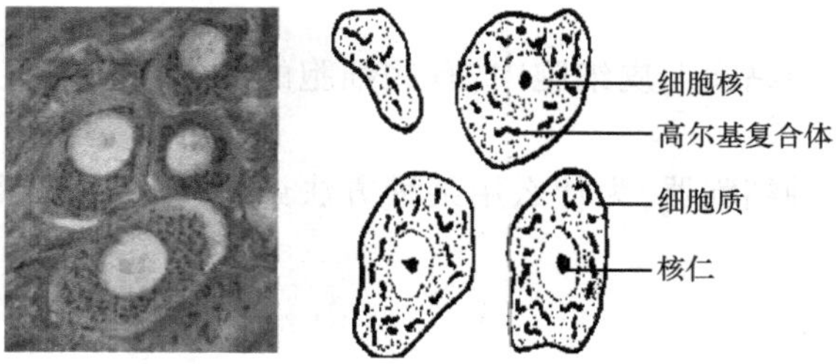

图 1-3-1　兔的脊神经节细胞（示高尔基复合体）

（三）马蛔虫卵细胞中心体的观察

中心体在一般的间期细胞中不易观察到，但在细胞进行有丝分裂时却特别明显，容易观察。取马蛔虫子宫横切片标本（铁苏木精染色）在低倍镜下观察，可见子宫腔内有许多处于不同发育阶段的圆形卵细胞。细胞外面有卵壳，细胞与卵壳之间的腔为卵壳腔。选择处于有丝分裂中期、后期的细胞（细胞呈圆形，染色体分布于细胞中央赤道板上，从侧面看可见染色体成一条直线），换高倍镜观察。可见细胞的两极各有一个染色极深的小黑点，此即中心粒（centriole），中心粒周围有一圈明亮的细胞质为中心粒周围物质，中心粒与中心粒周围物质一起构成中心体（centrosome）。在中心粒外周有放射状的细丝，为星射线，合称为星体。在两中心体之间可见到由许多微管构成的纺锤丝与中央的染色体相连（图 1-3-2）。有时因切面关系，中心体仅出现在一侧或两侧均无。

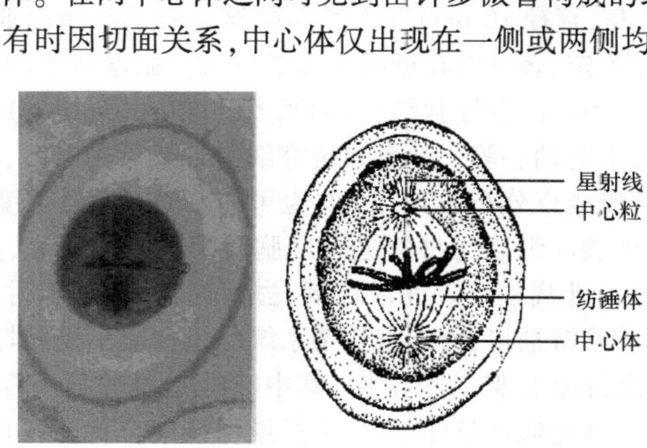

图 1-3-2　马蛔虫受精卵分裂中期细胞（示中心体）

【注意事项】

（1）由于最表面的口腔黏膜上皮细胞大都已衰老，代谢不旺盛，线粒体少，故刮取口腔黏膜上皮细胞时可稍重些，尽量刮取较深部的黏膜，但以不刮出血为限，以便得到活力较旺盛的细胞。

(2) 注意让洋葱表皮靠果肉的一面向上,以便观察。

【实验报告】

(1) 绘制线粒体在人口腔黏膜上皮细胞与洋葱表皮细胞内的分布图,比较其形态、大小与分布的差异。

(2) 画出兔脊神经节细胞内高尔基复合体的形态与分布。

(3) 绘制马蛔虫卵细胞中期分裂象图,并标出中心体。

【思考问题】

(1) 在刮取的人口腔黏膜上皮细胞中,有些细胞的线粒体数量很少,这可能是什么原因?

(2) 细胞内存在各种细胞器,为什么用某种方法染色后,只能见到某一种细胞器分布于细胞内?

(张　娟)

二、细胞骨架系统的显示与观察

【实验目的】

(1) 掌握细胞骨架标本片的制备方法。

(2) 掌握考马斯亮蓝 R250 对细胞骨架的染色原理和方法。

(3) 进一步熟悉细胞骨架的网状整体形态结构。

【实验原理】

细胞骨架(cytoskeleton)是指真核细胞胞质中错综复杂的纤维状网络结构,主要包括微管(microtubule,MT,直径 20~25 nm)、微丝(microfilament,MF,直径 6~7 nm)和中间纤维(intermediate filament,IF,直径 10 nm)三大类。微丝是由肌动蛋白亚单位组成的螺旋状纤维(F-actin),其长度不定,多分布在近细胞膜的下方。微丝在不同种类的细胞中,可与某些结合蛋白一起形成不同的亚细胞结构,如张力纤维(stress fiber)、肌原纤维内的细肌丝、小肠上皮细胞微绒毛的轴心等。观察和研究细胞骨架可用电镜、组织化学、免疫细胞化学等方法,但骨架纤维成束分布,经染色后,也可在普通光学显微镜下观察到。

本实验以洋葱鳞茎内表皮细胞为材料进行细胞骨架的观察研究,其基本原理是:当用适当浓度的 TritonX-100(非离子型表面活性剂,去污剂)处理细胞时,可将细胞质膜中和细胞质中大部分蛋白质溶解抽提,但细胞骨架系统的蛋白质不受破坏而被保存。M-缓冲液洗涤细胞,可以提高细胞骨架的稳定性,其中咪唑是缓冲剂,EGTA 和 EDTA 螯合 Ca^{2+},缓冲液中提供 Mg^{2+},在此低钙条件下,骨架纤维保持聚合状态并且较为舒张。经戊二醛-PB 溶液固定能较好地保存细胞骨架成分。之后用考马斯亮蓝 R250(coomassie brilliant blue,一种蛋白质染料)染色,可使细胞骨架蛋白着色,非特异地显示微丝(通常是张力纤维),而胞质背景着色弱,有利于细胞骨架纤维的显示。

【实验仪器、材料与试剂】

1. 材料　洋葱鳞茎内表皮。

2. 器材　普通光学显微镜、恒温水浴箱、培养皿、小烧杯、吸管、载玻片、盖玻片、小镊子、小剪刀、吸水纸、擦镜纸。

3. 试剂　0. 2 mol/L 磷酸盐缓冲液(PBS)、M-缓冲液、1%的 Triton X-100/M-缓冲液、3%戊二醛-PB 溶液(pH7. 3)、0. 2%考马斯亮蓝 R250 染液、蒸馏水。

【实验内容与步骤】

细胞骨架标本片的制作要经过取材、抽提、固定、洗涤、染色和漂洗等几个步骤的处理过程。

(1) 用镊子撕取若干薄片洋葱鳞茎内表皮细胞(约 1cm^2)于载玻片上,滴加 PBS,使之浸润。或放入盛有 PBS(pH6. 8)的小烧杯中,处理数分钟。

(2) 吸去 PBS,用 1% TritonX-100/M-缓冲液,37℃条件下处理 30~40min。

(3) 除去 Triton X-100,用 M-缓冲液轻轻洗细胞 3 次,每次 10min。

(4) 吸去 M-缓冲液,3%戊二醛-PB 溶液固定细胞 30min。

(5) 吸去固定液,用 PBS 洗 3 次。

(6) 滤纸吸去 PBS,滴数滴 0. 2%考马斯亮蓝 R250,染色 30min。

(7) 吸去染液,小心地用蒸馏水漂洗数次。

(8) 加盖玻片,置光学显微镜下观察。或将样品平铺置于载玻片上,加盖玻片,光学显微镜下观察。

(9) 如果染色效果好,则可依次用 50%乙醇、70%乙醇、95%乙醇、正丁醇、二甲苯处理样品,加一滴中性树胶,树脂封片,制成永久性玻片标本片。

【结果观察】

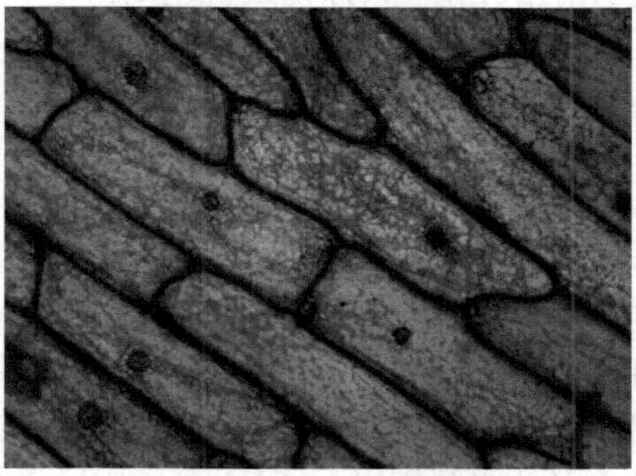

图 1-3-3　洋葱鳞茎表皮细胞骨架

用普通光学显微镜观察洋葱内表皮细胞轮廓清晰可见,低倍镜下可见到深蓝色的纤维束,粗细不等,基本上平行排布,同一细胞内细胞骨架分布不均匀,细胞核区域的纤维相对密集(图 1-3-3,附图 7)。相邻细胞的细胞骨架分布的疏密程度基本一致,少数细胞有较大不同。高倍镜下可观察到由线性纤维交织成的蓝色网状结构,纤维间的结合点稍膨大,细胞边缘纤维较稀疏。这些蓝色、粗细不等的纤维网络结构,即为构成细胞骨架的微丝束。旋转显微镜细调螺旋可观察到细胞不同层面的网络结构的变化,表明细胞骨架以三维立体结构的形式分布在整个细胞内。

【注意事项】

(1) 注意取洋葱鳞茎靠内层的内表皮。

(2) 各步洗涤细胞时要轻,勿损坏细胞结构。

(3) 如果室温较低,PBS 处理时要考虑加温。

(4) 每一次加液或染色后,应用滤纸吸干。

【实验报告】

(1) 写出细胞骨架标本片制备的基本过程。

(2) 绘制你在显微镜下所观察到的细胞骨架图像。

【思考问题】

(1) TritonX-100、M 缓冲液、戊二醛-PB 溶液和考马斯亮蓝 R250 在本实验中各起什么作用?

(2) 细胞骨架的化学成分是什么?细胞骨架在细胞中充当何种角色?

(张　娟)

实验四　细胞内几种主要生物大分子的原位显示

一、细胞内核酸的原位显示

【实验目的】

(1) 掌握血液涂片的制作方法。

(2) 掌握细胞内核酸原位显示的常用方法和基本原理。

(3) 熟悉细胞内 DNA 和 RNA 的一般位置分布。

【实验材料、器材与试剂】

1. 材料　蟾蜍。

2. 器材　显微镜、麻醉缸、磨口瓶、解剖盘、解剖镊子、剪刀、载玻片、盖玻片、染色缸、恒温水浴箱、白纱布、擦镜纸、吸水纸。

3. 试剂　1mol/L HCl、Schiff 试剂、1%亮绿染液、乙醚、70%乙醇溶液、甲基绿-哌洛宁混合染液、丙酮。

【实验内容与步骤】

(一) 细胞内 DNA 的特异显示方法(Feulgen 反应)

1. 实验原理　孚尔根反应(Feulgen reaction)是由 Feulgen R. 和 Rossenbeck H. 在 1924 年提出的一种显示细胞中 DNA 最典型的组织化学反应方法,称为孚尔根核染色法,简称孚尔根法。其原理是:DNA 是遗传的物质基础,主要存在于细胞核中。在 60℃、1mol/L HCl 水解作用下,DNA 分子中脱氧核糖的 C-1′与嘌呤碱基之间的 C^1N^9 糖苷键断裂,嘌呤碱脱掉,脱氧核糖 C-1′上暴露出游离醛基,醛基与 Schiff 试剂(无色亚硫酸品红溶液,由亚硫酸盐、盐酸和碱性品红配制而成)反应形成含有发色团醌基的紫红色化合物,从而使细胞核着色。

Feulgen 反应是 DNA 特有的显色反应,在一定范围内,染色程度与 DNA 含量成正比,因此利用 Feulgen 法可以进行 DNA 的定性和定量分析;Feulgen 法也是研究染色体数目、形态的常规染色方法之一。在细胞化学和组织化学中,Feulgen 反应是一个既古老、传统而又经久不衰的 DNA 标记方法。

2. 实验步骤

(1) 取材:用乙醚将蟾蜍麻醉后,腹面向上置于解剖盘中,剪开胸腔,暴露心脏。在心室部位剪一裂口,用载玻片边缘光滑的一端蘸取少量血液。

(2) 制作血涂片:将蘸血的载玻片一端以 30°~45°的夹角置于另一干净载玻片上,轻轻向前推进，使玻片上形成薄而均匀的舌状血膜，血膜面积应占到玻片的1/2以上（图1-4-1），并将血涂片在酒精灯上微烘干燥。

（3）水解：将已干燥的血涂片放入HCl液中，在室温下水解2min，然后换到60℃的HCl液中水解5～8min，再放回室温下的HCl液中继续水解2min，取出后用小水冲洗，去除玻片表面的HCl。同时，另制作一张血涂片不进行水解，作为对照片。

（4）染色：将水解后的血涂片与对照片一起放入Schiff试剂染缸中，染色约30min。用小水冲洗后，轻轻甩掉水珠，置入亮绿染液中复染20～30s，小水冲去浮色，室温下晾干。

3. 结果观察 先在低倍镜下检查整张血涂片，选择细胞分布均匀、无重叠、染色清晰的区域，换高倍镜观察。可见血细胞的细胞质被染成绿色，而细胞核被染成紫红色（附图8），说明DNA存在于细胞核内。

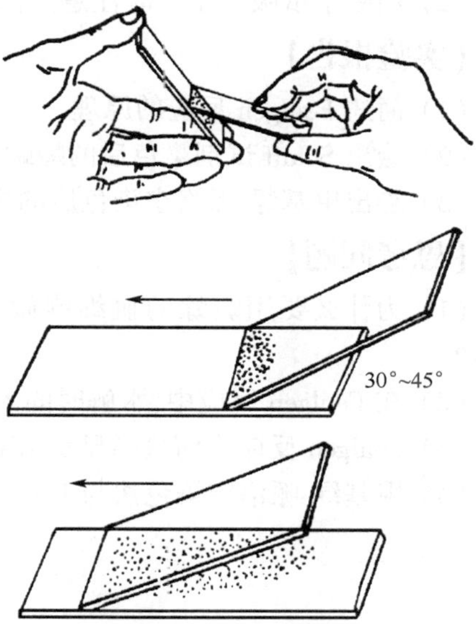

图1-4-1 血涂片的制备方法

4. 注意事项

（1）醮血后要迅速涂片，而且推片时不能来回涂抹，血膜要推得薄而均匀。

（2）血涂片在酒精灯上烘干时应与外焰保持一定距离，且时间不宜过长，以保持细胞正常的结构与形态。

（3）水解的时间不宜太长或太短。水浴温度要保持60℃以上，以保证充分水解及染液能够正常着色。

（4）亮绿复染的时间不能太久，宜保持在1min以内，以避免细胞核也被染成绿色。

（二）细胞内DNA与RNA的显示方法（甲基绿-哌洛宁染色法）

1. 实验原理 核酸和碱性染料甲基绿和哌洛宁具有亲和力，可以形成盐键而在原位沉淀显色。其中，由于甲基绿分子上有两个正电荷，它与聚合程度较高的DNA分子有较强的亲和力，可将DNA分子染成蓝绿色；而哌洛宁分子只有一个正电荷，所以竞争不过甲基绿而与低聚分子RNA结合，使其染成红色，利用这两种染料的混合液处理，可以同时显示细胞内的DNA与RNA。

2. 实验步骤

（1）取材与涂片：同“（一）中的2项”操作方法。

（2）固定：将晾干的血涂片放入70%的乙醇溶液中固定5～10min，取出后晾干。

（3）染色：将晾干的血涂片置入甲基绿-哌洛宁混合染液中，染色20～25min，取出后用蒸馏水冲洗，再用吸水纸吸去涂片上多余水分。

（4）分化：将血涂片在纯丙酮中分化数秒，取出后晾干。

3. 结果观察 光镜下可见含RNA较多的细胞质被染成红色，而富含DNA的细胞核则呈绿色。

4. 注意事项

（1）染色后要用蒸馏水反复冲洗玻片，以除去多余染液。

(2) 用吸水纸吸除水分时注意要保证血膜处不要太干。

【实验报告】

(1) 简述 Feulgen 反应的原理。

(2) 绘出 Schiff 试剂染色后的蟾蜍血细胞图并说明染色结果。

(3) 绘出甲基绿-哌洛宁染色后的蟾蜍血细胞图并说明染色结果。

【思考问题】

(1) 为什么要用蟾蜍的血细胞做 DNA 显色反应,此实验可否利用人的红细胞做标本?

(2) 在 Feulgen 反应中,水解时间太长或太短可能出现什么结果?

(3) Feulgen 反应为何只能显示 DNA?对照玻片的染色结果怎样?为什么?

(4) 甲基绿-哌洛宁染色法与 Feulgen 反应显示 DNA 的染色原理有何不同?

(崔小华)

二、细胞内蛋白质的原位显示

【实验目的】

(1) 进一步掌握血涂片的制作方法。

(2) 掌握细胞内蛋白质原位显示的常用方法和基本原理。

(3) 熟悉酸性蛋白和碱性蛋白在细胞内的分布。

【实验原理】

细胞中不同的蛋白质所带的酸性基团和碱性基团数量不同,在不同的 pH 条件下所带电荷也不相同。在一定生理条件下,含有较多羧基的蛋白质带负电荷多,为酸性蛋白;而含较多氨基的蛋白质带正电荷多,为碱性蛋白。因此,可用三氯乙酸处理标本去除核酸后,再用不同 pH 的固绿染液分别染色,可显示细胞内的酸性蛋白和碱性蛋白。

【实验材料、器材与试剂】

1. 材料 蟾蜍。

2. 器材 显微镜、麻醉缸、磨口瓶、解剖盘、解剖镊子、剪刀、载玻片、盖玻片、染色缸、恒温水浴箱、白纱布、擦镜纸。

3. 试剂 乙醚、70% 乙醇溶液、5% 三氯乙酸、0. 1% 酸性固绿染液、0. 1% 碱性固绿染液。

【实验内容与步骤】

(1) 取材与涂片:同上述实验细胞内核酸的显示。

(2) 固定:将晾干的血涂片放入 70% 乙醇溶液中固定 5min,取出后室温下晾干。

(3) 抽提核酸:将已固定的血涂片放入 90℃的 5% 三氯乙酸中处理 15min,取出后用自来水反复冲洗 3min 以上,除去玻片上残留的三氯乙酸。

(4) 染色:将一张血涂片放入 0. 1% 酸性固绿染液中染色 5~10min,将另一张血涂片放入 0. 1% 碱性固绿染液中染色 0. 5~1h。取出后用小水冲去浮色,室温下晾干。

【结果观察】

光镜下可见经酸性固绿染色的标本，细胞质和核仁部位呈现绿色，而细胞核的染色质部位不着色；说明酸性蛋白主要存在于细胞质和核仁中；而经碱性固绿染色的标本只有细胞核的染色质部位被染成绿色，说明碱性蛋白主要存在于染色质中。

【注意事项】

(1) 在抽提核酸时要保证所需的温度和时间，以使核酸完全被去除。

(2) 染色前须用水反复冲洗玻片，以确保残留的三氯乙酸去除完全，这是染色能否成功的关键。

【实验报告】

(1) 简述细胞内蛋白质的原位显色原理。

(2) 绘制酸性蛋白与碱性蛋白在细胞内的分布图并说明染色结果。

【思考问题】

(1) 不同的 pH 对细胞内蛋白质的显示有何影响？

(2) 细胞内蛋白质显示中，如果不用三氯乙酸处理标本结果如何？

（崔小华）

三、细胞内脂类的原位显示

【实验目的】

(1) 掌握原位显示细胞内脂类的常用方法。

(2) 了解细胞内脂类的分布。

【实验原理】

脂类包括单纯脂、复合脂、衍生脂等，其染色方法有脂溶性染料显示法、化学显示法和特异显示法等，常用的苏丹Ⅲ染色法属于脂溶性染料显示法。苏丹Ⅲ为一种脂溶性染料，可溶于脂从而使脂类显示橘红色。

【实验材料、器材与试剂】

1. 材料　蟾蜍。

2. 器材　显微镜、麻醉缸、磨口瓶、解剖盘、解剖镊子、剪刀、载玻片、盖玻片、白纱布、擦镜纸、吸水纸。

3. 试剂　乙醚、苏丹Ⅲ染色液、甲醛钙固定液。

【实验内容与步骤】

(1) 取材：用乙醚将蟾蜍麻醉后，腹面向上置于解剖盘中，用剪刀在下腹部剪一丁字口，暴露腹腔。在卵巢或睾丸前方有分支花瓣状脂肪体，呈黄色或表面略带灰色。剪一小块放在载玻片中央。

(2) 固定：用吸管吸取少量甲醛钙固定液滴于脂肪体上，固定 2min。

(3) 染色：用吸水纸将固定液吸去，滴一滴苏丹Ⅲ染色液，染色 10min，加盖玻片，轻压盖玻片使组织分散，置于镜下观察。

【结果观察】

在光镜下可见圆球形脂肪细胞被染成橘红色,细胞核呈环状,偏靠细胞膜边缘。细胞外也有散在的橘红色圆形脂肪滴。

【注意事项】

(1) 使用时要注意染料溶剂的选择,要求既要溶解苏丹Ⅲ染料,又不会溶解掉脂肪。

(2) 脂肪块不可太大,一般约为米粒大小,以保证压片时能完全铺开。

(3) 加盖玻片时应尽量避免气泡的产生。

【实验报告】

绘制观察到的脂肪细胞并标出染色结果。

【思考问题】

(1) 制作脂类标本通常不用石蜡切片,而用冰冻切片或铺片法,这是为什么?

(2) 可否用水、无水乙醇或丙酮作为苏丹Ⅲ染料的溶剂?

(崔小华)

四、细胞内糖类的原位显示

【实验目的】

(1) 掌握 PAS 反应及其基本原理。

(2) 熟悉糖类在细胞内的分布情况。

【实验原理】

糖原(hepatin)是动物细胞内储存能量的多糖物质,在动物的肝脏中尤为丰富。检测糖原的一般方法为过碘酸雪夫试剂反应(PAS 反应)。其原理是利用过碘酸将糖原氧化,把葡萄糖分子中 2、3 位碳原子间的键打断,将其上的乙二醇变为二醛基,后者与 Schiff 试剂反应形成紫红色化合物从而显示糖原。

【实验材料、器材与试剂】

1. 材料 小鼠。

2. 器材 显微镜、磨口瓶、解剖盘、解剖镊子、剪刀、载玻片、盖玻片、染色缸、白纱布、擦镜纸、吸水纸、石蜡切片机。

3. 试剂 Gendre 固定液,70%、95%和 100%乙醇溶液,石蜡,二甲苯,过碘酸乙醇溶液,Schiff 试剂,亚硫酸水,Harris 苏木精染液,树胶等。

【实验内容与步骤】

(1) 取材:用颈椎脱臼法处死小鼠,迅速解剖取 1~2mm^3 的肝组织块,放入装有 Gendre 固定液的磨口瓶中,置 4℃冰箱内 24h。

(2) 包埋:经 90%、95%、100%乙醇溶液依次脱水后,用二甲苯透明,进行石蜡包埋。

(3) 切片:切片机切 6μm 厚切片,用 70%乙醇溶液展片,将蜡片贴于涂有蛋白胶的载玻片上,室温下晾干或 37℃恒温箱烘干。

（4）染色：将切片放入二甲苯缸中2次，每次3min进行脱蜡，后入100%乙醇，再放入含1%火棉胶的100%乙醇中，直接入70%乙醇溶液，每级各1min。然后再放入过碘酸乙醇溶液中处理5~15min，用70%乙醇溶液漂洗后浸入Schiff试剂乙醇溶液中染色15~30min。

（5）冲洗：取出切片用亚硫酸水洗3次，再用流水冲洗3~5min，再经蒸馏水冲洗后，用Harris苏木精复染20~30s。

（6）封片：依次经95%、100%乙醇脱水各2次。二甲苯透明后，树胶封片。

【结果观察】

光镜下可见肝细胞呈多角形，中央有1~2个染成蓝色的圆形细胞核，细胞质中可见许多紫红色小颗粒，为着色后的肝糖原。

【注意事项】

（1）各级乙醇脱水、二甲苯透明要按次序进行，不要搞混。

（2）Harris苏木精复染时间不能太长。

【实验报告】

（1）简述PAS反应的原理。

（2）简述小鼠肝细胞内糖原显示的一般步骤。

【思考问题】

制作石蜡切片时反复用乙醇、二甲苯处理的作用是什么？

（崔小华）

实验五　细胞的分裂活动

细胞是生命活动的基本结构和功能单位。细胞的分裂方式主要包括无丝分裂、有丝分裂和减数分裂三种。有丝分裂是真核细胞的主要增殖方式，减数分裂则是生物进化过程中两性繁殖所需配子的主要形成方式。同时，动植物细胞有丝分裂各个时期的特点亦不尽相同。因此，掌握有丝分裂和减数分裂的过程和各个时期的形态特征，以及动植物细胞在有丝分裂过程中的差异性，对理解细胞分裂活动意义重大。本实验主要内容包括：动植物细胞的无丝分裂与有丝分裂活动标本观察和动物细胞的减数分裂活动标本观察。

一、动植物细胞的无丝分裂与有丝分裂活动标本观察

【实验目的】

（1）掌握真核细胞有丝分裂过程及各期的形态特征。

（2）熟悉动植物细胞有丝分裂的区别。

（3）了解无丝分裂、有丝分裂的区别及生物学意义。

【实验原理】

无丝分裂（amitosis）是低等生物增殖的主要方式，由于其过程简单而迅速，没有染色体（chromosome）组装、纺锤体（spindle）形成等一系列变化，故又称直接分裂（direct division)。在高等动物体内可发生在某些迅速增殖的细胞、体外培养细胞、创伤修复、病理性代偿组织中。有丝分裂(mitosis)是高等生物体细胞增殖的主要方式,分裂过程中形成有丝分裂器(mitotic apparatus),从而确保复制后的遗传物质平均分配到子细胞中。根据形态学变化,可以将整个有丝分裂过程分为前期(prophase)、中期(intermediate phase)、后期(anaphase)和末期(telophase)四个时期。洋葱根尖细胞和马蛔虫受精卵细胞有丝分裂指数较高,是观察细胞有丝分裂、对比动植物细胞有丝分裂区别之处的良好材料。

【实验仪器、材料与试剂】

1. 材料 洋葱根尖、洋葱根尖纵切片、马蛔虫子宫切片、草履虫无丝分裂装片。

2. 器材 显微镜、载玻片、盖玻片、吸管、小镊子、吸水纸、小培养皿。

3. 试剂 0.5%甲紫染液、10% HCl、蒸馏水、Carnoy 固定液(甲醇：冰乙酸=3：1)、70%乙醇溶液。

【实验内容与步骤】

洋葱根尖压片的制作如下。

(1) 取培养好的洋葱,用刀片切取根尖部 0.2cm,置于 Carnoy 固定液中,固定 2h 以上,然后保存在 70%乙醇溶液中。

(2) 取出固定好的洋葱根尖,放入有蒸馏水的小培养皿中清洗,然后放入 10% HCl 的小培养皿中,软化约 10min。

(3) 待洋葱根尖发白变软时取出,放入有蒸馏水的小培养皿中,用水冲洗 2~3 次,取出后用吸水纸吸干多余的水分。

(4) 将根尖放在洁净的载玻片上,用镊子压碎,滴 1~2 滴 0.5%甲紫染液,染色 3~5min。

(5) 用吸管吸水冲洗标本,洗去多余染液。

(6) 盖上盖玻片,然后用大拇指将标本压成一薄层,镜下观察。

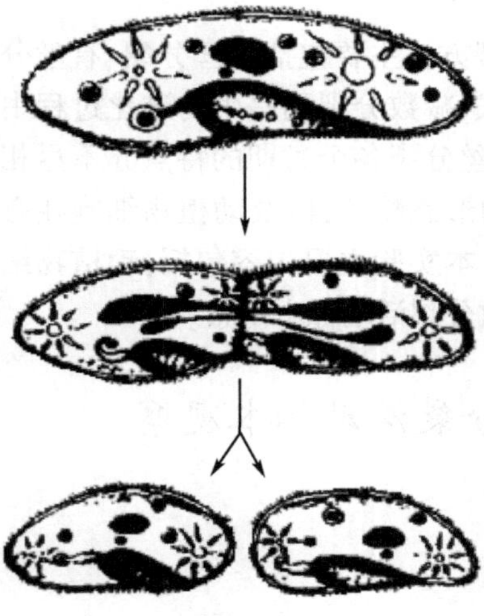

图 1-5-1 草履虫的无丝分裂过程

【结果观察】

1. 草履虫无丝分裂 显微镜下可清楚看到,无丝分裂过程中并无染色体和纺锤丝的形成,仅是细胞核向两极伸长呈哑铃形,胞体也随之延伸,中间出现横缢,最终分裂为两个子细胞(图 1-5-1)。

2. 洋葱根尖细胞有丝分裂 取洋葱(onion)根尖纵切片标本在低倍镜下观察,从尖端向上,幼根(radicle)由三个区域构成(图 1-5-2,附图 9)。根冠(root cap)为根的最前端,覆盖着生长点,具有保护作用;生长区(growing region)细胞呈方形,位于根冠之后,此部分细胞生长旺盛,细胞分裂主要在此区进行;延长区(region of elongation)细胞呈长方形,位于生长区之后,此部分细胞多已衰老。移动标本找到生长区部分,然后换用高倍镜,仔细观察区别处于各分裂期的细胞(图 1-5-3,附图 10)。

前期:核膨大,核内先形成染色质的细微颗粒,而后出现细丝状结构,最后形成染色体,核仁、核膜消失(附图 11)。

中期:染色体移向细胞中央,分布于赤道面上,染色体纵裂数目加倍,但尚未分离。从标本上看中期赤道面均为斜向排列,染色体不规则地排列于赤道面的两侧(附图 12)。

后期:染色体分成两组,逐渐向细胞两极移动,中间有纺锤丝相连(附图 13)。

末期:染色体移到细胞两端后,染色体解螺旋变成染色质,核膜、核仁出现,形成两个新核,纺锤丝开始消失,在两个核之间出现细胞板,将细胞分成两个子细胞(附图 14)。

3. 马蛔虫受精卵细胞有丝分裂 取马蛔虫子宫切片在低倍镜下观察,可见子宫周边为子宫壁,壁内为子宫腔,腔内有许多处在不同发育阶段的圆形受精卵(zygote)细胞(附图 15),每个受精卵细胞的周围都有一层厚而染色淡的受精卵膜,亦称卵壳(egg-shell),受精卵细胞在卵壳内分裂。此壳只在发育早期和细胞膜紧密相接,较晚期由于分裂球收缩,卵壳与分裂球之间形成明显的界限(图 1-5-4,附图 16)。选择处于有丝分裂期的受精卵细胞,转换高倍镜,仔细观察各个时期的图像(图 1-5-5)。

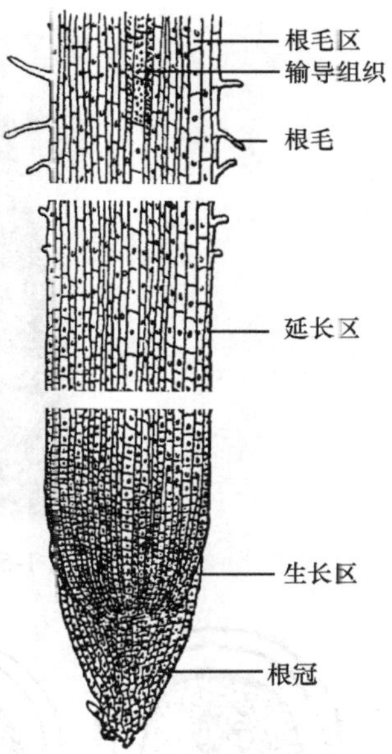

图 1-5-2 洋葱根尖的纵切面

前期:核仁首先消失,染色质先变成纤细染色丝,再缩短变粗,形成一定数目的染色体,切片中可看到在卵细胞中散乱排列的染色体,然后核膜也消失(附图 17)。

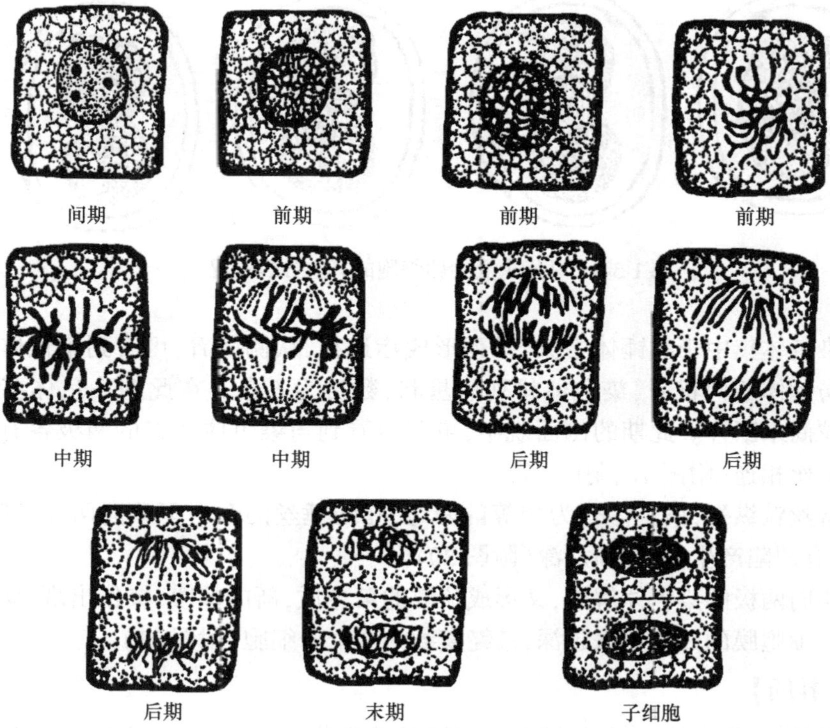

图 1-5-3 洋葱根尖细胞的有丝分裂过程

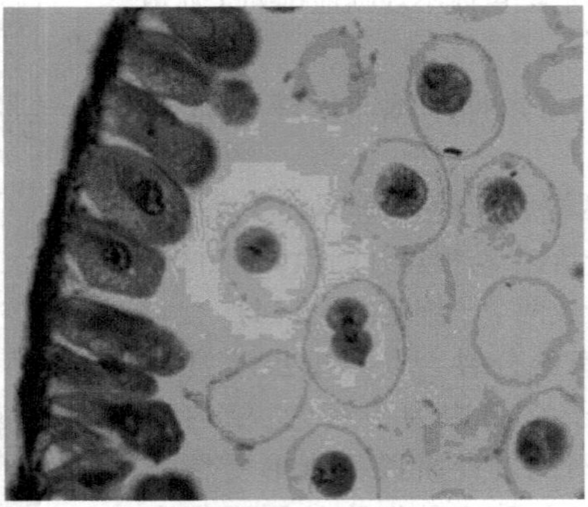

图 1-5-4　显微镜下观察马蛔虫受精卵细胞

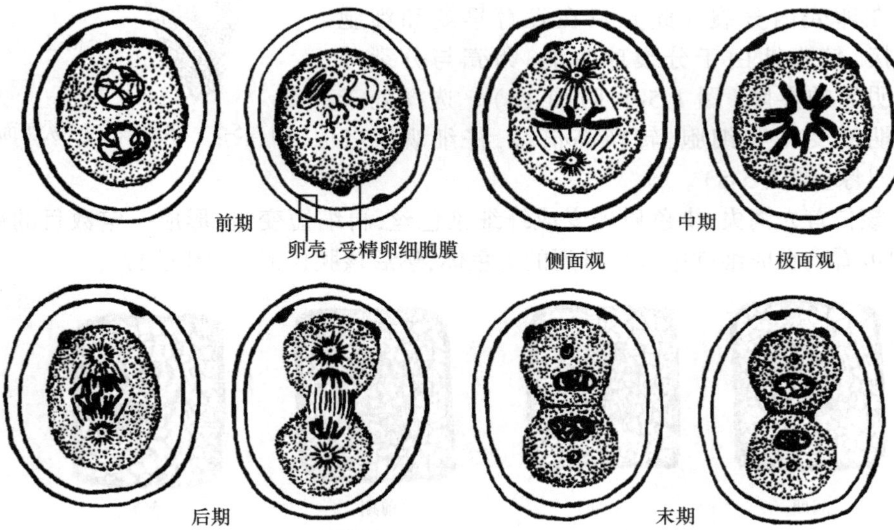

图 1-5-5　马蛔虫受精卵细胞的有丝分裂过程

中期:染色体集中于纺锤体中央,排列形成赤道板,从侧面看,可看到染色体成一条直线,若从纺锤体的两极看,染色体排列成星状,数目为 6 条。在此期染色体要纵裂一次,但着丝粒尚未断开。此期的侧面观中,可明显看到与染色体垂直的两极各有一个中心粒,与纺锤丝相连(附图 18,附图 19)。

后期:着丝粒纵裂,染色体分为相等的两组,在纺锤丝的牵引下移向两极,同时细胞膜在赤道处有凹陷产生,并逐渐加深(附图 20)。

末期:移向两极的染色体解旋,又形成疏散的染色质,新的核膜、核仁出现,纺锤丝的星射线消失,细胞膜的凹陷越来越深,最终横缢为两个子细胞(附图 21)。

【注意事项】

(1) 制作洋葱根尖压片时,清除 HCl 时要冲洗充分,但动作要求轻柔,以免外力破坏根尖结构。

(2) 指压洋葱根尖时要垂直下压,禁止搓动,要求根尖被压的薄而均匀,这样才能使细胞分散开,便于观察。

【实验报告】

绘出高倍镜下洋葱根尖细胞、马蛔虫受精卵细胞有丝分裂各期的形态图。

【思考问题】

(1) 动植物细胞有丝分裂有何区别?

(2) 实验中观察到的洋葱根尖细胞和马蛔虫受精卵细胞各有多少条染色体?

(3) 无丝分裂与有丝分裂有何区别?

(4) 还可以设计用哪些动植物细胞来观察细胞的分裂活动?

(师如意)

二、动物细胞的减数分裂活动标本观察

【实验目的】

(1) 掌握动物生殖细胞减数分裂的过程及各期的特点。

(2) 了解有丝分裂与减数分裂的主要区别。

【实验原理】

减数分裂(meiosis)是有性生殖个体生殖细胞形成过程中特有的细胞分裂方式,包括两次连续的分裂过程,第一次分裂前染色体需要复制,而第二次不再进行复制,故分裂的结果染色体数目减少一半,形成四个只含有单倍数染色体的子细胞。第一次分裂比较复杂,根据染色体的行为变化,前期Ⅰ可以分为细线期(leptotene stage)、偶线期(zygotene stage)、粗线期(pachytene stage)、双线期(diplotene stage)和终变期(diakinesis),然后即为中期Ⅰ、后期Ⅰ和末期Ⅰ。第一次成熟分裂后紧接着进行第二次成熟分裂,有时两次分裂的间期很短,不易观察到。经中期Ⅱ、后期Ⅱ和末期Ⅱ完成第二次分裂,其特征与一般有丝分裂相同。

减数分裂发生在性细胞形成过程中,雄性动物在性成熟后,生殖细胞总是分批分期相继不断地成熟。因此,对动物的睾丸(testicle)或精巢(spermary)进行一定的技术处理,可以获得减数分裂过程中各期的染色体标本。

【实验仪器、材料与试剂】

1. 材料　蝗虫精巢的固定材料、25g 左右小鼠。

2. 器材　离心机、解剖刀、眼科剪、镊子、试管架、离心管、滴管、量杯、注射器、酒精灯、载玻片、盖玻片、小培养皿、显微镜。

3. 试剂　0.1%秋水仙碱溶液、2%枸橼酸钠缓冲液、0.075mol/L KCl 溶液、Giemsa 染液、Carnoy 固定液、60%乙酸溶液、70%乙醇溶液、改良苯酚品红染液。

【实验内容与步骤】

1. 蝗虫精巢生殖细胞减数分裂标本制备

(1) 取材:采集成熟的雄蝗虫,在翅基部后方沿腹部背中线剪开体壁,可见两个黄色团块,即为精巢。将精巢取出放在培养皿中。

(2) 固定:在培养皿中加入新配置的 Carnoy 固定液,用镊子除去黄色脂肪体,使精细管散开。固定数小时后,移入 70% 乙醇溶液中保存备用。

(3) 染色:用镊子夹取 1~2 条经固定的精细管小段,置于培养皿中,用刀片剥离,并将精细管切成数段,加一滴改良的苯酚品红染液,染色 30min。

(4) 压片:将材料置于载玻片上,加上盖玻片,吸水纸吸去多余染液,用拇指挤压盖玻片,直至精细管完全压碎为止。

2. 小鼠精巢生殖细胞减数分裂标本制备

(1) 取性成熟的雄性小鼠,处死前 3~4h 经腹腔注入秋水仙碱(1μg/kg)。

(2) 用颈椎脱臼法处死小鼠,剖开腹腔取出白色椭圆形睾丸,放入盛有 2% 枸橼酸钠溶液小培养皿中,洗去血液,用眼科剪和尖头镊子剥离包在睾丸外层的白膜,可见脂肪和结缔组织包绕的精细小管,将其移入 5ml 离心管内。

(3) 加 0. 075mol/L KCl 溶液 4ml,用吸管吹打混匀,置 37℃ 水浴箱中低渗处理 30min。

(4) 加入新配制的 Carnoy 固定液 1ml,轻轻混匀进行预固定,以 1000r/min 离心 10min,弃上清液。

(5) 加入 Carnoy 固定液 5ml,用吸管轻轻吹打细胞团使细胞悬浮均匀,静置固定 20min,离心弃上清液。

(6) 加 60% 乙酸 1ml,吹打均匀,软化 2min,待大部分精细小管已软化成混浊状,加 Carnoy 固定液 4ml,用吸管反复吹打后静置 1min。

(7) 吸上清液入另一离心管内,弃去管底线状、膜状组织,离心去上清液,加入 Carnoy 固定液 0. 5ml,用吸管反复吹打制成细胞悬液。

(8) 取一张经冰水预冷的载玻片,吸取细胞悬液在距玻片 20~30cm 的高度滴 1~2 滴于载玻片上,轻吹液滴后立即在酒精灯火焰上微烤,将载玻片倾斜放置晾干。

(9) 用 Giemsa 染液染色 10min,用水洗去多余染液,晾干待检。

【结果观察】

1. 精巢切片的观察 先用低倍镜观察蝗虫精巢的切片标本,镜下可见许多圆形或椭圆形结构,此即曲细精管(seminiferous tubule)(图 1-5-6,附图 22)。曲细精管内的精巢表面上皮即为精原细胞(spermatogenous),呈圆形或卵圆形,核大色深,染色质成团状,细胞膜和细胞质染色很浅。从曲细精管中寻找染色较深、处于分裂状态的细胞,细胞内可见浓染的条状染色体。切片中不同分裂时期的细胞成群分布在精细精管中的不同部位,先在低倍镜下寻找各分裂期细胞群,再转换高倍镜对照图片仔细观察(图 1-5-7)。

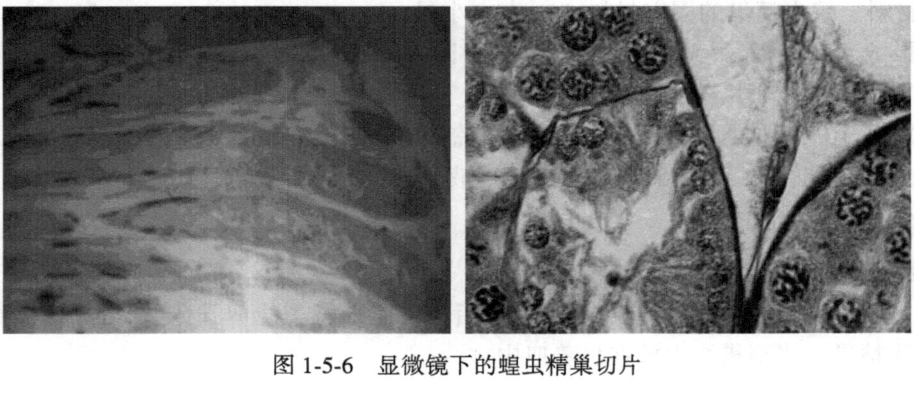

图 1-5-6 显微镜下的蝗虫精巢切片

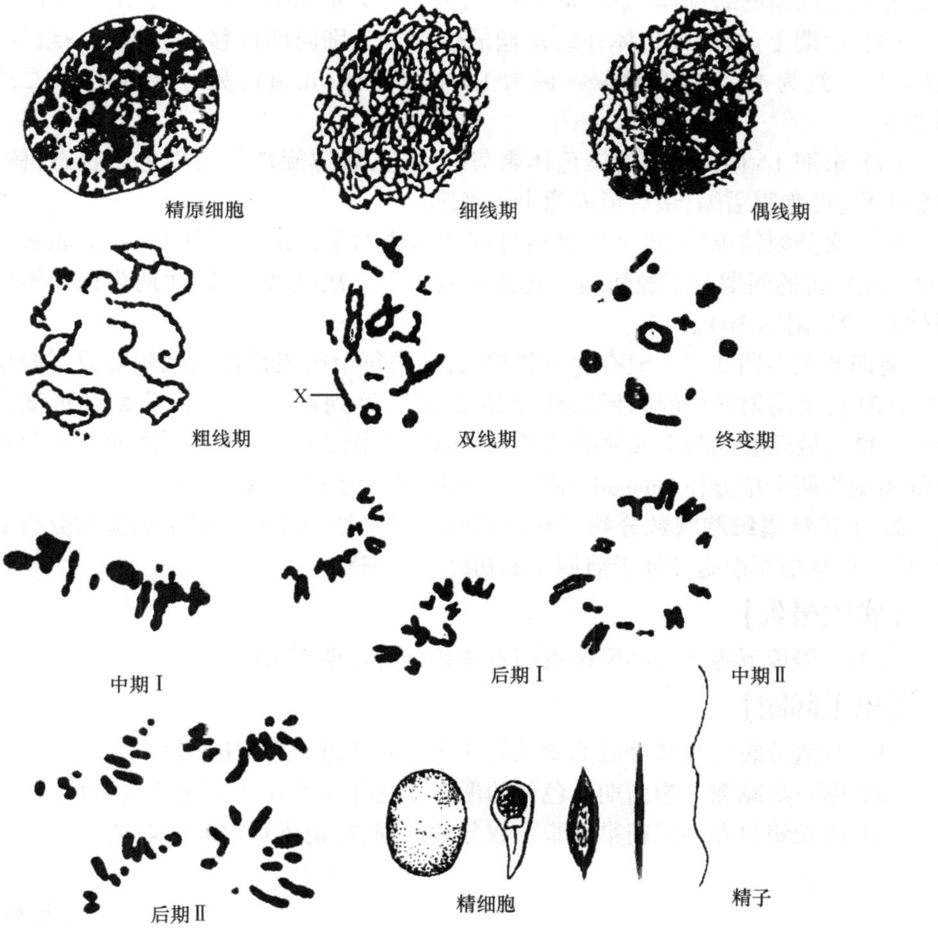

图 1-5-7　蝗虫精巢生殖细胞的减数分裂过程

（1）前期Ⅰ：此期精原细胞膨大形成初级精母细胞（primary spermatocyte）。

1）细线期：分裂开始时，细胞核体积变大，染色质浓缩为纤长的线状，缠绕成团，其上可看到许多染色粒（chrcmomere），这是染色丝（chromonema）局部螺旋致密的部分（附图 23）。

2）偶线期：染色体仍呈线状，但较细线期稍为粗大稀疏。同源染色体在此期开始配对，即联会，每对染色体为二价体（bivalent）（附图 24）。

3）粗线期：染色体缩短变粗成带状，整个核中染色体更为稀疏，有时可见非姐妹染色单体（non-sister chromatid）间有交叉现象。同源染色体（homologous chromosome）互换，形成了四分体（tetrad）（附图 25）。

4）双线期：染色体变得更加短粗，螺旋化形成短的枝状或棒状结构，同源染色体之间有明显的不规则交叉现象（附图 26）。

5）终变期：染色体螺旋化达最高程度，形成圆环状、粒状或十字状等结构，核仁、核膜消失（附图 26）。

（2）中期Ⅰ：染色体排列在赤道面上，形成赤道板（equatorial plate）；同源染色体的着丝粒分别与两端的纺锤丝(spindle fiber)相连,形成纺锤体(spindle)(附图 27)。

(3) 后期Ⅰ:同源染色体在纺锤丝的牵引下分别向两极移动。其中一组为 11 条染色体,另一组为 12 条染色体。一极为 12 个二分体(diad),另一极为 11 个二分体(附图 28)。

(4) 末期Ⅰ:移到两极的染色体聚集在一起,解螺旋恢复为染色质状态,核膜、核仁重新出现,细胞膜缢缩,最后形成两个子细胞。

第一次分裂结束后,每个初级精母细胞形成两个次级精母细胞(secondary spermatocyte),经短暂的间期或不经间期就直接进入了第二次减数分裂,此期染色体不再进行复制(附图 29,附图 30)。

前期Ⅱ至末期Ⅱ与一般有丝分裂相同,结果每个次级精母细胞就形成了两个精细胞(附图 31),呈均匀深染的圆形结构,然后经过一系列形态的变化,先由圆形变为纺锤形(附图 32),最后形成两个成熟的精子(sperm)(附图 33),一个二分体通过着丝粒的复制和分离变为两个单分体(monad)细胞,染色体数仍为 11 条或 12 条。

2. 小鼠精巢细胞减数分裂 在显微镜下观察处于减数分裂Ⅰ和减数分裂Ⅱ的分裂象,重点观察精原细胞和处于前期Ⅰ的初级精母细胞。

【实验报告】

绘出高倍镜下蝗虫和小鼠精巢细胞减数分裂各期形态图。

【思考问题】

(1) 减数分裂与有丝分裂的意义是什么? 两者过程有何区别?

(2) 第一次减数分裂前期染色体的形态学变化具有什么生物学意义?

(3) 比较蝗虫和小鼠精巢细胞减数分裂过程,在镜下观察有何差别?

(师如意)

实验六 细胞的生理活动观察

【实验目的】

(1) 了解细胞对不同渗透压的反应和细胞的吞噬活动。

(2) 观察电离辐射对细胞的影响。

(3) 训练学生观察细胞生理活动的能力。

【实验原理】

水分和电解质能透过细胞膜,这种动力是由于细胞内外渗透压不同而造成的。一般来说,水分总是由渗透压低的一侧向渗透压高的一侧扩散,因此当细胞处在高渗环境中时,细胞内的水分会透出细胞;反之,细胞外的水分则进入细胞。在等渗条件下,进入细胞和从细胞内逸出的水分基本上保持平衡,所以活细胞总是与其周围环境保持等渗的稳定状态。一旦稳定失调,细胞就不能进行正常的生理活动最终导致细胞的死亡。

吞噬作用(phagocytosis)广泛存在于不同的组织和细胞中,原生动物如草履虫(slipper animalcule)、变形虫(ameba)等都是以吞噬的方式进行摄食。高等动物的某些细胞,例如,巨噬细胞(macrophage)、单核细胞(monocyte)和多形核白细胞(polymorphonuclear leukocytes),能对外来有害物质进行吞噬作用,这对机体来说具有保护和防御的功能。根据草履虫食物泡中中性红指示剂(indicator)的颜色变化可观察到吞噬过程。

细胞在射线的照射下受到有害影响,一般来说这种影响主要是对细胞生理活动的影响。通过细胞化学及生物化学的研究表明,电离辐射可以引起核物质代谢和某些酶系统活动的严重抑制,此外,细胞的通透性、胞质的黏度、酸碱度及细胞的新陈代谢均有所改变。在特别强烈的刺激下,亦可造成形态学的变化。对于单细胞生物如草履虫,在身体后部的某一点出现突起的现象,可用靶学说(target theory)加以解释。所谓靶学说即在细胞中有着一处或数处特殊对放射线敏感的微小区域即所谓的"靶区域",命中这些区域即可导致细胞生命活动的不可逆变化,以致死亡。

【实验仪器、材料与试剂】

1. 材料　兔血、草履虫培养液。

2. 器材　显微镜、30W 紫外线灯、载玻片、盖玻片、凹玻片、吸管、试管架、蜡笔、白绸布、白细布、烧杯、吸水纸、小试管、棉花等。

3. 试剂　0.01% 中性红、0.2% 低渗盐水、0.7% 等渗盐水、4% 高渗盐水。

【实验内容与步骤】

1. 不同浓度的盐水对细胞不同渗透压的反应　取小试管 3 个,用蜡笔注明低渗、等渗和高渗,再用专用的吸管分别吸取低渗、等渗和高渗盐水,分别加入各自的管中,约一半的高度,再用专用吸管给每个管中加入约 0.5ml 的兔血,然后用手指压住管口,将管倒转,使血液和盐水充分混合,静置于试管架上,观察各个管中发生的变化。在低渗液的管中,由于水分大量进入红细胞中,导致红细胞胀裂,使血红蛋白逸出,血液变成透明清亮状态,说明产生了溶血(hemolysis)现象。在等渗和高渗液中,液体为不透明的混悬状态,说明未发生溶血现象,约半小时后,用吸管分别吸取三种不同液体在显微镜下观察,发现高渗液中由于细胞外液渗透压高而导致细胞变形,细胞内的水分被抽出。等渗液则基本不变形或很少变形,低渗液由于细胞破裂已看不到红细胞。对于红细胞在低渗液中的破裂也反映了红细胞的脆性,破裂的越快,说明其脆性就越大。

2. 草履虫的吞噬活动　用吸管吸取一滴草履虫培养液于干净的载玻片上,然后撕取几根棉花纤维放于玻片上的培养液水滴中,盖上盖玻片,制成临时制片,用低倍镜观察。棉花纤维处的草履虫因活动受到限制而更便于观察。可见镜下有许多形似倒置鞋底的草履虫(图 1-6-1),体表纤毛不断摆动,虫体以其中轴左旋前进,若遇阻力即刻回避转向。然后吸取中性红液少许加于盖玻片的边缘,再用吸水纸在盖玻片的另一侧吸取液体,这样中性红染液即可布满全盖玻片下方,选一运动迟缓的草履虫,高倍镜观察吞噬活动。注意中性红颗粒通过草履虫口沟被摄入体内形成食物泡(即吞噬泡)的过程。食物泡随着细胞质的流动,不断进行着循环。食物泡内的食物在细胞质酶的作用下,逐渐地被分解吸收,根据食物泡中中性红颜色的变化,可以观察食物消化的过程。食物泡开始消化时,泡内为酸性反应,中性红呈红色,当食物泡内物质被分解,泡体缩小,泡内酸性减弱时,中性红颜色变为淡红,进而变成黄色,食物泡渐小。在草履虫接近死亡时,中性红的颜色可弥散到细胞质中,核也被染成红色。

3. 电离辐射对草履虫的影响　取干净的载玻片 4 张,用吸管吸取草履虫培养液分别

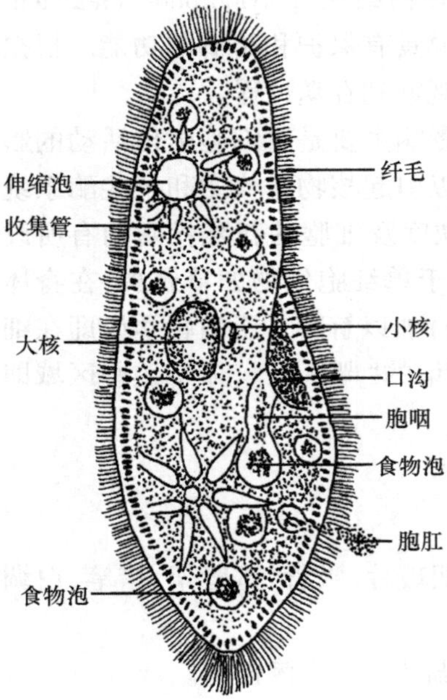

图 1-6-1　草履虫示意图

滴在玻片的中央，再用蜡笔在玻片上标明对照、1min、3min 和 5min。先将对照的玻片放在一边，然后将 1min、3min、5min 三种载玻片置于紫外线灯下，灯管与玻片的距离为 10cm 并开灯计时，根据开灯照明时间的不同，分别从灯下取出玻片，然后用显微镜观察标本，对照组活动正常，照射 1min 的也基本活动正常，照射 3min 的活动减慢，往往在身体的后端一侧有的草履虫由原生质膜向外产生一突起，随着时间的推延，小泡逐渐变大，有的死亡或几乎全部死亡。其中多数个体缩短变粗，后部往往有突出的小泡。

【结果观察】

(1) 记录不同浓度的盐水对细胞不同渗透压的反应。

(2) 观察草履虫的运动方式。

(3) 观察中性红染液通过草履虫口沟被摄入体内形成食物泡(即吞噬泡)的过程及食物泡里中性红颜色的变化过程。

(4) 记录 1min、3min、5min 电离辐射对草履虫的影响。

【注意事项】

(1) 观察草履虫吞噬活动时，显微镜的光线可调暗些，这样会看得较清楚。

(2) 棉花纤维不要放置过多，否则就遮盖了草履虫活动。

【实验报告】

(1) 记录溶血现象、溶血时间，分析实验结果。

(2) 记录草履虫的吞噬活动过程。

(3) 记录电离辐射对草履虫的影响。

【思考问题】

(1) 细胞吞噬活动对动物和人体有何意义?

(2) 电离辐射对于动物和人体的影响主要表现在形态和生理的哪一方面? 为什么?

(3) 鞭毛和纤毛有何区别? 它们的内部结构及运动机制类似吗?

(殷丽天)

实验七　细胞培养和检测技术

一、细胞融合实验技术

【实验目的】

(1) 掌握细胞融合的概念和聚乙二醇诱导细胞融合的基本原理。

（2）掌握细胞融合技术及对融合细胞的识别。

【实验原理】

细胞融合（cell fusion）又称体细胞杂交，是指在自然或人工条件下，两个或两个以上的细胞合并形成一个细胞的过程。该技术始于20世纪50年代，60年代以后作为一门新兴技术发展较快，应用范围很广，在研究细胞遗传、基因定位、细胞工程、细胞免疫及肿瘤的诊断和治疗中有着广泛的应用前景。

现广泛应用人工方法诱导细胞融合。常用的生物助融剂有灭活的仙台病毒和鸡新城疫病毒。化学助融剂有聚乙二醇（polyethyleneglycon，PEG）或血卵磷脂等。20世纪80年代以来又发展起了电脉冲诱导细胞融合技术和激光融合技术及空间融合技术等。

PEG是应用最广泛的化学助融剂，PEG可与水分子借氢键结合，在高浓度的PEG溶液中自由水消失，导致细胞脱水而发生质膜结构的变化，引起细胞融合。在人工条件下的细胞融合过程中，首先是在诱导物的作用下出现细胞凝集现象。相互接触的细胞膜之间融合，继之细胞质融合，形成双核或多核细胞。最后经过有丝分裂，形成一个大的融合细胞。

【实验仪器、材料与试剂】

1. 材料　成年鸡。

2. 器材　光学显微镜、注射器、恒温水浴箱、离心机、10ml刻度离心管、试管架、吸管、酒精灯、废液缸、载玻片、盖玻片、吸水纸等。

3. 试剂

（1）Hanks液（pH 7.4）

1）原液：NaCl 80.0g，$Na_2HPO_4 \cdot 12H_2O$ 1.2g，KCl 4.0g，KH_2PO_4 0.6g，$MgSO_4 \cdot 7H_2O$ 2.0g，葡萄糖10.0g，$CaCl_2$ 1.4g，三蒸水1000ml。

2）工作液：Hanks原液100ml，三蒸水896ml，0.5%酚红4ml。用$NaHCO_3$调至所需pH，置4℃冰箱保存。

（2）Alsver液：葡萄糖2.05g，枸橼酸钠0.8g，NaCl 0.42g，重蒸水加至100ml。

（3）0.85% NaCl溶液（生理盐水）。

（4）50%的PEG溶液：称取0.5g PEG（分子量为1500）置于试管内，在酒精灯上熔化后迅速将预热的0.5ml Hanks液加入，混匀制成50%的PEG溶液。置37℃水浴中待用。

【实验内容与步骤】

（1）在鸡翼下静脉采血，抽取数量随需要而定。抽血时，先将针与针筒用Alsver液湿润。如取5ml血液，则注入20ml Alsver液瓶内，使血液与Alsver液的比例为1∶4，存放在4℃冰箱内备用（1周内使用）。

（2）取储备的鸡血细胞液1ml，加入4ml 0.85%的NaCl溶液，1200 r/min离心5min，弃上清液后，吸取1ml红细胞沉淀加入9ml生理盐水制成10%的细胞悬液。

（3）取1ml 10%鸡红细胞悬液，放入离心管中，再加入5ml Hanks液混匀，然后以1000 r/min离心5min。弃上清液，用手指轻弹离心管底壁，使红细胞团松散。

（4）取50% PEG溶液0.5ml，沿离心管壁慢慢逐滴加入，在1min内滴加到鸡红细胞悬液中，边加边摇动，使其充分混匀，然后静置1min。上述过程在37℃水浴中进行。

（5）缓慢滴加9ml Hanks液终止PEG的作用，于37℃水浴中静置5min。

(6) 离心弃上清液后,加入少量 Hanks 液混匀,取少量细胞悬液制成临时装片。

【结果观察】

在显微镜下观察细胞融合情况,并计算融合率。公式:

$$融合率 = (融合的细胞核数/总细胞核数) \times 100\%$$

融合率是指在显微镜视野内,已发生融合的细胞的细胞核的总数与此视野内所有细胞(已融合细胞和未融合细胞)的细胞核总数之比。通常以百分数表示。计数时应测定多个视野,再计算其平均值。

【注意事项】

(1) PEG 的融合效率与 PEG 分子量和使用浓度有关。PEG 分子量为 1000~4000,使用浓度 50% (*W/V*) 时效果最佳,浓度过高则有毒性。

(2) 滴加 50% PEG 溶液时,一滴一滴缓慢加入,并用手指弹打管壁。目的在于提高细胞间的融合率。

(3) 镜检时注意区别融合细胞与重叠的鸡红细胞。

【实验报告】

(1) 观察标本、计算细胞融合率,将结果写在实验报告纸上。

(2) 绘图表示所观察到的融合细胞。

【思考问题】

(1) 细胞融合的概念和 PEG 诱导细胞融合的基本原理是什么?

(2) 细胞融合的主要步骤有哪些?

(3) 如何计算细胞融合率?

(赵俊霞)

二、染色体超前凝聚的诱导和观察

【实验目的】

(1) 了解染色体超前凝聚的诱导原理和操作过程。

(2) 熟悉 G_1、S、G_2期的超前凝聚染色体的形态特点。

【实验原理】

细胞周期的间期(Ⅰ期),遗传物质是以染色质形式存在的,分裂期(M 期)时,遗传物质才会逐渐形成光镜下可见的具有一定形态和结构的染色体。研究发现,M 期的细胞中存在着能促进染色体凝集的因子——M 期促进因子(M-phase promoting factor, MPF),又称为成熟促进因子(maturation-promoting factor),该因子能诱导间期细胞核膜破裂,染色体凝集。1970 年,Johnson 和 Rao 将 Hela 细胞同步化在细胞周期中的不同阶段,然后将 M 期细胞与其他间期细胞在仙台病毒介导下融合,并继续培养一定时间。他们发现,与 M 期细胞融合的间期细胞发生了形态各异的染色体凝集,称之为早熟染色体凝集(premature chromosome condensation, PCC)。此种染色体则称为超前凝聚染色体。这是由间期细胞染色质在 M 期细胞的诱导下提前凝集而成的结构。PCC 技术是在染色体技术和细胞融合技术的基础上建立起来的一种新技术，已被应用于细胞周期的分析、染色体细微结构的研究、有害的理化因子致染色体损伤效应的研究等方面。

处于 G_1期、S 期和 G_2期这三个不同时相的间期细胞都可在 M 期细胞的诱导下出现染色体的超前凝聚现象，分别形成 G_1-PCC、S-PCC 和 G_2-PCC 三种不同的超前凝聚染色体，分别具有各自的形态特点（图 1-7-1）。

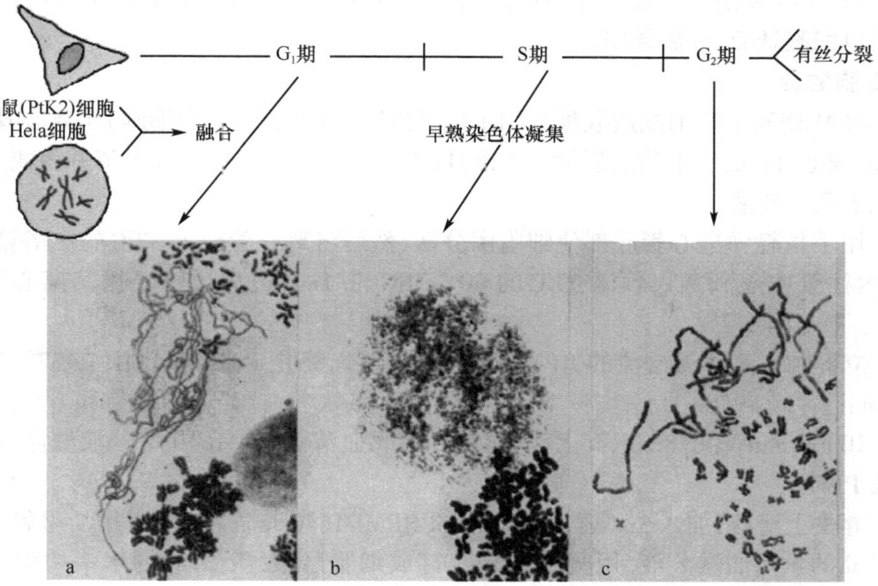

图 1-7-1　M 期 Hela 细胞与 G_1、S 和 G_2期袋鼠肾脏上皮细胞（PtK2）融合诱导 PCC

a. M 期细胞与 G_1期细抱融合；b. M 期细胞与 S 期细胞融合；c. M 期细胞与 G_2期细胞融合

【实验仪器、材料与试剂】

1. 实验材料　CHO 细胞或 Hela 细胞。

2. 仪器材料　超净工作台、光学显微镜、细胞培养瓶、恒温水浴箱、离心机、10ml 刻度离心管、试管架、吸管、酒精灯、染色缸、废液缸、冰浴载玻片、盖玻片、吸水纸。

3. 试剂　50% 聚乙二醇（PEG）溶液、Hanks 液（pH 7.4）、RPMI-1640 培养液（含 10% 小牛血清和不含小牛血清两种）、10μg/ml 秋水仙碱、0.075mol/L KCl 低渗液、Carnoy 固定液（甲醇：冰乙酸＝3：1 配制）、Giemsa 原液、1/15mol/L 的 PBS（pH＝ 6.8）、0.25% 胰酶溶液。

【实验内容与步骤】

1. 分裂期（M 期）细胞的准备

（1）如选用 Hela 细胞，可将细胞接种到大培养方瓶中，用含 10% 小牛血清的 RPMI-1640 培养液常规培养细胞，在细胞进入对数生长期时加入秋水仙碱，使最终浓度为 0.05μg/ml，继续培养 3～4h，使大量的细胞被阻断于 M 期（细胞变成球形，和瓶壁的接触面减小）。以平行于细胞生长面的方向反复振摇培养瓶，使瓶内的培养液不断冲刷细胞层，或用移液管轻轻冲洗细胞表面，经过这样的处理后，处于 M 期的细胞便脱离瓶壁而漂浮在培养液中。将含有 M 期细胞的培养液倒入 10ml 离心管，吸管轻轻吹打混匀，计数备用。

（2）如选用 CHO 细胞，接种 3～4 天后，细胞会在培养瓶中生长汇合，用 0.25% 的胰酶消化细胞 2～3min，再将细胞分别接种于 4 个方瓶中过夜，待细胞贴壁后，加入秋水仙碱，使最终浓度为 0.05μg/ml，处理 4h 左右，积累 M 期细胞，按以上法收集 M 期细胞并计数。

2. 间期（Ⅰ期）细胞的准备 取一瓶处于对数生长期的 Hela 细胞或 CHO 细胞，弃去上清液，用 0.25% 胰酶消化细胞 2～3min，再加入 5ml 无血清 RPMI-1640 培养液，用移液管吹打成单细胞悬液，计数备用。

3. 细胞融合

（1）将 M 期和Ⅰ期细胞按数量 1∶1 的比例混合（共约为 10^6 个细胞）于离心管中，以 1000r/min 离心 8min，弃上清液后加入 8ml Hanks 液洗涤一次，离心弃上清并将离心管倒置在滤纸上吸尽残液。

（2）用手指轻弹离心管底部使细胞团分散，然后将离心管放入 37℃的水浴箱中，在 60～90s 内往管中逐滴加入预温 37℃的 50% PEG 液 1ml，边加边轻轻振荡离心管使其混匀。

（3）立即加入 8ml 无血清的 RPMI-1640 培养液以终止 PEG 的作用，在 37℃的水浴中静置 5min。

（4）1000r/min 离心 8min，弃上清，再加 5ml 无血清 RPMI-1640 培养液洗涤一次，以充分除去 PEG。

（5）弃去上清液，加入 3ml 含小牛血清的 RPMI-1640 培养液，同时用 7 号针头加一滴 10μg/ml 的秋水仙碱溶液，用吸管轻轻吹打成细胞悬液，置 37℃的水浴中温育 30～60min（PCC 的形成一般从细胞融合后 10min 开始，40～60min 达到高峰）。

4. PCC 标本的制备

（1）温育完成后以 1000r/min 离心 8min，弃上清，轻弹离心管使细胞分散。

（2）加入 0.075mol/L KCl 9ml，用吸管吹打成细胞悬液，置 37℃低渗处理 20min 左右。

（3）往离心管中加入 1ml Carnoy 固定液进行预固定，混匀。

（4）1000r/min 离心 8min，弃上清，手指轻弹离心管底部使细胞分散，加 6ml 固定液，混匀静置 15min。

（5）1000r/min 离心 8min，弃上清，加 0.5ml 固定液，用吸管吹打成细胞悬液。

（6）将细胞悬液滴至洁净预冷的载玻片上，空气干燥。

（7）用 1∶9 的 Giemsa 磷酸缓冲液染色 10min 左右。

（8）水冲洗，晾干。

【结果观察】

将制好的标本片置光镜下观察。低倍镜下可见玻片上具有不同形态的细胞，有未融合的单个 M 期细胞（具典型的中期染色体）和Ⅰ期细胞；融合而成的双核或多核的Ⅰ期细胞，以及 M 期和Ⅰ期细胞随机融合后形成的不同形态的 PCC 细胞（图 1-7-2）。

（1）G_1 期 PCC：由于此期 DNA 尚未复制，染色体由单条染色体组成，呈细线状，着色浅。处于早 G_1 期的 PCC 为较短的扭曲状单股粗线状染色体。晚 G_1 期 PCC 为细长而色浅的单股染色体，部分呈现出蓬松的线团状。

（2）S 期 PCC：S 期的 DNA 复制是以多位点进行的，正在复制的区域，由于 DNA 高度解螺旋，故不易观察到，而在光镜下可见到那些尚未解旋复制的部分，以及复制后（以双

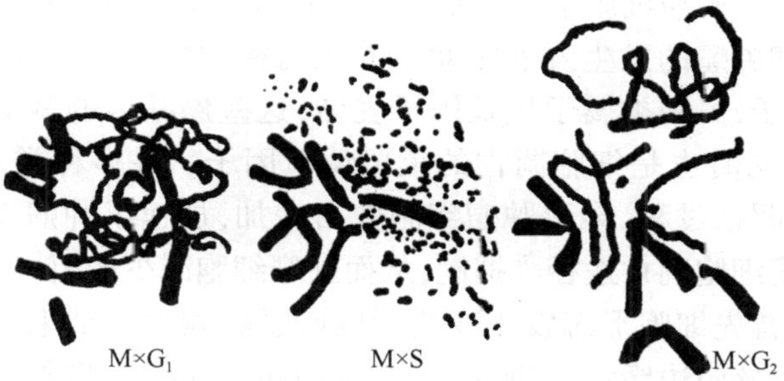

图 1-7-2 分裂期与间期细胞融合诱导的 PCC

线的染色体片段存在)的部分。所以,从总体上看,S 期的 PCC 呈粉碎颗粒状或粉末状,其中分散着一些染色较深的成双的染色体片段。

(3) G_2期 PCC:在 G_2期,DNA 的复制已经完成,每条染色体由两条染色单体构成。在 G_2早期,可见到 PCC 为细长的双线染色体,到了 G_2晚期,双线染色体会缩短变粗,但仍比中期染色体细长。

【注意事项】

(1) 两种细胞混合后离心,要去净上清液,否则会降低细胞融合率。用手指轻弹试管,将混合的细胞打散成浓的细胞悬液。

(2) 滴加 50% 聚乙二醇时要缓慢地、一滴一滴地加入,每加入一滴后立即用手指弹打试管壁,使其充分混合以提高细胞间的融合率。

【实验报告】

绘制所观察到的 G_1、S 和 G_2期 PCC 图像。

【思考问题】

(1) 根据本实验的结果,说明 I 期的染色质和 M 期的染色体在结构上有什么关系。

(2) 根据你的观察,说明细胞增殖过程中染色质的周期性变化。

(3) 研究 PCC 有何实际意义?

(刘 铭)

三、细胞凋亡检测技术

【实验目的】

(1) 熟悉几种常用的细胞凋亡检测方法。

(2) 掌握细胞凋亡的形态学特征和生物化学特征。

【实验原理】

程序性细胞死亡(programmed cell death,PCD)也称细胞凋亡(apoptosis),是一种有次序、受控制并按某种预定程序发展的细胞的生理性的自然死亡过程。PCD 是一个主动的、基因控制的、由一组酶系参与的过程。一般认为恶性转化的肿瘤细胞是因为失控生长和过度增殖,但从细胞凋亡的角度看则认为是肿瘤的凋亡机制受到抑制而不能正常进行细胞死亡清除的结果。肿瘤细胞中有一系列的癌基因和原癌基因被激活,呈过表达状态。这些基因的激活和肿瘤的发生发展之间有着极为密切的关系。癌基因中存在两类因子:一类属于生长因子,另一类属于生长因子受体,这些癌基因的激活与表达,直接刺激了肿瘤细胞的生长,同时也是细胞凋亡的重要调节因子。许多种类的癌基因表达以后,阻断了肿瘤细胞的凋亡过程,导致肿瘤细胞数目增加,加速了肿瘤发展。因此,肿瘤的发生机制之一是肿瘤细胞凋亡途径受抑制,从而肿瘤细胞减少受阻。

细胞发生凋亡时,首先细胞形态发生变化:细胞皱缩、表面微绒毛消失、染色质凝集并呈新月形或块状靠近核膜边缘;形成凋亡小体(apoptotic body),即核破裂,由细胞膜包裹着核碎片或其他细胞器呈泡状或芽状凸出于细胞表面,从细胞膜脱落形成许多凋亡小体,并被吞噬细胞吞噬。凋亡过程中溶酶体和细胞膜保持完整,不引起炎症反应。细胞凋亡的主要生化变化特征是核酸内切酶被激活,DNA 被降解,断裂点多位于核小体间的连接部位,首先形成 50~300kb 长的 DNA 大片段,再进一步断裂成大小为 180~200bp 整倍数的寡核苷酸片段,在琼脂糖凝胶电泳上呈现"梯状"电泳图谱(DNA ladder)。

检测凋亡细胞的方法也逐渐增多。但由于细胞凋亡机制复杂,凋亡的不同阶段具有不同的特征,所以一般采用多种方法综合加以判断。目前常用的方法有:形态学观察(光镜、电镜、荧光显微镜、倒置相差显微镜)、DNA 琼脂糖凝胶电泳,流式细胞仪检测、凋亡细胞的原位末端标记(TUNEL)、细胞膜磷脂酰丝氨酸荧光显示、端粒酶检测、线粒体膜电位变化的检测、含半胱氨酸的天冬氨酸蛋白水解酶(cysteinyl aspartate specific proteinase, Caspase)及其底物的检测等。

【实验仪器、材料与试剂】

1. 材料 人肝癌 BEL-7402 细胞;人早幼粒白血病 HL-60 细胞;Jurkat 细胞(可根据自己实验室情况选用不同的细胞株)。

2. 器材 流式细胞仪、各种显微镜、台式高速离心机、高压灭菌锅、电泳仪、电泳槽、紫外分析仪、真空泵、恒温水浴锅、液氮罐、15W 紫外灯、染色缸、载玻片、10ml 刻度离心管、各种试剂瓶、微量加样器(20μl、200μl)、Eppendorf 管等。

3. 试剂 苏木素、钾明矾、氧化汞、伊红 Y、盐酸、乙醇溶液(100%、95%、75%)、二甲苯、Giemsa 染液、吖啶橙、Tris-HCl、NaCl、蛋白酶 K、EDTA、TE、异戊醇、乙酸钠、溴酚蓝、二甲苯青、甘油、100bpDNA ladder 分子、PBS、PI 染液、HEPES、孵育缓冲液、标记液等(具体试剂配方可见附录二)。

【实验内容与步骤】

(一) 形态学观察

细胞凋亡时细胞皱缩,表面微绒毛消失,染色质凝集并呈新月形或块状靠近核膜边缘,继而核破裂,由细胞膜包裹着核碎片或其他细胞器呈泡状或芽状凸出于细胞表面,最后从细胞膜脱落,形成许多凋亡小体。通过培养细胞,诱导细胞凋亡,就可以利用显微镜观察到细胞发生凋亡的这些形态特征。实验操作如下。

1. 培养细胞 人肝癌细胞株 BEL-7402 细胞为贴壁生长细胞。采用 RPMI-1640 培养液,37℃、5% CO_2的培养箱进行细胞培养,定期观察、传代(0.25%胰蛋白酶消化)。需染色时,预先将严格清洗并灭菌的盖玻片放入培养板内,此制片法能使细胞保持生长时的铺展状态,真实地显示培养细胞生长时的形态特征。HL-60 细胞为悬浮生长细胞,所用培养液同上，定期观察传代（传代时不需酶消化，离心即可）。需染色时，将细胞悬液作涂片，然后固定、染色。

2. 诱导凋亡　细胞处于对数生长期时，将培养板放置在15W紫外灯管下（样品距光源垂直距离为40cm）照射10min，继续放回培养箱培养12h后，取细胞或细胞爬片做凋亡检测。

3. 凋亡细胞形态学检测方法　根据凋亡细胞固有的形态特征，目前已经设计了多种对组织或细胞进行各种染色的观察凋亡细胞的形态学的方法。如果用苏木精-伊红染色、甲基绿-派洛宁染色、Giemsa染色，可在普通光学显微镜下观察；如果用荧光染料如吖啶橙等染色在荧光显微镜下观察；或制成超薄切片用电子显微镜观察，可以区别细胞凋亡和坏死。

（1）普通光学显微镜观察。细胞凋亡时，早期细胞形态变化过程：①核的形态呈现固缩、染色质浓集在核膜内侧呈新月状、核碎裂；②胞质和细胞器密度增高、细胞体积变小；③线粒体正常或轻微肿胀；细胞膜皱褶、卷曲、早期细胞膜的完整性未破坏；④细胞膜变化，先出泡→芽生→凋亡小体；⑤周围组织中无炎症反应。

1）苏木精-伊红（HE）染色：苏木精易被氧化，其氧化产物苏木红（haematein）是真正的染料。苏木红是一种酸性染料，只有当苏木红和铝结合形成一种带正电荷的蓝色色精才是酸性的。带正电荷的蓝色色精和细胞核结合，通过正、负电荷的极性吸着来完成。即带负电荷的脱氧核糖核酸酸根和带正电荷的蓝色色精进行极性吸引而完成染色。

染色后必须进行分化（differenciation）和蓝化（蓝色）处理。分化是用某些试剂，将过度染色的或不需要着色的组分成分上的颜色除去。蓝化是指用明矾苏木精液深染细胞核后，通过盐酸乙醇分化，切片从酸性环境中转移至流水中使之变蓝的过程。明矾苏木精液这种红变蓝的现象，本质上是染料苏木红加铝之间的结合或中断关系。一般讲在酸性环境中，使深蓝色的色精处于离子状态，此时为红色，这种现象称色精形成中断。相反，红色离子状态的色精，在碱性环境处于结合状态，这种现象称色精形成，并显蓝色。

伊红Y（四溴荧光素二钠盐）是一种酸性红色胞质性染料，含有一个醌型苯环的发色基和两个形成钠盐的酸性助色基。伊红Y一溶于水中就能离解成带负电的色酸部分，即染料的有色部分；带正电的钠离子部分，即染料的无色部分。酸性染料组织成分呈弥漫性染色，这是由于组织成分的等电点一般都在3.6~5.2范围内（细胞核pH 3.8~4.2；细胞质pH4.6~5.0）。它们在弱酸性或碱性的染色液中都呈酸性，带负电。因此它们所带负电的酸性染料不可能进行极性吸着而完成染色，它们的染色可能是通过渗透作用或弥散作用而完成的，因此和组织成分结合是不牢固的。操作方法如下。

细胞爬片和细胞涂片的HE染色：①人肝癌细胞爬片经PBS洗后，晾干，用4%的甲醛或甲醇在常温下固定5~10min；②蒸馏水漂洗，苏木素染色5~15min，自来水洗1min；③1%盐酸乙醇分化至粉红色（提插数下）；④自来水浸泡15min或温水（约50℃）5min，自来水变蓝；⑤置伊红液中5min，水洗；⑥脱水，透明，封片。50%乙醇溶液1min→70%乙醇溶液1min→80%乙醇溶液1min→90%乙醇溶液1min→95%乙醇溶液1min→纯乙醇→二甲苯石碳酸（3∶1）1min→二甲苯Ⅰ 1min→二甲苯Ⅱ 1min→中性树脂封固→镜检。

结果判断：光学显微镜下细胞核呈蓝紫色，胞浆呈粉红色。凋亡细胞表现核固缩、碎裂。可见细胞膜皱褶、卷曲和出泡，以及芽生形成膜包裹的凋亡小体。而正常细胞经染色后仍保持细胞原有的生长形状（如梭形或多角形），细胞核规整，染成均匀蓝色。细胞涂片时,可见凋亡细胞核固缩、碎裂,染色变深;正常细胞染色质显均匀淡蓝色或蓝色,而坏死细胞肿胀,可见细胞膜的连续性破坏,核染色质染成很淡的蓝色甚至消失。

2) Giemsa 染色:是专用于细胞的染色质(体)染色,故凋亡细胞染色质的特征变化可被显示。操作方法如下:①细胞悬液于4℃,500r/min 离心 10min,除上清后 PBS 洗细胞 1 次,使细胞终浓度为(1×10^6/ml);②取 100μl 细胞悬液涂片,晾干后甲醇固定 3~5min;晾干;③入 Giemsa 稀释染色液 15~30min,冬天在 37℃温箱中染色;④用水轻洗去染液,室温晾干(24h 左右);⑤用二甲苯浸泡 3min,去除杂质,使载玻片透明;⑥涂片晾干后用中性树胶封片;⑦镜检。

结果判断:正常细胞核染成蓝色或蓝紫色,色泽均一;细胞凋亡可见核固缩、边集或碎裂,染色变深;细胞膜皱褶、卷曲和出泡,以及芽生形成膜包裹的凋亡小体。

(2) 电子显微镜观察:细胞凋亡初期体积缩小,失去细胞连接和一些特殊表面结构,如微绒毛的消失,染色质浓集并靠于核膜,呈新月状,细胞与临近细胞、组织失去接触,但细胞膜、线粒体、高尔基复合体等细胞器仍保持完整。再进展后核体积进一步缩小,核裂解为一或数个致密小体,被膜性结构包裹形成凋亡小体。随后凋亡小体由临近正常细胞或吞噬细胞识别、吞噬。

(3) 扫描电镜观察:该法可以观察细胞凋亡全部形成过程,可更加直观、真实地观察凋亡细胞表面泡状突起的形成。如果利用缩时摄影术(time-lapse photography)对细胞凋亡发生的整个过程进行动态观察,这被认为是检测细胞凋亡的金标准(gold standard),因其可排除其他形态学观察中固定所造成的人为假象而使形态学指标不能重复。

需要注意地是,对细胞凋亡与细胞坏死的鉴别,在某些情况下也较困难,两者之间没有确切的界限,尤其对培养细胞。当以细胞凋亡诱导剂对细胞进行凋亡诱导时,开始细胞以凋亡为特征,但随着诱导时间的延长,后诱导剂的增加,凋亡后期的细胞也会发生继发性坏死的改变,称为细胞凋亡性坏死(apoptosis necrosis)或继发性坏死(secondary necrosis)。另外培养细胞的细胞凋亡现象并不一定十分典型,同时在细胞离体培养时,即使没有诱导剂的加入,细胞也可能会由于离体后环境、生长因子的缺乏或改变自发地出现凋亡。

(4) 荧光显微镜观察:荧光素(fluorochrome)是一种染料,可以吸收激发光的光能和发射荧光。一定的荧光素可以与组织或细胞的某些成分(如染色体中的分子或功能基团)进行特异性的结合,呈现一定颜色的荧光。荧光显微镜就是利用这些组织和细胞与荧光素特异结合的特性,通过激发滤片产生一定波长的激发光源,使之照射结合在组织和细胞中的荧光素上产生荧光,再通过阻断滤片观察所产生的荧光。即可观察组织细胞的结构、细胞内某些成分含量的变化,并探讨细胞的功能状态。凋亡细胞最突出的形态学变化是染色体固缩,DNA 广泛裂解后导致核形态变化。荧光化合物可嵌入到 DNA 分子中或以静电相互作用与 DNA 分子结合,可作细胞 DNA 的荧光探针。用 DNA 探针染凋亡细胞 DNA 即可在荧光显微镜下直接观察核形态变化。

吖啶橙染色法染色方法:吖啶橙的荧光随 pH 而变,其正色为绿色,随 pH 下降可变到橙红色。吖啶橙与 DNA 和 RNA 通过两个部位结合,连接碱基对和磷酸盐基团,吖啶橙与碱基对结合,形成第一复合物。第二复合物在多核苷酸表面,由吖啶橙与磷酸盐基团连接而成。pH6.0 时,DNA 结合染料的聚合加速,pH 低于 3.8 时,聚合受抑制,而 RNA 在 pH6.0 和 3.8 都能聚合,而使颜色变红。

操作方法:①制备活细胞悬液,浓度约为 10^7/ml;②取 95μl 的细胞悬液,加 5μl 的吖啶橙储存液混匀;③吸一滴混合液点在洁净玻片上,直接用盖玻片封片;④荧光显微镜选用激发滤片 BG12,阻断滤片用 515nm 或 SP3。

在荧光显微镜下,细胞核 DNA 为黄色浅黄绿色均匀荧光,细胞质和核仁的 RNA 为橘黄或橘红色荧光。出现细胞凋亡时,细胞核或细胞质内可见致密浓染的黄绿色染色,甚或见黄绿色碎片。细胞坏死时,细胞质内黄绿色或橘黄色荧光均可减弱或消失。

(二)凋亡细胞生化特征检测方法

细胞凋亡过程中有一系列特征性的形态学、生物化学、细胞学及分子生物学的改变。其中最重要和最具特征性的是凋亡细胞染色质从核小体连接部位裂断,首先形成50~300kb 长的 DNA 片段,再进一步断裂为 180~200bp 整数倍的寡核苷酸片段,在凝胶电泳上表现为阶梯状电泳图谱。常作为细胞凋亡特异性的生化指标,检测细胞凋亡 DNA 降解可通过:①超速离心;②各种琼脂糖凝胶电泳方法;③原位末端标记法和 ELISA 法;④FCM等方法。以下为常规的琼脂糖凝胶电泳法。

1. DNA 提取(两种方法)

(1) 方法一

1) 取 10^6个经诱导后的 HL-60 细胞,1000r/min 离心 5min。

2) 去上清,沉淀加 0.4ml 低渗缓冲液,作用 1h。

3) 12 000r/min 离心 10min,将上清移至另一个 Eppendorf 管中,沉淀中加等量的 50%异丙醇和 0.5mol/L NaCl,置液氮 5min。

4) 12 000r/min 离心 10min,弃上清,沉淀真空抽干。

5) 加 TE100 μl,65℃加热 10min。

6) 取 20 μl 样本,用含溴化乙啶(EB)的 1.5%琼脂糖凝胶电泳。

7) 紫外透射仪观察并拍照。

(2) 方法二

1) 收集细胞(5×10^6个)1000r/min,离心 5min,弃上清;PBS 洗一次 1000r/min,离心 5min,弃上清。

2) 加裂解液 500 μl 重悬细胞,50℃水浴,3~5h,不时振摇或 37℃过夜。

3) 加 0.5ml Tris 饱和酚/氯仿(1∶1)抽提 2 次,上下颠倒几次混匀,10 000r/min,离心 5min。

4) 上清移至另一 Eppendorf 管,加 50μl 的 3mol/L 乙酸钠和 2ml 冷冻无水乙醇,上下颠倒几次混匀,可见絮状白色沉淀物;置冰箱 5~10min,12 000r/min 离心 5min 沉淀 DNA,弃上清,自然干燥,然后加入 500 μl 1 ×TE 溶解。

5) 另加 5μl RNase,50℃作用 1h。

6) 再用以上方法抽提、沉淀 DNA。

7) 将 DNA 自然干燥后加 50~100μl TE 缓冲液。

8) 取 20 μl 样品与加样缓冲液按 6∶1 的比例混合,用含溴化乙啶的 1.5%琼脂糖凝胶电泳(1 ×TAE 缓冲液,电压 50V,1.5~2h)。

9) 紫外透射仪观察并照相。

2. 凝胶的制备和 DNA 样品的上样

(1) 1.5%琼脂糖:称取 1.5g 琼脂糖,放入三角烧瓶中,加入 100ml 1×TAE 电泳缓冲液。

(2) 微波炉加热使琼脂糖溶解。

(3) 溶液冷至 60℃时,加入溴化乙啶(EB)至终浓度为 0.5μg/ml。

(4) 将琼脂糖倒入模具,凝胶厚度一般为 0.3~0.5cm,迅速在模具一端安插上梳子,检查有无气泡。注意勿使梳齿直接接触模具底面或它们之间距离太近,以免在取出梳子时,容易将孔底凝胶拉破,导致样品泄漏到胶与模具之间。

(5) 室温下 20min 后,琼脂糖溶液完全凝固,若需要急用,可在 4℃凝固以缩短时间;凝固后小心取出梳子,并撤除模具两端的透明胶,将凝胶放置于电泳槽中。

(6) 加入电泳缓冲液(须与配凝胶的缓冲液相同,并为同一批配制)至电泳槽中让液面高于胶面 1mm,这样凝胶两端的电压几乎与外加电压相等,电泳效率高。

(7) 用移液器取 20μl DNA 样品(DNA 样品量与上样缓冲液比例为 6∶1)加入样品孔中。

上样时,应注意以下几点:①加样时枪头不要碰坏凝胶孔壁,否则 DNA 的带形不整齐,加样前要用枪头吸打凝胶孔中的溶液以排除样品孔中的气泡。②每孔最大上样容积决定于样品孔体积。若样品容积大于凝胶孔容积会导致样品溢出,流进临近样品孔造成临近样品交叉污染,影响结果分析。

(8) 接通电泳槽与电泳仪的电源,一般正极为红色,切记 DNA 样品往正极泳动;电压 50V,电泳时间 2h。

(9) 根据指示剂迁移的位置,判断是否终止电泳。电泳完毕后,切断电源,取出凝胶,在紫外灯下观察结果或拍照记录。

注意事项:①电源接通前应该核实凝胶的方向是否放置正确。②电流仪有电压显示并不一定标志电泳槽已经接通,应该观察正、负极铂金丝是否有气泡出现,如正极的气泡比负极的气泡多一倍,则表示电泳槽已接通,几分钟后可见指示剂溴酚蓝向正极移动。

3. 结果分析 凋亡细胞 DNA 琼脂糖凝胶电泳呈现典型的梯状降解带纹,而对照组则无此种带纹。下列图中正常活细胞 DNA 显示基因组条带位于加样孔附近,凋亡细胞的 DNA 片断显示“梯状”条带(图 1-7-3)。

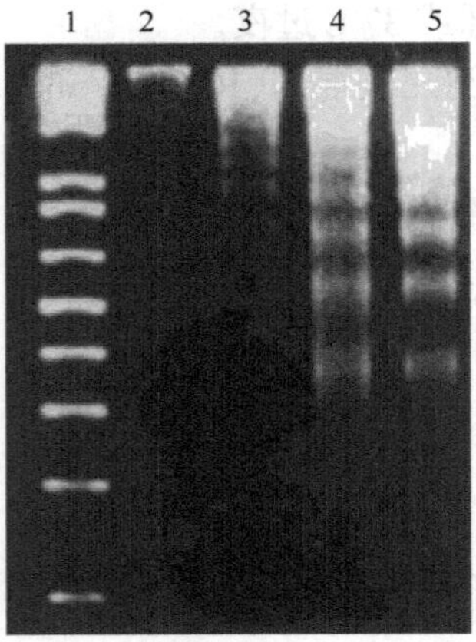

图 1-7-3 1.5% 琼脂糖凝胶电泳图(示凋亡细胞的 DNA)

1. 为 200bpDNA 标准分子量;2. 正常活细胞 DNA 条带位于加样孔附近;3、4、5. 为凋亡细胞的 DNA 片断显“梯状”条带

(三) 细胞凋亡的流式细胞仪检测技术

1. 流式细胞仪检测细胞凋亡的原理 流式细胞仪检测凋亡细胞的原理主要是根据细胞凋亡时在细胞、亚细胞和分子水平上所发生的特征性改变。这些改变包括细胞核的改变、细胞器的改变、细胞膜成分的改变和细胞形态的改变等。

核的改变:由于凋亡细胞核的改变,造成各种染色体荧光染料(fluorochromes)对凋亡细胞 DNA 可染性发生改变。用各种染色体荧光染料对经固定的凋亡细胞进行染色,其 DNA 可染性降低。这种 DNA 可染性降低是因为 DNA 从这些细胞中部分丢失(由于内源性核酸酶的激活)即低分子量 DNA 产物从细胞中发生弥散出去有关。凋亡细胞中 DNA 可染性降低主要是固定剂和缓冲液对低分子量的 DNA 的抽提作用(extraction)所致。基本过程如下:细胞凋亡之初,由于内源性核酸酶的激活,将 DNA 从核小体之间切断,产生游离的单核小体或核小体片段,这些片段从核中或大的核片段中(染色体颗粒)弥散到细胞质中,此时由于细胞膜仍然是完整的,这些小片段尚不能离开细胞。但随后的乙醇固定和去垢剂处理,可使细胞膜的通透性增加,并用缓冲液(多为 PBS)轻洗,这些游离的核小体片段就可以从细胞质中弥散出细胞外。经过增加通透性的处理和缓冲液轻洗后仍然留在凋亡细胞内的 DNA 部分可能是附着在核基质上的 DNA 螺旋环中的 DNA 片段和大分子量的 DNA 片段,这些片段不能被抽提。在坏死细胞中,DNA 的可染性并不立即下降,甚至还会增加。可能是由于细胞坏死时 DNA 的部分变性而引起更多的结合位点暴露所致。

细胞膜的改变:在细胞膜的完整性尚未发生改变前,凋亡细胞的细胞膜上的某些成分已有改变,尤其是膜上的脂质。某些在正常细胞膜表面不出现脂质,在细胞凋亡的早期就出现在细胞膜表面,有利于巨噬细胞在细胞溶解产物引起炎性细胞浸润之前识别和吞噬凋亡细胞,以免引起炎症反应。

光散射特性:凋亡细胞形态上的改变影响它们的光散射特性。在流式细胞仪上,前散射光与细胞的大小有关,而侧散射光反映的是光在细胞内的折射作用,与细胞内的颗粒多少有关。在细胞凋亡时,细胞固缩,体积变小,故前散射光降低,这一特性往往被认为是凋亡细胞的特点之一。此外细胞凋亡时由于染色体降解,核碎裂形成,细胞内颗粒往往增多,故凋亡细胞侧散射光常增加。细胞坏死时,由于细胞肿胀,其前散射光增大;侧散射光在细胞坏死时也增大,因此可根据前散射光和侧散射光区别凋亡细胞和坏死细胞。但需要注意地是,根据前散射光和侧散射光判断凋亡细胞的可靠性受被检测细胞形态上的均一性和核胞浆比率影响很大。因此在有些淋巴细胞凋亡中,用光散射特性检测凋亡的可靠性较好,而在肿瘤细胞凋亡中,其可靠性就较差。

2. 检测用的荧光染料 用于流式细胞仪检测的荧光染料很多,包括碘化丙啶(propidium iodide, PI)、溴化乙啶(ethidium bidide, EB)、吖啶橙(acridine orange)、Hoechst 33258 或 Hoechst 33342 及 DAPI,均为核 DNA 结合染料。可根据这些染料的激发光谱和发射光谱的特征,选择适当的荧光染料及其浓度和染色条件,进行单参数或多参数的流式细胞仪检测,为流式细胞仪检测细胞凋亡在方法上提供了较大的回旋余地。通常流式细胞仪使用的染料是 Hoechst 33342 和碘化吡啶(PI)。

3. 染色方法

(1) 固定细胞的染色(PI 单染法)及观察:细胞凋亡早期细胞膜表面的改变之一是磷脂酰丝氨酸(phosphatidylserine, PS)从细胞膜内转移到细胞膜外,使 PS 暴露在细胞膜外表面。PS 是一种带负电荷的磷脂,正常情况下主要存在于细胞膜的内面,在细胞发生凋亡时细胞膜上的这种磷脂分布的不对称性被破坏而使 PS 翻转到细胞膜外。这一特征是细胞发生凋亡时的一种早期和普遍事件,与诱导细胞凋亡的刺激无关,并且发生在与细胞凋亡相关的其他几种事件之前。PS 的细胞膜外的重新分布也被相应阻止。细胞凋亡时 PS 的膜内外重新分布的机制不明,可能是由一种与近来新发现的 PC 转位酶 Mdr2 相似的 PS 膜内-外转位酶的早期激活所介导。操作如下。

1) 收集细胞 5×10^6 个,1000r/min 离心 5min,弃去培养液。

2) 3ml PBS 洗 1 次。

3) 离心去 PBS,加入冰预冷的 70% 乙醇溶液固定,4℃ 1~24h。

4) 离心弃去固定液,3ml PBS 重悬 5min。

5）400 目的筛网过滤 1 次，500～1000r/min 离心 5min 弃去 PBS。

6）用 1ml PI 染液，4℃避光 30min。

7）流式细胞仪检测：PI 用氩离子激发荧光，激发光波波长为 488nm，发射光波波长大于 630nm，产生红色荧光，分析 PI 荧光强度的直方图也可分析前散射光对侧散射光的散点图（scattergram）。

结果分析：在前散射光对侧散射光的散点图或地形图上凋亡细胞与正常细胞相比，前散射光降低，而侧散射光可高可低，与细胞的类型有关；在分析 PI 荧光的直方图时，凋亡细胞在 G_1/G_0 期前出现一亚二倍体峰（图 1-7-4，附图 34）。

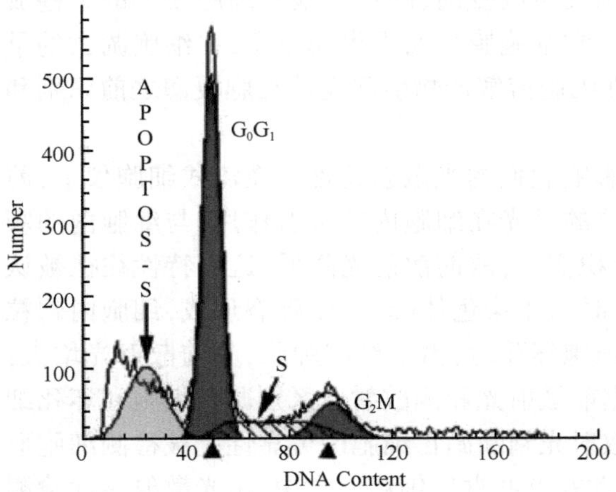

图 1-7-4　流式细胞仪检测凋亡细胞的 DNA 含量（细胞凋亡峰主要在 G_1/G_0 期）

（2）非固定细胞的染色方法：Annexin V/PI 双染色法及观察。Annexin V 是一种 Ca^{2+} 依赖的磷脂结合蛋白，最初发现是一种具有很强的抗凝血特性的血管蛋白，Annexin V 具有易于结合到磷脂类（如 PS）的特性。对 PS 有高度的亲和性。因此，该蛋白可充当一敏感的探针检测暴露在细胞膜表面的 PS。PS 转移到细胞膜外不是凋亡所独特的，也可发生在细胞坏死中。两种细胞死亡方式间的差别是在凋亡的初级阶段细胞膜是完好的，而细胞坏死在其早期阶段细胞膜的完整性就破坏了。因此，可以建立一种用 Annexin V 结合在细胞膜表面作为凋亡的指示并结合一种染料排除实验，以检测细胞膜的完整性的检测方法。该法是用异硫氰酸荧光素（FITC）标记 Annexin V，同时结合使用 PI 拒染法。操作如下。

1）收集细胞：悬浮细胞直接收集到 10ml 的离心管中，而贴壁细胞先用滴管轻轻吹打，凋亡细胞一经吹打可能脱壁，收集到 10ml 的离心管中，没脱壁的细胞用 0.02% 的 EDTA 消化或用刮勺刮落细胞使之脱壁，每样本细胞数为 5×10^6，1000r/min 离心 5min 弃去培养液。

2）用孵育缓冲液洗 1 次，1000r/min 离心 5min。

3）用 100μl 的标记溶液重悬细胞，室温下避光孵育 10～15min。

4）1000r/min 离心 5min 沉淀细胞，孵育缓冲液洗 1 次。

5）加入荧光（SA-FLOUS）溶液 4℃下孵育 20min，避光并不时振动。

6）流式细胞仪分析：流式细胞仪激发光波长用 488nm，用一波长为 515nm 的通带滤器（bandpass filter）检测 FITC 荧光，另一波长大于 560nm 的滤器检测 PI。

结果判定：在细胞凋亡的早期 PI 不会着染而没有红色荧光信号。正常活细胞与此相似。在双变量流式细胞仪的散点图上（图 1-7-5），左下象限显示活细胞，为（$FITC^-/PI^-$）；右上象限是非活细胞，即坏死细胞，为（$FITC^+/PI^+$）；而右下象限为凋亡细胞，显现（$FITC^+/PI^-$）。

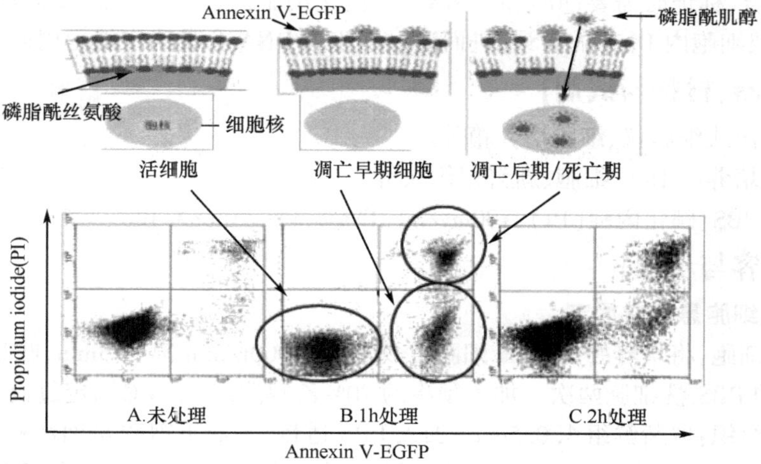

图 1-7-5 双变量流式细胞仪检测凋亡细胞的散点图

【实验报告】

(1) 绘出电镜下观察到肝癌细胞涂片中的凋亡小体形态图。

(2) 画出 DNA 片段化检测凋亡细胞的电泳图。

【思考问题】

(1) 凋亡细胞有何形态学特征?

(2) 细胞凋亡与细胞坏死有何区别?

(杨康鹃)

四、流式细胞术检测细胞周期

【实验目的】

(1) 掌握流式细胞仪检测细胞周期的操作步骤及注意事项。

(2) 掌握流式细胞仪输出结果的解读方法。

【实验原理】

流式细胞术(flow cytometry,FCM) 是 20 世纪 60 年代后期开始发展起来的利用流式细胞仪快速定量分析细胞群的物理化学特征及根据这些特征精确分选细胞的新技术。细胞周期(cell cycle)是指连续分裂的细胞从上一次有丝分裂结束到下一次有丝分裂完成所经历的过程。主要分为 G_0 期、G_1 期、S 期、G_2 期和 M 期。G_0、G_1 期细胞为二倍体,S 期即 DNA 合成期,此期细胞内 DNA 含量处于从二倍体到四倍体的连续增加过程;G_2 期细胞为四倍体,M 期细胞又分为前期、中期、后期和末期。用 FCM 测定细胞中 DNA 的含量完成细胞周期的分析,最后通过软件的自动分析,可分为 G_0/G_1 期、S 期及 G_2/M 期。碘化丙啶(propidium iodide,PI)是流式检测细胞周期应用最为广泛的荧光染料,PI 能够与细胞内双链 DNA 和 RNA 结合,被 488nm 激光激发后发射红荧光,与核酸结合后其发射荧光信号的能力会提高 20~30 倍。PI 染料不能自由穿过活细胞完整的细胞膜,标记时需要先用乙醇固定细胞,使细胞膜的通透性增加,这样 PI 染料就能通过细胞膜进入细胞内与核酸结合，标记时需要同时加入 RNA 酶消化细胞内的 RNA，使 PI 只能与细胞内 DNA 结合，反映细胞内 DNA 的含量，进而通过细胞内 DNA 含量确定细胞周期。

【实验仪器、材料与试剂】

1. 器材 流式细胞仪、细胞培养箱等。

2. 材料 培养的 Hela 细胞、新鲜组织块等。

3. 试剂 PBS、碘化丙啶(PI)、100mg/ml RNase，1% TritonX-100。

【实验内容与步骤】

1. 制备单细胞悬液并固定

(1) 培养细胞：将培养好的 Hela 细胞常规消化，1000r/min 离心 5min，收集 2×10^6 个细胞，用预冷的 PBS 洗细胞两次。加入预冷的 70% 乙醇溶液，于 4℃ 固定过夜。

(2) 新鲜组织：取新鲜组织 0.5cm^3，加入 PBS 适量，常温下剪碎至肉泥样，用 300 目尼龙网过滤，1000r/min 离心 5min，去上清，反复 3 次，留 0.5ml，约 2×10^6 个细胞，于 4℃ 固定过夜。

2. 细胞染色 取出 4℃ 固定的细胞，离心收集细胞，加入 200μl 的 PBS，轻轻吹打混匀，离心，弃去 PBS。细胞沉淀中加入 200μl PI 染液(PBS 中含 50μg/ml 碘化丙啶，100μg/ml RNase，0.2% TritonX-100)，4℃ 避光孵育 30min。

3. 流式分析 离心弃上清，200μl PBS 重悬细胞，流式细胞仪上样分析。

4. 结果解读 一般计数 2 万～3 万个细胞，结果用细胞周期拟和软件 ModFit 分析。一般结果分为 G_0/G_1 期、S 期及 G_2/M 期三部分，如果有凋亡，在 G_0/G_1 期前面有个凋亡峰(也称为 sub-G_0 期)。

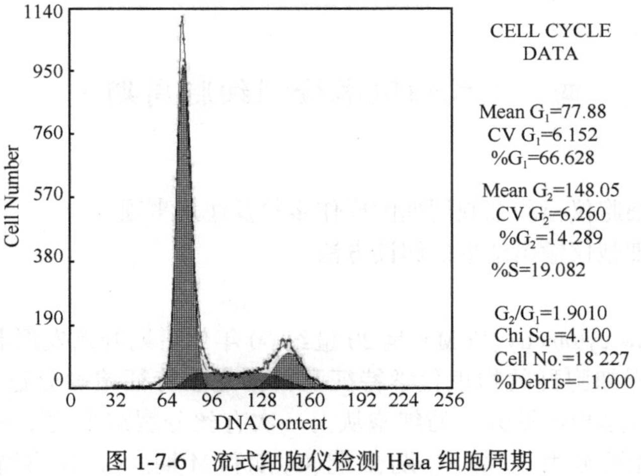

图 1-7-6 流式细胞仪检测 Hela 细胞周期

图 1-7-6 的结果解读为：G_0/G_1 期占总的 66.628%，峰位于横坐标的 77.88；G_2/M 期占 14.289%，峰位于横坐标的 148.05，S 期占 19.082%。G_2/G_1 为 1.901(即 G_2 期为 4 倍体细胞，而 G_1 期为 2 倍体细胞，比值为 1.901)，峰的变异系数 CV 为 6%，无细胞碎片及细胞聚集体，总的检测细胞数为 18 227 个。

【注意事项】

(1) 制备细胞悬液时，尽量减少细胞碎片、细胞粘连的双细胞或多细胞团块。如不过度消化，消化时加入 EDTA，尤其是固定后细胞容易破碎，要轻轻吹打，用 PBS 洗涤离心时，转速不超过 1000r/min，并用 300 目的尼龙网过滤，以减少细胞成团。离心固定时，将细胞悬液加入预冷 70% 乙醇溶液中，也可减少细胞聚集，一般选择 4℃ 固定过夜。

(2) 检测时细胞要达到 $(1\sim2)\times10^6$ 个细胞（实际检测是 1 万～2 万个细胞）。

(3) CV(coefficient of variation) 是变异系数，一般 CV 越小，峰形越好，越尖锐。能控制在 5% 左右是比较好的结果，一般小于 10% 就可以了。

【实验报告】

根据自己小组所做的流式图，统计细胞周期各时相所占比例。

【思考问题】

分析下面两个细胞周期检测流式图（图 1-7-7 和图 1-7-8），说明细胞增殖的活跃程度。

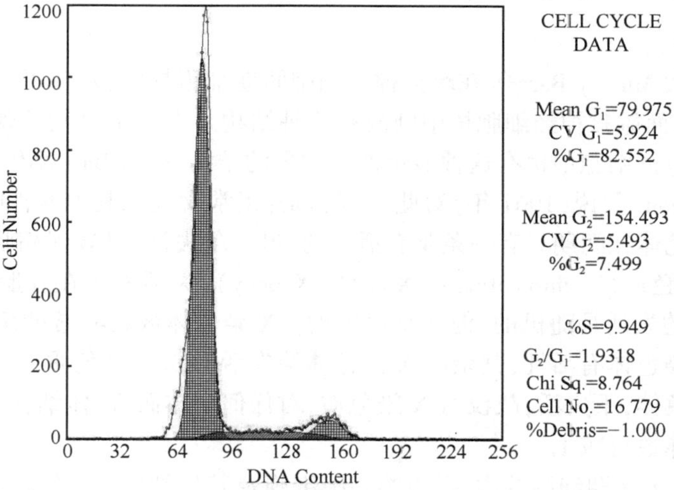

图 1-7-7 对照组细胞周期测定

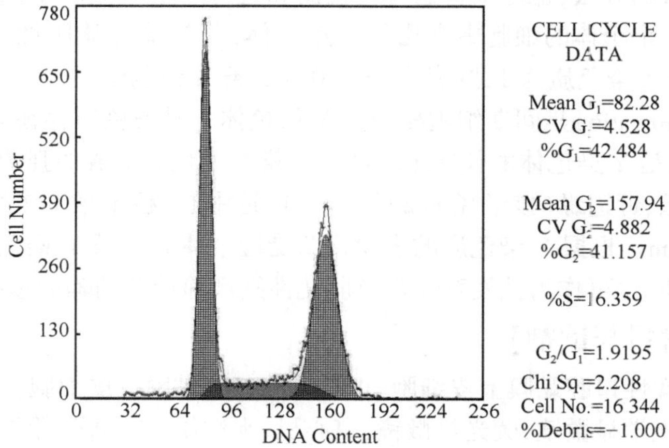

图 1-7-8 给药后细胞周期测定

（李 莉）

第二部分　医学遗传学实验

实验一　人类性染色质的标本制作与观察

【实验目的】

(1) 掌握人类间期细胞核中性染色质的形态特征及统计方法。

(2) 熟悉性染色质标本片的制作方法。

(3) 理解赖昂(Mary Lyon)假说。

(4) 了解X和Y染色质形成的原理。

【实验原理】

1949年加拿大Murray Barr等在雌猫神经细胞间期细胞核中,发现了一种浓染小体,直径为1~1.5μm,而雄猫神经细胞核中则没有这种结构。进一步研究发现,其他雌性哺乳动物(包括人类)体细胞中也有这种显示性别差异的结构,称为Barr小体(Barr body)。

赖昂(Mary Lyon)假说(1961年)对此的解释是:正常女性或其他雌性哺乳动物体细胞中的2条X染色体在间期只有一条是有活性的,另一条失活,呈异固缩状态,形成Barr小体,又称为X染色质(X chromatin)或X小体(X boby);失活发生在胚胎早期(人胚第16天);X染色体的失活是随机的,但又是恒定的。X染色体数目异常的患者,体细胞在间期只有一条X染色体有活性,其余的X染色体均失活形成X染色质;正常男性体细胞中只有一条X染色体,不失活,故没有X染色质,对任何个体而言,体细胞中的X染色质数目等于X染色体数目减1。

X染色质存在于间期细胞核内,在口腔黏膜细胞及其他细胞,如羊水脱落细胞,皮肤结缔组织细胞,宫腔、阴道、发根毛囊细胞等间期细胞核内均可检出。X染色质观察是性别鉴定的简便而有效的方法,也是某些遗传病检测和进行产前检查的手段之一。检查X染色质即可判断出一个个体的细胞中有几条X染色体,若X染色质阴性,则表明细胞中有1条X染色体;若X染色质为1,则表明细胞中有2条X染色体。

Y染色质(Y chromatin)是间期细胞核中的Y染色体上异染色质存在的一种形式,也称Y小体或F小体,是Y染色体的长臂末端经荧光染料染色后形成的强荧光小体。一般位于间期细胞核边缘、近边缘(核半径1/2的外侧)或近中心(核半径1/2的内侧)。Y染色质为0.25~0.30μm。根据Y染色质的多少判断受检个体有几条Y染色体。Y染色质检查可用于性别判断,也可作为性发育异常及胎儿性别产前诊断的辅助诊断方法。

【实验仪器、材料与试剂】

1. 材料　正常女性口腔黏膜上皮细胞、正常男性口腔黏膜上皮细胞。

2. 器材　普通光学显微镜、荧光显微镜、离心机、水浴箱、离心管、牙签、载玻片、盖玻片、染色缸、擦镜纸。

3. 试剂　0.2%甲苯胺蓝染液、Carnoy固定液、0.85% NaCl溶液、0.075mol/L KCl低渗液、甲醇、5mol/L HCl溶液、Macllvaine缓冲液、0.005%氮芥喹吖因溶液、香柏油、镜头清洗液。

【实验内容与步骤】

1. X 染色质标本片的制作　制作 X 染色质标本片有多种方法，本实验中采用甲苯胺蓝染色法。

（1）取材与制片

1）吸取 5ml 生理盐水置于离心管中。

2）受检者用清水漱口后，用牙签的钝头刮取口腔颊部黏膜表面的上皮细胞，刮取时需稍用力，也可以用另一只手的示指在面颊外顶住稍稍加压，将刮取的上皮细胞洗入离心管的生理盐水中，轻轻摇动使细胞散开，用 1000r/min，离心 10min，弃去上清液。

3）沿管壁逐滴加入预热后的 KCl 低渗液 3～4ml，在 37℃条件下低渗处理 10min，加入新配制的 Carnoy 固定液 0.5～1ml 进行预固定，吸管吹打均匀后，1000r/min，离心 8～10min，弃去上清液。

4）加入固定液 3～5ml，用吸管轻轻将细胞吹打均匀，室温下固定 15～20min，1000r/min，离心 10min，弃去上清液。

5）加入 0.2～0.5ml 的固定液（根据离心管底细胞的多少而定）吸管混匀制成细胞悬液。

6）将细胞悬液滴至洁净预冷的载玻片上（每片滴 2～3 滴），空气风干或烘干。

（2）染色

1）将标本玻片放入 HCl 缸中，室温下水解 10～15min。

2）取出后，自来水细水漂洗数秒钟，冲去片子表面的 HCl。

3）甩去玻片上的水珠，在甲苯胺蓝染色缸中染色 1.5～2min。

4）取出后，自来水细水冲洗数秒钟，空气干燥或吹干。

2. Y 染色质标本片的制作

（1）用干净压舌板用力刮取被检者的口腔黏膜细胞，均匀地涂在干净的载玻片上。

（2）标本片在甲醇溶液中固定 20～30min，干燥。

（3）用 pH5.6 的 Macllvaine 缓冲液浸润数秒，再用 0.005% 的氮芥喹吖因溶液染色 10～15min（或用 pH5.6 的 Macllvaine 缓冲液配制的 5% 的盐酸阿的平染色）。

（4）流水冲数分钟，用 pH5.6 的 Macllvaine 缓冲液分色标本 2min。

（5）标本片滴加 pH5.6 的 Macllvaine 缓冲液少许，加盖玻片，用吸水纸吸去多余的缓冲液。

【实验结果观察】

1. X 染色质标本玻片显微镜下观察　将已制好的 X 染色质标本玻片置于显微镜下观察，先在低倍镜下观察到被染成蓝色的细胞核后，再转换高倍镜或油镜下观察。这时镜下所显示的结构均是细胞核，细胞膜和细胞质未着色，而不易见（图 2-1-1，附图 35）。选择较典型的细胞核可计数细胞进一步观察。

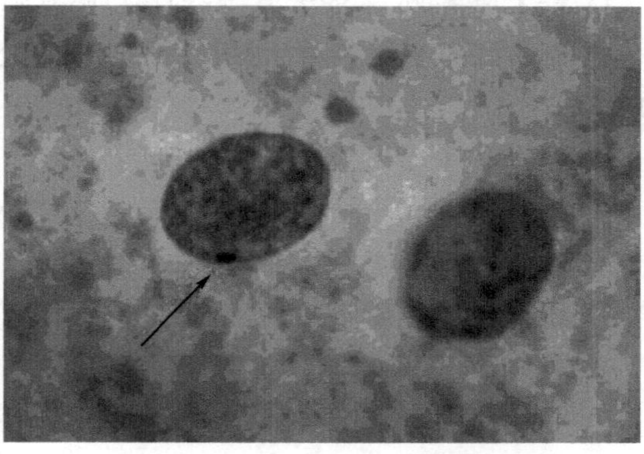

图 2-1-1　女性口腔黏膜上皮细胞间期核（示 X 染色质）

可计数细胞的判断标准是：细胞核膨大，核膜完整而无缺损，核无皱褶不重复，轮廓清晰，核内染色质呈均匀的网状或细颗粒状分布，染色清晰，深浅适中。

在可计数细胞内，仔细寻找 X 染色质。X 染色质是紧贴于核膜内缘的结构致密而染色较深的、清晰的小体，大小为 1～1.5μm，其形状一般呈三角形、馒头形、椭圆形、扁平形或菱形。X 染色质必须是紧贴于核膜内缘的浓染小体，凡是位于细胞核中间或核膜内缘与核中间同时出现类似 X 染色质的结构，均有可能是其他核质凝集物，故不能认为是 X 染色质。

理论上，正常女性的每个体细胞均应见到 1 个 X 染色质，但由于受到制片技术、染色方法、X 染色质存在位置、女性不同生理状态、不同实验技术及其他未知因素的影响，X 染色质的阳性率较低。正常女性口腔黏膜上皮细胞中，X 染色质的出现率为 10%～30%，有的可高达 50% 以上。男性平均低于 1%。

2. Y 染色质标本玻片荧光显微镜下观察　将已制作好的 Y 染色质标本玻片置于荧光显微镜下观察，先在低倍镜下找到分散较好的细胞，核被染成黄色，转换油镜观察可见到 Y 染色质。Y 染色质的特征是：细胞核边缘或近中心处直径约为 0.3μm 的黄色荧光亮点，呈单点或双点结构（图 2-1-2）。发亮的荧光小点来自 Y 染色体长臂异染色质区，所以，正常男性的间期细胞核中可见一个 Y 染色质荧光小点。正常男性 Y 小体出现率在 10% 以上，绝大多数在 25%～50%，或高达 70% 以上。正常女性的间期细胞核中无 Y 染色质或在 2% 以下。

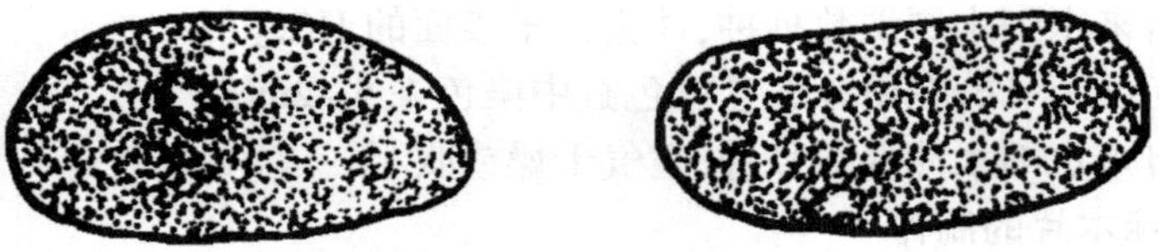

图 2-1-2　正常男性口腔黏膜上皮细胞间期核（示 Y 染色质）

【注意事项】

（1）只有紧贴于核膜内缘清晰、深染小体，才被认为是 X 染色质。

（2）由于口腔黏膜上皮细胞涂片易混入细菌，以及易受其他荧光物质的干扰，易造成假阳性。因此要对 Y 染色质仔细鉴别，观察时需反复转动显微镜细调节，区分处于不同平面的细菌、杂质等。

（3）标本要透明，不能太厚，特别是口腔黏膜细胞涂片。

（4）制备好的 Y 染色质标本玻片平放于暗处，务必在 12～72h 内观察，过期后荧光会自动衰减。

【实验报告】

（1）每位同学至少观察 100 个细胞核，统计 X 染色质的出现率。

（2）绘制口腔黏膜上皮细胞 X 染色质图。

（3）统计 Y 染色质阳性率（至少 200 个细胞）。

【思考问题】

（1）为什么说 X 染色质显示法是性别鉴定和某些遗传性疾病及性发育异常检测的有效手段之一？

（2）X 染色质与 X 染色体有何关系？Y 染色质与 Y 染色体有何关系？

（3）在制备 X 染色质标本片和 Y 染色质标本片过程中应注意哪些问题？

（刘 铭）

实验二 人类和动物的染色体制作技术与分析

一、人类外周血淋巴细胞培养及染色体标本制备

【实验目的】

（1）了解制作染色体标本的实验原理。

（2）熟悉人体外周血淋巴细胞的短期培养方法。

（3）掌握人外周血淋巴细胞染色体的制备技术。

【实验原理】

人体的 1ml 外周血中含有 1×10^6 ~ 3×10^6 个小淋巴细胞（lymphocyte），它们几乎都处于 G_0 期或 G_1 期，很难看到正在分裂的淋巴细胞。研究发现，植物血凝素（phytohaemagglutinin，PHA），能促使淋巴细胞转化为淋巴母细胞（lymphobiast），重新进入增殖周期进行有丝分裂，当体外培养至 72h 左右时，大多数淋巴细胞已处于第二增殖周期内，在培养终止前 2~4h，加入适量秋水仙碱（或秋水仙胺），可使许多分裂细胞停止在中期，经低渗处理使红细胞及分裂细胞的细胞膜破裂，离心去掉细胞膜碎片，再用固定液处理使其形态固定，然后经空气干燥法制成标本片，用 Giemsa 染液染色，可得到染色体标本。

以人外周血为材料制备淋巴细胞染色体标本具有取材便利、用血量少、培养简单等优点，故该方法在临床上已得到广泛应用。

【实验仪器、材料与试剂】

1. 材料 人体外周血。

2. 器材 超净工作台（或无菌接种室），光学显微镜，恒温培养箱，干燥箱，水平式离心机，冰箱，恒温水浴箱，高压蒸汽消毒锅，5ml 刻度离心管，培养瓶，1ml、2ml、5ml、10ml 注射器及针头，吸管，滴管，试管架，三角烧瓶，酒精灯，搪瓷盘，铝制饭盒，染色缸，消毒用酒精棉球与碘酒棉球，载玻片，擦镜纸等。

3. 试剂 RPMI-1640 培养液、小牛血清、肝素、植物血凝素（PHA）、$NaHCO_3$、青霉素、链霉素、0.075mol/L KCl 低渗液、三蒸水、甲醇、冰乙酸、Giemsa 染液、pH7.4 的磷酸缓冲液、0.05% 秋水仙碱溶液、香柏油、镜头清洗液。

【实验内容与步骤】

1. 器材的清洗 培养用瓶及玻璃器皿的清洗消毒：先用自来水冲洗→放入肥皂水中煮 15min，趁热刷洗→自来水将皂液冲净，控干水分后置硫酸-重铬酸钾洗液中浸泡 24h 左右→流水充分冲洗→蒸馏水冲洗 5 次，双蒸水冲洗 3 次→小瓶倒立在铝盒中，置烤箱将其烤干，盖上饭盒盖放入高压蒸汽消毒锅中灭菌（15 磅、30min）。

橡皮瓶盖的清洗：可直接放入肥皂水中煮沸 30min，然后用自来水充分冲洗，再用蒸

馏水煮沸 30min，取出后，用蒸馏水、双蒸水各冲洗两次，放入 100℃烤箱中烘干，置于饭盒中，高压灭菌后备用。

载玻片的清洗：先用肥皂水洗，再用自来水彻底冲洗干净，然后逐一投入到 95% 的乙醇中浸泡（可长期保存）。用前 1h 捞出，放入蒸馏水中置入冰箱预冷。

2. 培养液的类型、制备及分装

（1）自制综合培养基（配 100ml 培养液）：RPMI-1640 培养液 80ml；小牛血清 20ml；PHA 3ml（3 支，3ml 生理盐水稀释）；肝素 0.8ml；双抗（青霉素和链霉素）终浓度为 100U/ml。

用 4% 的 $NaHCO_3$ 调 pH 为 7.2～7.4，分装在培养瓶中每瓶 4ml。

（2）人外周血淋巴细胞培养基：由相关生物制药公司生产的产品（5ml/瓶），适用于细胞前处理、短期外周血培养等。该产品由 RPMI-1640 培养液、血清、抗生素、淋巴细胞刺激因子及肝素等组成。按说明书要求操作即可。

3. 采血和培养 用一次性注射器抽取 500U/ml 的肝素 0.2ml，润湿针筒内壁，然后将多余的肝素弃去，常规消毒被检者的皮肤，从肘部静脉采血 3～4ml，注入装有培养液的培养瓶中，每瓶 0.25～0.3ml（7 号针头 15～16 滴），充分摇匀，置于 37℃恒温培养箱中培养至 68h。将新配制的 5μg/ml 秋水仙碱工作液注入培养瓶中，使其终浓度为 0.05μg/ml（每瓶 0.04ml，7 号针头 1～2 滴），轻轻摇匀，放回培养箱中，继续培养 3～4h。

4. 低渗处理 取出培养瓶，用吸管将培养后的血细胞混匀，并移至刻度离心管内，平衡后放入离心管内，以 1000r/min 离心 8min，弃上清液，加入 4ml 预热的 37℃ 的 0.075mol/L 的 KCl 低渗液，用吸管吹打 50～60 次，使细胞悬浮于低渗液中，置 37℃水浴箱中，温育 20min（精确的低渗时间应自行摸索），期间在 10min 时再吹打，使低渗充分。

5. 固定 低渗终止后，加入新配制的固定液（甲醇：冰乙酸=3：1）1ml，预固定，打匀，放入离心机内，以 1000r/min 离心 8～10min，弃上清液。加入固定液 5ml，用吸管将沉淀的细胞轻轻吹打混合成细胞悬液，室温下静置 20min，1000r/min 离心 8～10min，弃上清液。

6. 重复固定 再加入固定液 5ml，用吸管将沉淀的细胞轻轻吹打混合成细胞悬液，室温下静置 20min，1000r/min 离心 8～10min，弃上清液。

7. 制片 视离心管中沉淀物（细胞）的多少加入 0.3～0.5ml 固定液，用吸管轻轻混成细胞悬液（混合后固定液呈少许乳白色即表示细胞浓度相当）。用吸管吸取细胞悬液以 35cm 高的距离滴至已用冰水浸泡（预冷）的洁净载玻片上，每片 2 滴，随即对准玻片吹一口气，以助细胞的分散，并在酒精灯的火焰上方来回过几下（微烤，注意勿全烤干）。空气中继续晾干或吹干。

8. 染色 如果所制备的标本用于染色体的非显带分析，则将晾干的玻片标本用 Giemsa 染液染色 15min（用 1 份 Giemsa 原液加 9 份 pH7.4 的磷酸缓冲液），自来水细水缓缓冲洗玻片，晾干，镜检。

本实验的全部操作步骤见图 2-2-1。

【结果观察】

取制备好的正常人体细胞染色体标本，先用低倍镜观察，选择染色体分散良好、无重叠的分裂中期细胞，转换油镜下仔细观察分析。

镜下可见，中期细胞的染色体都已纵裂成 2 条染色单体（chromatid），称姐妹染色单体，相连于一着丝粒。正常人的每一体细胞都含有 46 条染色体，其中有 22 对是男女共有的，称

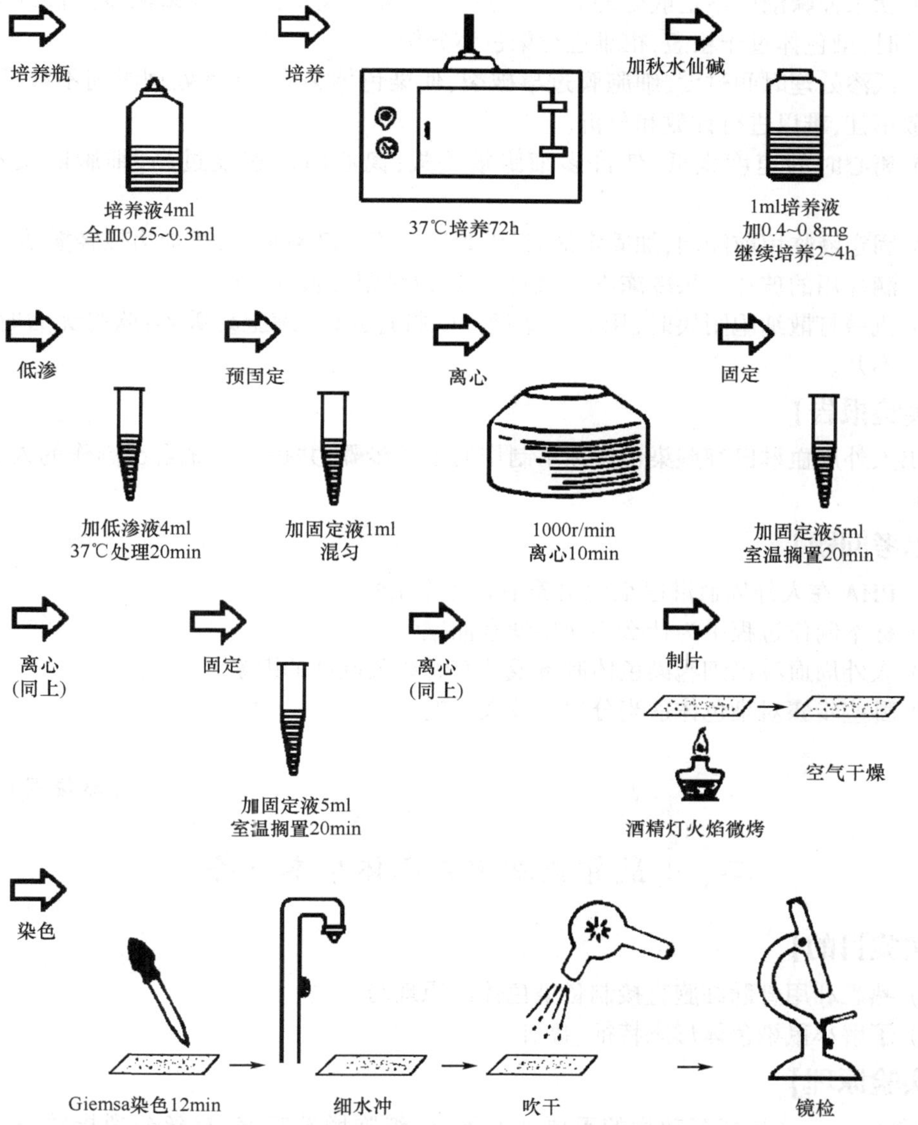

图 2-2-1 人外周血淋巴细胞培养与染色体标本制作示意图

为常染色体(euchromosome),另外1对则男女相差很大,称为性染色体(sex chromosome)。

根据着丝粒的位置,将人类染色体可分为中央着丝粒染色体(median kinetochore chromosome)(着丝粒位于染色体长轴的 1/2~5/8 处)、亚中央着丝粒染色体(submetacentric chromosome)(着丝粒位于染色体长轴 5/8~7/8 处)、近端着丝粒染色体(acrocentric chromosome)(着丝粒位于染色体长轴 7/8~末端)。按照染色体的长度和着丝粒的位置,将人类体细胞染色体分为 A、B、C、D、E、F、G 7 个组。

【注意事项】

(1) PHA 的作用很重要,如果保存不善,效价低或量不足,则不能刺激淋巴细胞转化;PHA 浓度过大会造成红细胞凝固,影响细胞生长。

(2) 秋水仙碱浓度不足或处理时间不够,则分裂象太少;秋水仙碱浓度过高或处理时间过长时,染色体过于粗短,很难进行染色体分析。

(3) 低渗处理时间过度,细胞膜过早破裂,使染色体丢失;低渗处理时间不够,则染色体分散不佳,难以进行计数和分析。

(4) 离心时的速度太低,使许多细胞被丢失;离心时的速度过高,细胞团块不易打碎。

(5) 固定液临用前配制,加固定液时,沿管壁一滴一滴地加入,边加边轻轻摇动。

(6) 滴片用的玻片如果冷冻不够,细胞是难以贴附在玻片上的。

(7) 机械打散细胞团块时,用力要适度。吹打过猛时,细胞易破碎;吹打无力时,细胞团块打不开。

【实验报告】

写出人外周血淋巴细胞染色体标本制作的主要步骤,并提交一张自己制作的人染色体标本片。

【思考问题】

(1) PHA 在人外周血淋巴细胞培养中有何作用?

(2) 标本制作过程中为什么要使用秋水仙碱?

(3) 人外周血淋巴细胞染色体制备成功有哪些关键性的因素?

(4) 哪些步骤对染色体适当分散有较大影响?

(赵俊霞)

二、小鼠骨髓细胞染色体标本制备

【实验目的】

(1) 熟悉利用骨髓细胞直接制备染色体的原理与方法。

(2) 了解小鼠染色体形态特征、数目。

【实验原理】

骨髓(marrow)是高等动物的重要造血器官,细胞增殖旺盛、有丝分裂指数(mitotic index)较高。用适量的秋水仙碱溶液注入动物体内,使正在分裂的骨髓细胞被抑制在中期,从而积累大量的处于分裂中期的骨髓细胞。然后收集这些细胞,通过低渗、固定等常规制片方法最后获得中期染色体标本。

利用骨髓细胞制备染色体标本取材方便,操作简单,无需无菌,不必像淋巴细胞及其他组织那样要经过无菌状态下的体外培养。故用于研究小型哺乳动物、两栖类爬行动物和鸟类染色体时的标本制作,在临床上用于白血病的研究。用该法制备的染色体标本是机体内真实情况的反映,便于观察毒性物质在体内对细胞和染色体的影响。

【实验仪器、材料与试剂】

1. 动物 健康、体重 25g 左右小鼠。

2. 器材 光学显微镜、离心机、恒温水浴箱、架盘天平、2ml 注射器、搪瓷解剖盘、手术剪、手术刀、镊子、离心管、吸管、皮头、100ml 量筒、6 号针头、酒精灯、擦镜纸等。

3. 试剂　低渗液（0. 075mol/L KCl）、Carnoy 固定液（甲醇、冰乙酸固定液）、Giemsa 染液，1/15mol/L 磷酸缓冲液（pH 6. 8）、0. 05% 秋水仙碱液、2% 枸橼酸钠溶液、香柏油、镜头清洗液。

【实验内容与步骤】

1. 秋水仙碱处理　取体重 25g 左右的小鼠，于实验前 3. 5～4h，腹腔注射秋水仙碱溶液，注射量为每只 0. 2ml。

2. 取股骨　用颈椎脱臼法处死小鼠，迅速剪开皮肤，剥离肌肉，取出两侧的股骨及其两端相连的关节，剪去股骨两端（不要剪得过多，以免损失骨髓细胞），除去骨上的残余肌肉与血液。

3. 收集骨髓细胞　剪去股骨（thighbone）两端，露出骨髓腔后，用备好的注射器吸取适量枸橼酸钠（citrate sodium）液，用镊子夹住股骨中部，使股骨一端对准离心管口，注射器从骨髓腔一端插入骨髓腔，小心地将骨髓冲洗入离心管内，反复冲洗，直至股骨变白，此时离心管内约 5ml 细胞悬浮液，用吸管反复吹打使骨髓细胞分散，以 1000r/min 离心 10min，吸弃上清液，留沉淀物。

4. 低渗　加入预热的 37℃ 的 KCl 低渗液，用吸管吹打均匀，置 37℃ 水浴箱中保温 20min，加入 1ml 新配制的固定液预固定，混匀后以 1000r/min 离心 10min，弃去上清液，留沉淀物。

5. 固定　加入新配制的固定液 5ml，用吸管打混匀，室温下固定 20min，吹打团块、以 1000r/min 离心 10min，弃上清液，留沉淀物。

6. 重复第 5 步骤

7. 制备细胞悬液　离心后，视离心管细胞沉淀量的多少而加入 0. 2～0. 3ml 新配制的固定液，混匀，制成细胞悬液。

8. 滴片　将预冷的载玻片倾斜 30°，用吸管吸取细胞悬液，每片滴 1～2 滴（滴于载玻片 1/3 处），然后立即对准玻片吹一口气，使细胞悬液散开，并迅速将玻片在酒精灯火焰上方来回过几次以助染色体分散，再用电吹风机将标本吹干或空气干燥。当含有细胞的固定液滴到一张洁净的玻片上时，固定液将迅速在玻片上展开并很快挥发。当一个细胞周围的固定液迅速挥发时，将产生使细胞向四周展开的张力，由此导致细胞膜破裂，染色体分散。

9. 染色　用吸管吸 Giemsa 工作液滴到玻片上使之铺展开（或在染缸中染色），室温下染色 8～10min，倒去染液，用自来水细水冲洗干净，风干待镜检。

【结果观察】

将小鼠染色体标本片置于低倍镜下观察，有许多大小不等染成紫红色的间期细胞核和分散在其间的中期分裂象，选择染色体形态良好，分散适中的分裂象移至视野中央，换油镜观察。

小鼠骨髓细胞染色体计数：按细胞染色体的自然分布状态，大致划分为几个区域，分别计算各区中的染色体数目，最后将几个区的染色体数加在一起便是该细胞染色体总数。小鼠二倍体体细胞染色体数目为 $2n=40$。

【注意事项】

（1）注射秋水仙碱溶液时，确保溶液要注射到小鼠腹腔内。

(2) 尽可能收集更多的骨髓细胞,以便观察。

(3) 收集骨髓细胞后,用吸管反复吹打保证使骨髓细胞分散开。

【实验报告】

交一张自己制作的清晰的小鼠骨髓细胞染色体标本片。

【思考问题】

(1) 为什么利用骨髓细胞直接制备染色体比经培养后的细胞制备染色体,更可反映机体内的真实情况?

(2) 制备小鼠骨髓染色体标本有何成功的体会和失败的教训?

(殷丽天)

三、人和动物的非显带染色体镜下观察

【实验目的】

(1) 掌握人类染色体的形态结构及其特征。

(2) 初步学会在光学显微镜下计数人类染色体、分组和鉴定性别。

(3) 了解小鼠骨髓细胞染色体的形态结构。

【实验原理】

人的体细胞中含有 46 条染色体,相互配成 23 对,其中 1~22 号是男女共有的,称为常染色体,另外两条染色体 X 与 Y 与性别有关,称为性染色体,男性有一条 X 染色体和一条 Y 染色体,女性有两条 X 染色体。

按照染色体长度和着丝粒的位置及其他特征可将人类体细胞染色体分为 A~G 七组。G 组包括 21~22 号和 Y 染色体,根据 G 组染色体数目是 4 个还是 5 个,可以进行性别鉴定,男性为 5 个,女性为 4 个。小鼠有丝分裂中期的染色体呈“U”形,全部为端着丝粒染色体(telochromosome),小鼠体细胞染色体数目为 40 条。按形态特征将 40 条染色体配成 20 对,分为 4 组,其中 1 对性染色体为 XY 或 XX,X 染色体大部分介于 5~6 号染色体之间,Y 染色体最小。因此,雄性小鼠有 3 条最短的染色体,而雌性小鼠只有 2 条最短的染色体。

【实验仪器、材料与试剂】

1. 材料 人类常规染色的染色体标本片、小鼠骨髓细胞染色体标本片。

2. 器材 显微镜、香柏油、镜头清洗液、擦镜纸。

【实验内容与步骤】

1. 人类染色体标本片的制作过程 抽取用肝素抗凝的静脉血,滴入已在无菌操作条件下配制好的培养基中(RPMI-1640、或 Eagle、或 M199 培养基中加小牛血清、植物血凝素、青霉素、链霉素、肝素等,调整 pH 至 7.2~7.4),然后置于 37℃ 温箱中培养 72h,通过植物血凝素使淋巴细胞转化为淋巴母细胞,而进入分裂期。在培养至 68~69h 时(收获细胞前 3~4h),加入秋水仙碱溶液使淋巴细胞的活动终止于分裂中期,用低渗液处理使细胞核膨胀分散,固定后滴片,Giemsa 染色,风干,封片。

2. 小鼠染色体标本片的制作过程　取体重 20g 左右的小鼠，经腹腔注射秋水仙碱处理后 3~4h，颈椎脱臼法处死。用 2% 枸橼酸钠液（或生理盐水）冲洗收集股骨骨髓腔中的骨髓，经低渗处理、固定、滴片、Giemsa 染色、风干、封片等制成染色体标本片。

【结果观察】

1. 人类染色体镜下观察　取一片已制好的人类染色体玻片标本，先在低倍镜下观察，可见许多大小不等、染成紫色或紫红色的间期细胞核和分散在其间的中期分裂象，选择染色体形态良好、分散适中的分裂象移至视野中央，换油镜观察染色体的形态特征（图 2-2-2，附图 36，附图 37）。在进行染色体观察分析时要避免主观因素造成的人为误差，供观察计数的细胞应符合以下要求。

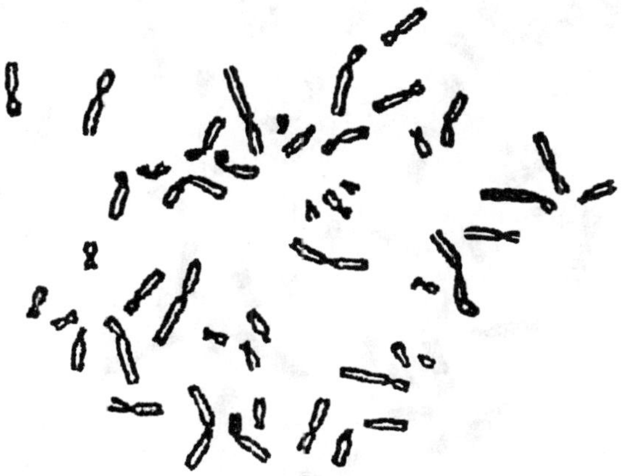

图 2-2-2　人外周血淋巴细胞中期染色体（男性）

（1）标本片上有较多的有丝分裂象，细胞完整，轮廓清晰。

（2）染色体染色较深，在同一平面上均匀分布。

（3）染色体形态良好，分散无重叠现象。

（4）染色体的螺旋化程度大致一样。

根据国际会议制定的 Denver 体制，将人类细胞的 46 条染色体，按其长度和着丝粒位置，分为 23 对、7 个组。

A 组（1~3 号）：最大的 3 对染色体。1、3 号为中央着丝粒染色体，2 号为亚中央着丝粒染色体，1 号染色体最大，3 号染色体最小。

B 组（4~5 号）：为 2 对大的亚中央着丝粒染色体，可明显区分出短臂 p 和长臂 q。

C 组（6~12 号和 X 染色体）：均为中等大小的亚中央着丝粒染色体，6 号最大，12 号最小，X 染色体大小在 6~7 号，此组各号染色体之间较难区分。

D 组（13~15 号）：均为最大的近端着丝粒染色体，它们短臂的末端可见随体，各号之间不易区分。

E 组（16~18 号）：16 号为中央着丝粒染色体，17、18 号为亚中央着丝粒染色体。

F 组（19~20 号）：均为最小的中央着丝粒染色体。

G 组（21~22 号和 Y 染色体）：21~22 号为最小的近端着丝粒染色体，其长臂呈分叉状，短臂末端有随体。Y 染色体略大，长臂平行伸展，短臂末端无随体。

根据上述特征，将染色体分组列号（先找 A、B 组，再找 D、G 组，然后找 E、F 组，最后剩下的为 C 组）。

每位同学镜下观察 3~5 个分裂象，并计数每个细胞的染色体数目。计数时先按染色体的自然分布图形大致分为几个区域，较集中的染色体分为一个区，然后按区分别计算染色体条数，最后总计染色体条数。为了核实方便，可按染色体在镜下的分布情况在纸上画一简单的示意图，并记录显微镜的坐标。计数后，根据 G 组染色体数目是 4 个还是 5 个，即可初步确定该核型是 XX 还是 XY。

人类染色体数目或结构发生异常引起的疾病为染色体病，如 21 三体综合征、先天性睾丸发育不全等出现异常核型(图 2-2-3,图 2-2-4)。

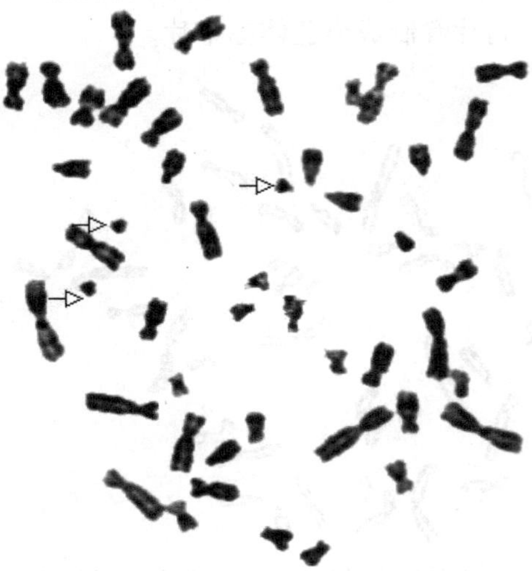

图 2-2-3　21 三体综合征染色体核型
(47,XY,+21)

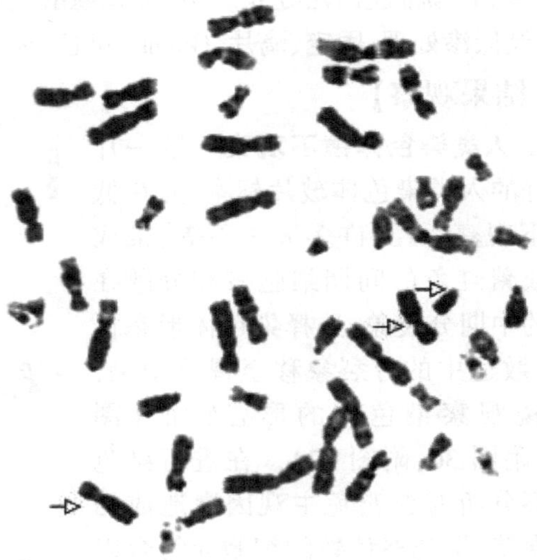

图 2-2-4　先天性睾丸发育不全染色体核型
(47,XXY)

2. 小鼠染色体镜下观察　将小鼠染色体标本置于显微镜下,观察小鼠染色体的特点(图 2-2-5,附图 38~附图 40)。小鼠染色体为“U”形,全部为端着丝粒染色体,可将 40 条染色体配成 20 对,分成 4 个组,X 染色体在 5~6 号之间,Y 染色体最小,且没有副缢痕,可与 19 号染色体相区别,雄性小鼠有 3 条最短的染色体,而雌性小鼠只有两条最短的染色体。对小鼠染色体的数目进行计数。

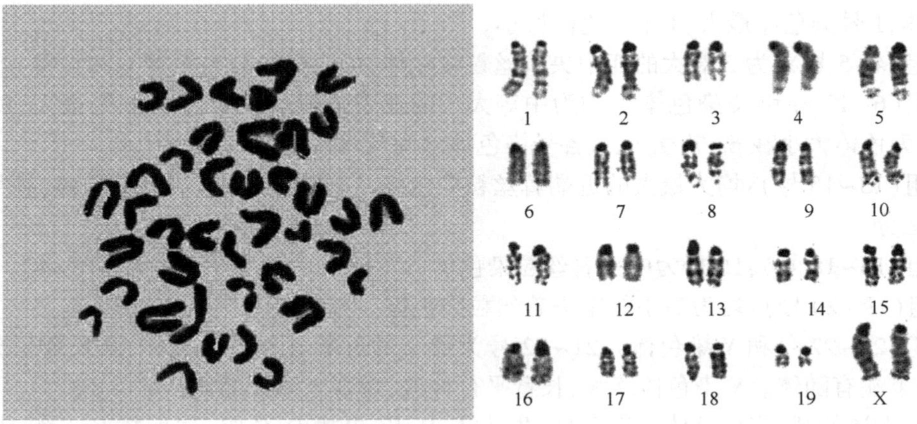

图 2-2-5　小鼠骨髓细胞中期非显带染色体与核型分析

【注意事项】

(1) 注意选择染色体着色均一、形态良好、分散适中的分裂象进行观察记数。

(2) 观察染色体时必须使用油镜。油镜使用完毕,用擦镜纸蘸镜头清洗液,擦拭油镜镜头和标本玻片。

【实验报告】

(1) 绘制一个你所观察到的人类染色体中期分裂象图。

(2) 进行人类外周血染色体标本片中的染色体计数、鉴定性别。

(3) 绘制一个你所观察到的小鼠骨髓细胞中期分裂象图。

【思考问题】

(1) 人类染色体可分为几个组? 每组包括哪些号数的染色体?

(2) 人类染色体和小鼠染色体各有何特点?

(3) 如果人类或小鼠染色体标本片出现了较短粗的染色体,是为什么?

(刘　铭)

四、人类染色体G显带技术及G显带核型分析

【实验目的】

(1) 初步掌握染色体G显带的制备技术。

(2) 了解人类染色体G显带的带型特征。

【实验原理】

染色体显带技术(banding technique)最早开始于瑞典科学家Caspersson等(1968年)的开拓性工作,他们用荧光染料氮芥喹吖因(quinacrine mustard,QM)处理染色体,使染色体的不同部位分化染色,显示出明暗交替的荧光带纹(Q带)。此后,Pardue等(1971年)又用热、碱、盐、胰蛋白酶、尿素等预先处理标本后,经Giemsa染色得到了Giemsa带(G带)。以上述发现为起端,人们引用不同的物理化学方法,先后研究出使着丝粒和Y染色体长臂部分的结构异染色质选择性着色的着丝粒异染色质带(C带);使染色体的末端显示一定深带的端粒带(T带);用热缓冲盐溶液处理显示与Q带和G带相反的反带(R带),以及显示哺乳动物的核仁组织区带(N带)等不同带型,其中N带现在也用于着丝点、中心粒、减数分裂联会复合体(synaptinemal complex)的研究。

显带(banding)技术可分为两大类:第一类技术产生的带分布于整个染色体上,如Q带、G带和R带。这类显带不仅可明确区分人类的各种染色体,而且可以识别每一条染色体的不同节段,对染色体的缺失(deletion)、倒位(inversion)、插入(insertion)、易位(translocation)等微细结构畸变能作出准确的识别。第二类技术只能使少数特异的结构着色,包括C带、T带和N带。它们虽不能用于识别每条染色体,但在研究特殊染色体及染色体的局部特殊部位上占很大优势。有时为了研究的需要,可在同一个中期细胞上作不同的显带。

G显带技术是目前染色体检查常规使用的技术,是被广泛应用的一种带型,每条染色体上显示出深浅交替的横纹。G带的形成与Giemsa染料的组成及染色特征有关。Giemsa染料是由亚甲蓝(methylene blue)、天蓝(shamrock)和曙红(eosin)组成的复合染料,其中,除曙红外均为噻嗪类染料,它们只与DNA分子中的磷酸基结合,而不与蛋白质结合。所以,染色体着色首先取决于两个噻嗪分子与DNA的结合,在此基础上再结合一个曙红分子,形成2∶1噻嗪-曙红沉淀物。此外,着色还取决于一个有助于染料沉淀物积累的疏水环境。染色体上含有高浓度疏水性蛋白的区域有利于噻嗪-曙红沉淀物的形成,这

些区域相当于含高比例二硫键的氧化态蛋白质区域，对染料亲和力高，处理后显示暗带(dark band)；而另一些区域则为含巯基的还原态亲水性蛋白质区域，对染料亲和力低，所以显示明带(light band)。这表明，在G带形成的过程中，蛋白质状态是形成明暗带的一个主要因素，与染色体的功能有关。如果染色体上某一区域的DNA为重复序列，转录活性低，相应地包装它们的蛋白质也较稳定，则可能通过较强的二硫键形成很稳定的疏水的α-螺旋结构，成为染料沉淀物积累的环境，从而显示出暗带。反之，如果染色体上某一区域的DNA富含具转录活性的结构基因，则功能上相对活跃，包装它们的蛋白质也较疏松，构象上类似β-折叠结构，经处理后，二硫键断裂，还原为巯基，不利于染料沉淀物的积累，从而显示明带。

G带有很多优点：用普通光学显微镜即可观察，显带处理时间较短，染色是永久性的，标本可以长期保存，带纹分析通常较好，属于一般实验室的常规检查项目(图2-2-6，图2-2-7，附图41)。

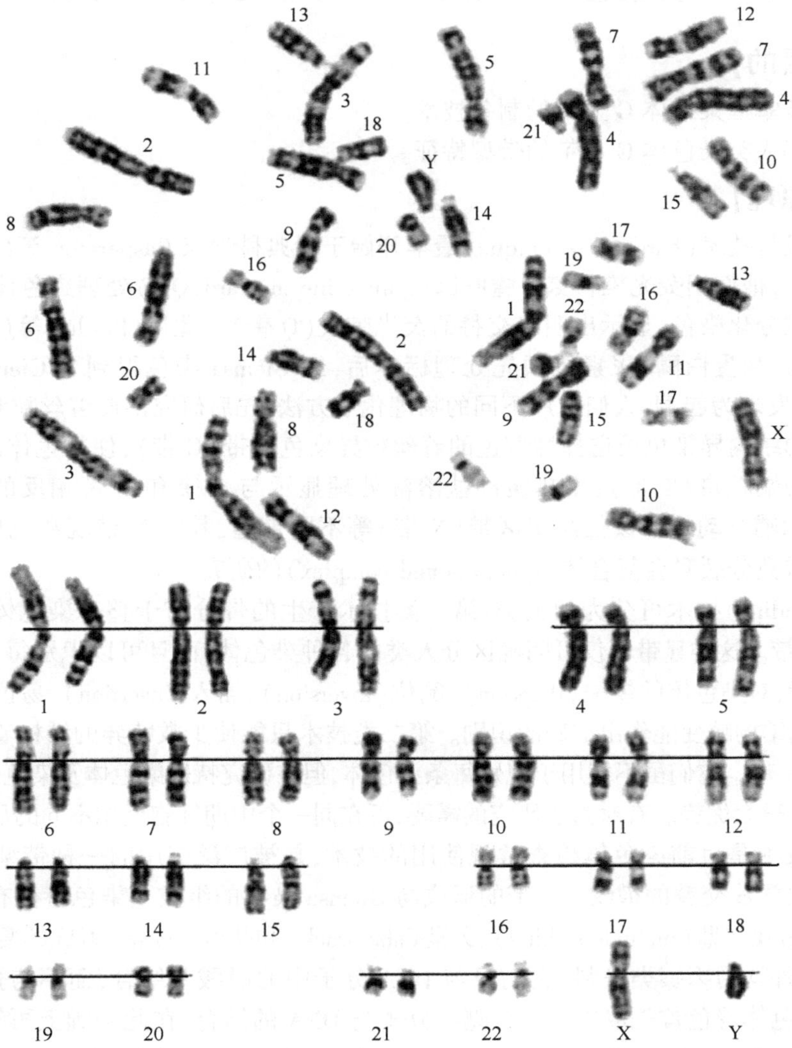

图2-2-6　正常男性G显带核型

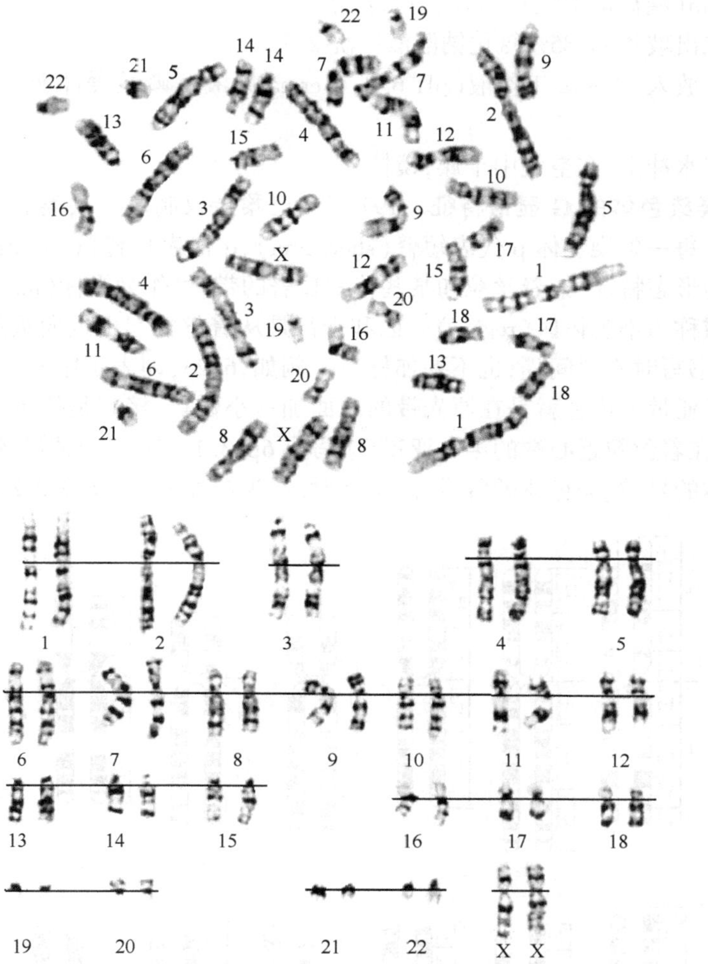

图 2-2-7 正常女性 G 显带核型

【实验仪器、材料与试剂】

1. 材料 染色体标本片、G 显带染色体摄影照片、显带分析报告纸。

2. 器材 显微镜、恒温培养箱、冰箱、烘干箱、染色缸、小镊子、小剪刀、胶水、香柏油、镜头清洗液、擦镜纸。

3. 试剂 0.85%氯化钬溶液、0.25%胰蛋白酶溶液、蒸馏水、Giemsa 原液、1/15mol/L 磷酸缓冲液(pH6.8 左右)、4% $NaHCO_3$溶液。

【实验内容与步骤】

1. 显带标本制备

(1) 用常规的方法制备标本片,片龄应不超过 30 天,一般约 5 天进行显带染色较好。

(2) 在无菌条件下用 0.85%氯化钠溶液配制 0.25%的胰蛋白酶溶液(可置冰箱保存)。

(3) 用 4%的 $NaHCO_3$溶液调整胰蛋白酶溶液至 pH7.2 左右。

(4) 将上述胰蛋白酶溶液置 37℃水浴箱中,使胰蛋白酶溶液升温至 37℃。

(5) 将标本玻片在 80~90℃烤箱内烘烤 3h 左右,使标本老化,然后浸入胰蛋白酶溶液中,用镊子夹住,不断摇动玻片,使胰蛋白酶作用均匀,新鲜标本需处理 3~5s,老标本则需处理 3～5min（精确的时间可试片，自行摸索）。

（6）立即取出玻片，0.85%氯化钠溶液漂洗 2 次。

（7）将标本放入 Giemsa 工作液（pH 6.8，Giemsa 原液：磷酸缓冲液＝1：9）中染色 12～15min。

（8）用自来水冲洗，在空气中干燥，镜检。

2. 正常人类染色体的 G 显带特征　1971 年，巴黎会议制定了人类显带染色体模式图和全程标准。每一条染色体 p 代表短臂（short arm），q 代表长臂（long arm），按照染色体明显而恒定的形态特征，如着丝粒和某些特别显著的带，可作为界标（landmark）。两个界标之间的区域称为染色体区（region）。区和带都是从着丝粒起由近向远的方向依次连续以数字编号，书写时不要间隔，也不要加标点。例如，6p23，即表示第 6 号染色体短臂，2 区，3 带。关于亚带的描述就是在原先带的后面加一小数点，接着是指定的亚带数。如上述的举例中，在着丝粒近心端的第一亚带，应写成 6p23.1。所以，人类分带染色体的命名即根据染色体的号数、染色体的臂号、区号、带号作为标准来命名（图 2-2-8）。

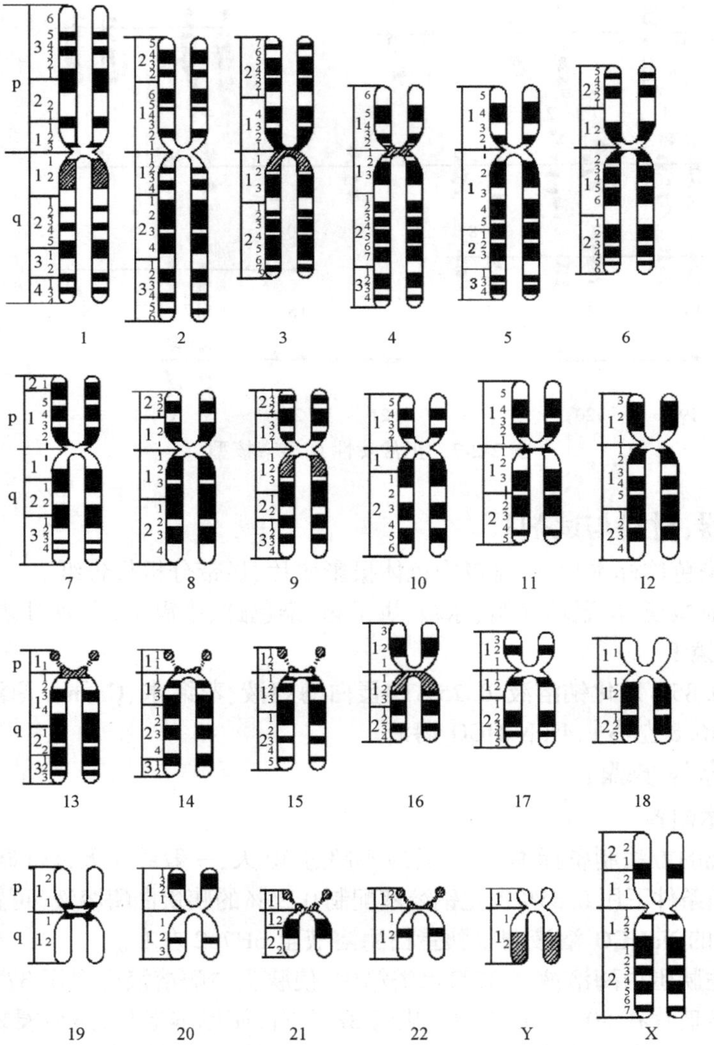

图 2-2-8　正常人体细胞染色体 G 显带带型模式图

染色体 G 带的识别特征：

A 组：1 号染色体，p 近着丝点处有 2 条着中等亮度的带；q 副缢痕紧贴着丝粒，染色浓。其远侧有一宽的带。

2 号染色体，p 有 4 条均匀的深带，中段的 2 条稍靠近；q 有 7 条深带。

3 号染色体，p 与 q 的近中段各具有一条明显的宽的浅带。

B 组：4 号染色体，q 有均匀分布的 4 条深带。

5 号染色体，p 可见 2 条深带；q 中央一条中等着色带。

C 组：6 号染色体，p 中段有一着色浅的宽带，形如"小白脸"，是此染色体的特征，近侧端和远侧端各有一深带；q 有 4 条分布均匀的深带。

7 号染色体，p 上有 3 条深带，远侧带着色浓，形似"瓶塞"；q 上有 3 条明显的深带，远侧近末端一条着色较淡。

8 号染色体，p 有 2 条深带，分布均匀；q 有 3 条分界极不明显的深带。

9 号染色体，p 上有 2~3 条带，着丝粒着色浓；q 上有明显的 2 条深带，次缢痕不着色。

10 号染色体，p 中部有 1 条宽带或 2 条狭带；q 通常有 3 条深带，越是近心端的带染色越深。

11 号染色体，P 上 2 条带，中部的较宽；q 上中部的 2 条深带之间夹一阴性带，是一个界标。

12 号染色体，p 上有一条宽带；q 上近侧有一条深带宽，浅带窄。

D 组：13 号染色体，着丝粒区深染，q 有 4 条带或合成一宽的深带；q 的大部分为阳性染色。

14 号染色体，q 的近端有一条宽带，末端有一中度着色的狭带。

15 号染色体，q 中段有一条明显深带，着丝粒区深染。

E 组：16 号染色体，p 中段有一条深带； q 有 2 条中等着色深带，次缢痕着色浓。

17 号染色体，p 有一条深带；q 远侧端可见一条深带。

18 号染色体，p 一般为浅带；q 上有 2 条宽带，近心端的一条带更深、更宽些。

F 组：19 号染色体，着丝粒及其周围为深带，其余为浅带。

20 号染色体，p 有一明显的深带；q 中段和远侧端可见 1~2 条淡的深带，有时全为浅带，此染色体有"头重脚轻"之名。

G 组：21 号染色体，比 22 号短；q 上有明显宽的深带。

22 号染色体，着丝粒区染色浓；q 中部有一阳性带。

性染色体：X 染色体，长度介于 6 号和 7 号染色体之间，p 和 q 中段各有一条深带，有"一担挑"之名。

Y 染色体，长度变化大，有时整个 q 被染成深带，处理好的标本上可见 2 条深带。

【结果观察】

用自己所做的 G 显带标本，在高倍镜下选择分散良好、染色体带型清晰的分裂象，然后在油镜下观察。根据上述各号染色体 G 显带的特征，依次找出 1~22 号常染色体和性染色体，绘成草图。染色体的位置、形状和大小尽量真实（不必绘出带型），并在各染色体旁边标明染色体序号。

【注意事项】

(1) 胰蛋白酶处理时间随片龄而不同,片龄越长,胰蛋白酶处理时间越长,所以每批片子在大量分带以前需要进行试片,摸索最佳胰蛋白酶处理时间。

(2) 胰蛋白酶预温在37℃,用$NaHCO_3$(或Tris)溶液调pH达7.0~7.2,从而使胰蛋白酶活性最强。

【实验报告】

(1) 在G带染色体显微镜摄影照片上,编号后用剪刀将染色体沿边缘一条条剪下。

(2) 按染色体分类标准,分组配对排列在分析报告纸上(注意短臂在上,长臂在下,防止贴倒),反复调整,不要分错,认为准确无误后,用胶水贴上,使着丝粒排在一个水平线上,制作出一张染色体G带分析报告。

【思考问题】

(1) 为什么要对染色体进行分带?

(2) 染色体标本片为什么要用胰蛋白酶消化才能够显色?

(3) 为制备一张好的G显带标本,在操作时需注意哪些问题?

(张　娟)

五、人类高分辨显带染色体标本的制备

【实验目的】

(1) 了解高分辨显带染色体检查的临床意义。

(2) 掌握人类高分辨显带染色体标本制备的基本原理。

(3) 熟悉人类高分辨显带染色体标本的制备技术。

【实验原理】

1976年,Yunis等采用氨甲蝶呤同步培养淋巴细胞方法,获得大量前期、前中期和早中期的有丝分裂象,即高分辨染色体(high resolutional chromosome)。这种方法制备的早期染色体显带数为一般中期分裂象的几倍,人类染色体的单倍体带纹数可增加到400条、550条和850条,甚至可达1200~2000条之多,增加了染色体带纹的分辨率,且只要用光学显微镜就能高度分辨染色体。这种丰富精细的染色体带纹,不仅可用于分析染色体内部结构的微细变化,加深人们对染色体的认识,而且发现了以往无法发现的某些染色体微小易位、缺失等畸变,并可确定异常染色体的准确断裂点,提高了染色体畸变的诊断率。故对用一般G带分辨有困难的染色体异常,用高分辨染色体技术判定断裂点就更为确切了。因此,高分辨染色体技术可在更精确的水平上确定染色体异常与临床症状之间的关联,这在临床诊断及基因定位上具有重要意义。

由于Yunis高分辨染色体制备方法存在着一系列的困难,故未能广泛地用于医学实践,为此国内外许多学者对高分辨染色体制备方法进行了研究,建立了许多新的技术。这里介绍的是用溴化乙啶制备人类高分辨染色体的技术。溴化乙啶(ethidum brcmide, EB)是一种啡啶荧光染料,可无选择地嵌入DNA或RNA,抑制它们的合成,并阻碍与染色体收缩有关的蛋白质与DNA分子的结合,可以延长前期至中期的分裂时间而使细胞停留在早期，延长细胞分裂周期，且抑制前一期的进展，可获得细长的高分辨染色体。EB制备法方法简单、效果稳定可靠。

【实验仪器、材料与试剂】

1. 材料 人外周血。

2. 器材 光学显微镜、恒温培养箱、冰箱、烤箱、恒温水浴箱、天平、60ml染色缸、100ml小烧杯、1ml刻度吸管、滴管、滴头、针管、镊子、载玻片、擦镜纸、吸水纸、玻片架。

3. 试剂 RPMI1640培养基、肝素、溴化乙啶（EB）、0.075mol/L KCl、甲醇、冰乙酸液、2.5%胰蛋白酶（pH7.0）、0.4%酚红、5% $NaHCO_3$溶液、pH6.8磷酸缓冲液、Giemsa原液、生理盐水、蒸馏水、香柏油、镜头清洗液。

【实验内容与步骤】

1. 细胞培养 按常规法培养外周血。收获细胞前2h加入EB，最终浓度为20μg/ml。终止培养前1h加秋水仙碱，终浓度为0.5μg/ml。

2. 收获细胞和制备染色体

（1）将培养的细胞移入离心管中，以2000r/min离心6min，弃去上清液，留下约0.5ml上清液。

（2）缓慢加入0.075mol/L KCl至2～6ml，置37℃水浴低渗处理15min。

（3）预固定：加1ml新鲜配制的3：1（甲醇：冰乙酸）固定液，混匀后，以2 000r/min离心6min，弃去上清液。

（4）第一次固定：缓慢加入固定液2～4ml，放置20min后，以2000r/min离心6min，弃去上清液。

（5）加固定液2～6ml，放置20min，使细胞悬液透明度呈毛玻璃状，进行第二、第三次固定（方法同第一次固定）。

（6）离心后，吸去上清液，加入适量的固定液，用吸管轻轻将细胞打散成细胞悬液，滴在预冷好的载玻片上。置显微镜下观察，染色体分散良好，即可制片。如分散不好，可按上述方法多次固定。

3. 显带处理 将制备好的标本经70℃烤片2h，待自然冷却后，将玻片标本浸入0.125%胰蛋白酶工作液（$NaHCO_3$调pH至7.0左右，加入0.4%酚红2～3滴）中，在37℃水浴箱中显带处理40s左右，再移至10% Giemsa染色缸中染色10min，自来水冲洗，空气中干燥，然后镜检。

【实验结果观察】

在低倍镜下选择分带清楚且染色体较长的分裂象，然后在油镜下观察。可见染色体长度较中期明显变长。晚前期：染色体很长，带纹可以分辨，为1000～1200条，识别有一定困难。前中期：染色体很长，带纹分辨清晰，识别较易，带纹约800条。早中期：染色体较长，带纹清晰，为400～600条，具有中期分裂象特点，较易识别（图2-2-9）。

【注意事项】

（1）秋水仙碱的浓度不能过高或过低。

（2）注意加入EB的时间，应在EB加入2h后，收获细胞效果较为理想。

（3）制片后作G显带，一般间隔时间不宜太长，此情况与一般染色体G显带制备相同。

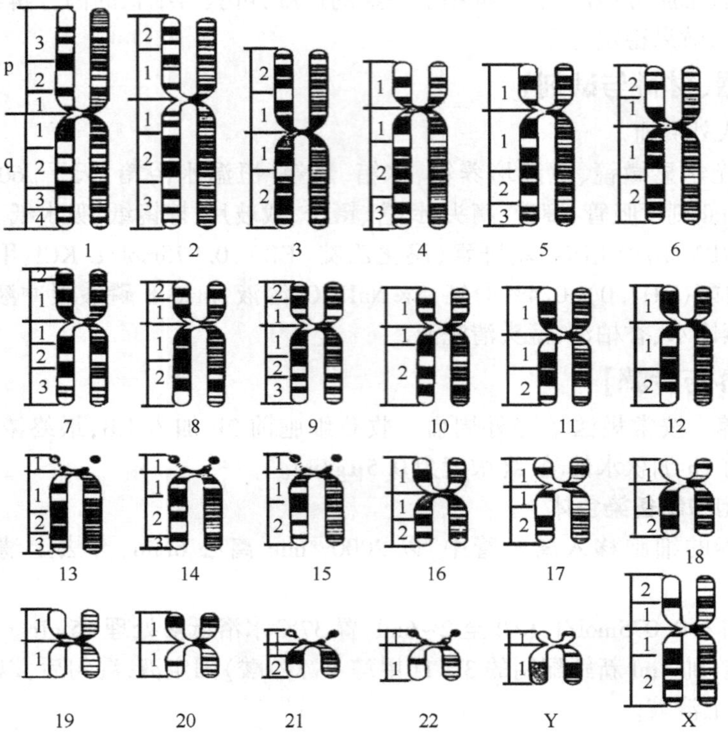

图 2-2-9　正常人体染色体 G 显带及高分辨显带核型模式图

（左侧：普通 G 显带；右侧：高分辨 G 显带）

【实验报告】

交一张高分辨染色体标本片。绘制 1 个细胞的高分辨染色体分裂象简图，并标明染色体的序号。

【思考问题】

（1）如何能制备出高分辨显带染色体标本？具体操作时需注意哪些问题？

（2）人类高分辨显带染色体有何应用价值？

（3）人类高分辨显带染色体标本制备的基本原理是什么？

（慕明涛）

六、人羊水细胞培养及染色体标本的制备观察

【实验目的】

（1）熟悉羊水细胞培养及羊水细胞染色体制备的基本方法。

（2）了解羊水细胞培养及染色体标本制备在产前诊断中的应用价值。

【实验原理】

胎儿（embryo）在羊水（amniotic fluid）中生长发育，因此羊水中含有胎儿的某些代谢产物及消化道、体表的脱落细胞。通过对羊水中某些成分（如甲胎蛋白等）的生化分析，

可以探测胎儿代谢情况。而对羊水中胎儿脱落细胞进行分析,可以直接测得胎儿染色体核型,以进行胚胎时期遗传及代谢等疾病的诊断,统称为产前诊断(prenatal diagnosis)。

羊水细胞培养是目前产前诊断中最常用的方法。对羊水细胞进行细胞遗传学、生化遗传学和分子遗传学的分析,可以判断胎儿的染色体或基因是否正常。若属异常,则可及时终止妊娠,或采取其他预防和治疗措施。在妊娠 16 周时,羊水量可达 170ml,采集比较方便,而且此期羊水内有活力细胞的比例较高。从细胞类型来看,此期羊水细胞既有上皮样细胞(epithelioid cell),又有成纤维样细胞(fibroblast-like cell),易于生长,亦适于作酶活性测定。但羊水中脱落细胞大部分已经角化,失去分裂能力,因此欲进行染色体分析或生化测定必须经过体外培养,使细胞大量繁殖。

【实验仪器、材料与试剂】

1. 实验材料 人羊水。

2. 器材 10ml 刻度离心管、1ml 及 20ml 注射器、25ml 培养瓶、5ml 移液管、量筒、吸管、G6 玻璃滤器、微量注射器、各种橡皮塞、工作服、口罩、帽子、21 号长腰穿针头(带针芯)、酒精灯、消毒棉球、火柴、大小镊子、手术剪、试管架、pH 试纸、超净工作台、离心机、恒温培养箱、恒温水浴箱、倒置(或普通)显微镜、高压灭菌锅、精密天平、载玻片、香柏油、镜头清洗液、擦镜纸。

3. 试剂 D-Hanks 液、4% $NaHCO_3$溶液、双抗(青霉素、链霉素)溶液、200mmol/L 谷氨酰胺溶液、0. 25% 胰蛋白酶溶液、磷酸盐缓冲液(PBS)、甲醇、冰乙酸、TC199 粉、Hepes、10μg/ml 秋水仙碱溶液、0. 075mol/L KCl 低渗液、1/15mol/L 磷酸缓冲液、Giemsa 染液。

【实验内容与步骤】

1. 羊水细胞培养

(1) 羊水采集:对符合产前诊断的对象,一般在妊娠 16~20 周,由有经验的妇产科医师在无菌条件下,用带 21 号长腰穿针头(带针芯)的 20ml 注射器经腹壁穿刺抽取羊水(最好在 B 超指导下进行)。为了防止污染,弃去最先抽取的 2~3ml 羊水,更换一只注射器再抽取 15~20ml 分装于两个刻度离心管中并加盖。登记受检者姓名、年龄、孕龄、羊水量及状况(有无血污染等)、抽取时间、受检目的等。

(2) 羊水细胞培养:将抽取的羊水,以 1000r/min 离心 5min,在酒精灯火焰上方打开瓶塞,用吸管弃去上清液,留 0. 5~1ml 制成细胞悬液,注入 2 或 4 个培养瓶中,每瓶再加入已配好的 TC199 培养液 2ml,塞紧瓶盖,轻轻摇动培养瓶,使细胞均匀悬浮于培养液中,之后平放于 37℃恒温箱中进行培养。

(3) 培养情况观察:培养第 5 天后,用倒置显微镜(或普通显微镜,将培养瓶翻转)进行观察,可见瓶壁有生长成堆的梭形、多角形及圆形细胞,第 10~12 天细胞间互相连接形成单层,为了细胞生长更加良好,可于培养第 5 天,换液一次。一般培养至第 7 天,细胞即生长成"小岛",如不传代培养,第 9~15 天即可制作染色体标本。

(4) 原瓶传代培养:当培养瓶中的细胞生长成 4~5 个克隆(孤立的"小岛")时,为了使细胞分散,生长得均匀旺盛,必要时可作原瓶传代培养(或传代培养)。

1) 在无菌条件下,首先弃去培养瓶中的培养液,用无菌的 D-Hanks 液或生理盐水冲洗两次,然后加入预温(37℃)的 0. 25% 胰酶 0. 5ml,消化 3~5min,待细胞表面出现肉眼可见的皱形变化或在倒置显微镜下看到有裂缝时,说明细胞层已开始脱壁,此时可倒掉胰蛋白酶,加入 2ml 完全培养液。

2) 用滴管反复冲洗瓶壁,使细胞从瓶壁上脱落并均匀地散开,制成细胞悬液,置 37℃静置培养。

3) 一般在 4h 开始贴壁(adherence),24h 贴壁完毕。第 2 天镜检如细胞贴壁,轻轻吸去培养液另加入 2ml 新培养液,置 37℃继续培养。

4) 以后每 2~3 天换一次培养液,培养 10~14 天时,如出现接触抑制(contact inhibition),或在贴壁的背景上出现较多的圆形细胞时,即可准备收获制片。

2. 羊水细胞染色体标本的制备

(1) 当原代培养到 9~15 天,或经原瓶传代培养细胞生长旺盛,在贴壁细胞层的背景上出现圆形细胞时,即可加入 10μg/ml 秋水仙碱 0.01ml 使其终浓度为 0.05μg/ml,仍置 37℃下培养 2h,细胞多时,培养 1h 后即可收获。

(2) 终止培养后,从恒温箱中取出培养瓶,摇动培养瓶,将培养液移入离心管中;用 D-Hanks 液冲洗培养瓶 1~2 次,洗下的细胞倒入同一离心管中,加入预温的 0.25% 胰蛋白酶 0.5~1ml,消化 5min,用滴管反复冲洗瓶壁,使细胞脱落,将酶解下来的细胞倒入同一离心管中,并用生理盐水冲洗培养瓶;洗下的细胞也倒入上述离心管中,用吸管充分吹打成细胞悬液。

(3) 1500r/min 离心 10min,弃去上清液。

(4) 加入预温的 0.075mol/L KCl 溶液 5ml,轻轻摇匀,在 37℃条件下低渗 10~15min。

(5) 加入 1ml 新配制的 Carnoy 固定液混匀,以 1000r/min 离心 10min。

(6) 弃去上清液,加入新配制的固定液 5ml,轻轻摇匀,室温下固定 30min 后离心,更换固定液,重复固定 2~3 次。

(7) 1000r/min 离心 10min,吸弃上清液,视细胞多少,酌情加入固定液 0.3~0.5ml,制成细胞悬液,滴冰片。

(8) Giemsa 常规染色(或 G 显带处理)。

【结果观察】

将制备好的羊水细胞染色体标本片置于显微镜下观察,在低倍镜下选择分散良好的分裂象置油镜下观察,计数染色体的条数,并进行核型分析。

【注意事项】

(1) 羊水培养过程中,防止污染非常关键,要注意无菌操作。

(2) 每次更换新的培养液时,要把新培养液预温(37℃)后再更换。

(3) 在密闭式培养中,培养基 pH6.6~6.8 是羊水细胞贴壁成功的关键,pH7.0 以上不利于细胞的贴壁。如有 CO_2 培养箱,则可采用开放式培养,效果会更好。

(4) 须掌握好细胞收获时机,提前或延缓收获均可影响中期细胞的收获量。

(5) 由于羊水细胞分裂象少,因此操作时要细致小心,防止细胞丢失。

【实验报告】

(1) 简要写出羊水细胞培养的基本程序和实验记录(包括隔日对细胞进行观察的结果的描述)。

(2) 对你所观察的羊水细胞染色体进行核型分析,并给出诊断结果。

【思考问题】

（1）在羊水细胞培养的过程中，如何防止细胞污染？

（2）对接种培养的细胞作常规检查时，如发现培养液变成柠檬黄色且混浊，或培养液变成紫红色时，分别表明操作过程出了什么差错？如培养液呈黄色但仍澄清，应该怎么办？如培养液为澄清的橘红色，一般说明了什么情况？

（杨康鹃）

七、姐妹染色单体交换（SCE）标本制备与分析

【实验目的】

（1）了解制备 SCE 标本片的基本过程及其原理。

（2）熟悉 SCE 染色体交换的形态特点和实验意义。

【实验原理】

姐妹染色单体交换（sister chromatid exchange，SCE）是指一条染色体的两条染色单体在同一位点上发生同源片段的交换。由于互换是对等的，因而染色体的形态没有改变。一般认为，SCE 主要在 DNA 合成期（S 期）形成，可能与 DNA 双链的断裂（breakage）与复合（reunion）有关，SCE 的发生频率可反映细胞在 S 期的受损程度。SCE 的产生是损伤已经发生的重要标志，理化因子的 SCE 诱导能力与其致癌性之间存在高度相关性。

在分裂的细胞中，每条染色体均由两条姐妹染色单体组成，每条染色单体则由一条双链 DNA 构成。当细胞生存环境中存在大量的脱氧胸苷（thymidine）类似物——5-溴脱氧尿苷（5-Bromo-2-deoxyuridine，BrdU）时，可专一替代胸腺嘧啶核苷，而掺入到新复制的 DNA 链中（图 2-2-10）。因此只要经过两个复制周期，就可使两条姐妹染色单体的双链 DNA 在组成上发生了差别：一条染色单体的 DNA 两条链均有 BrdU 掺入，而另一条染色

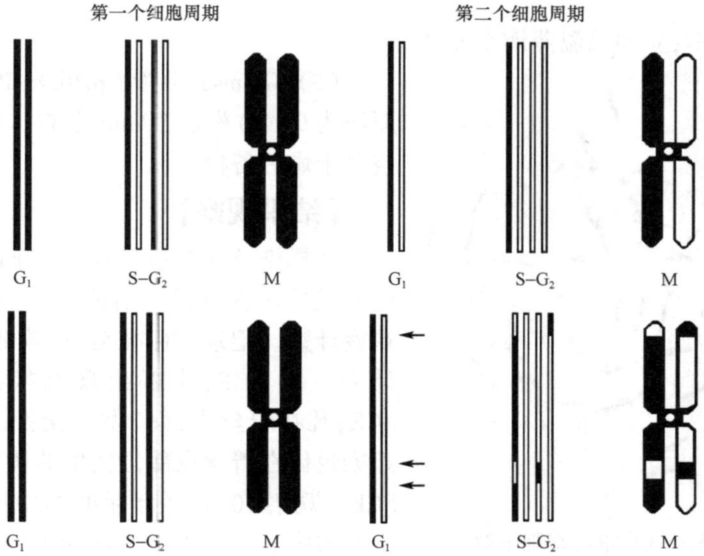

图 2-2-10 SCE 形成原理

单体的 DNA 则仅有一条链有 BrdU 掺入。由于两股都含有 BrdU 的 DNA 分子构型有变化，使这条染色单体对某些染色剂的亲和力降低，用 Giemsa 染液染色时就可清楚看到双股都含有 BrdU 的 DNA 链所组成的单体着色浅，而仅一条链含 BrdU 的单体着色深。当姐妹染色单体间有同源片段交换发生时，就可根据每条单体夹杂着深浅不一的着色片段加以区分。可利用这一技术检测同一染色体的两条姐妹染色单体互换（SCE）情况。

已经证明，许多致癌和致突变剂可诱发姐妹染色单体互换和诱发染色体断裂、重排。检测姐妹染色单体交换频率是检查致癌和致突变剂灵敏、简便、有效、准确快速的方法。因此，在检测可疑的环境诱变剂、致癌剂或检出肿瘤易感人群方面，姐妹染色单体交换实验被相当广泛的应用，是细胞遗传毒理学最经典和最常用的指标之一。

【实验仪器、材料与试剂】

1. 材料 人外周全血。

2. 器材 外周血淋巴细胞培养有关器材（见人类外周血淋巴细胞培养及染色体标本制备实验），30W 紫外线灯。

3. 试剂 500μg/ml BrdU 溶液、2×SSC 液、pH 6. 8 PBS、香柏油、镜头清洗液。

【实验内容与步骤】

1. BrdU 染色体标本的制备 外周血淋巴细胞培养方法见前述实验。培养 24h 后向培养液中加入 BrdU 溶液，终浓度 10μg/ml。培养瓶以黑纸包装（避光以防 BrdU 分解），37℃继续培养 48h。按常规制备染色体标本。

2. SCE 标本制备

（1）染色体标本置于 37℃恒温箱中干燥 24h。

（2）将标本片面朝上平放于培养皿中，用两根牙签支垫起，加入 2×SSC 液 10ml（以不超过标本片为度），在标本片上盖一张比标本略大一些的擦镜纸，使纸边垂入 2×SSC 液中，保持标本湿润。

（3）将标本置于 55℃的水浴箱中温育，上用 30W 紫外线灯垂直照射（距离约 10cm）标本 30min。

（4）取出标本，立即用温蒸馏水冲洗。

（5）Giemsa 染液（pH6. 8，PBS ∶ Giemsa 原液为 9 ∶ 1）染色 10min 左右。自来水冲洗，空气干燥后备检。

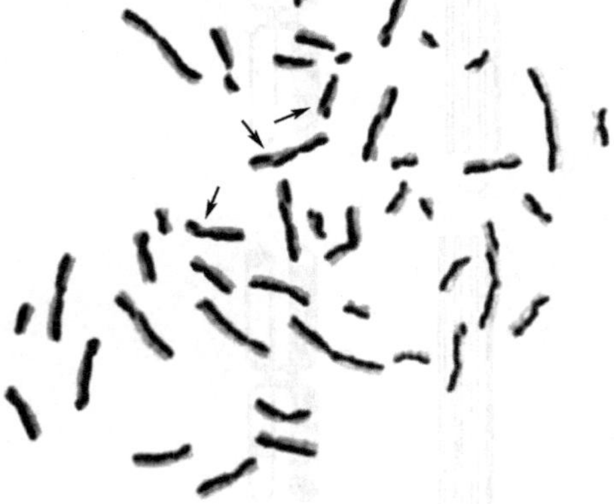

图 2-2-11　人外周血淋巴细胞中期染色体（示 SCE）

【结果观察】

选择染色体长度适中、展开良好、分化染色明显的含有正常二倍体染色体数的中期相观察计数。记录的标准是：凡端部出现的交换计为一次 SCE，中部出现交换的计为两次 SCE；凡在着丝点部位发生交换，判明不是两条染色体在着丝点部位发生的扭转，计为一次 SCE。观察 10 个符合标准的中期相，记录每个细胞中 SCE 总数，计算 SCE 频率（SCE 数/细胞）（图 2-2-11，附图 42）。

【注意事项】

(1) 向培养物中加入 BrdU 后,注意要在完全黑暗条件下培养。

(2) 制备好的标本染色前需经过老化。

(3) 注意区别因染色体扭转而造成的交换假象。

【实验报告】

选择 20 个分散良好的分裂象,计算 SCE 数,计算其频率(SCE 数/中期分裂象)。

【思考问题】

(1) SCE 形成的原理是什么? SCE 实验有何实用价值?

(2) 为什么检测姐妹染色单体交换频率要经过两个复制周期?

(殷丽天)

实验三　人类一些正常性状的遗传分析

一、苯硫脲尝味实验

【实验目的】

通过对苯硫脲(PTC)尝味能力的测试,加深对单基因遗传中不完全显性遗传方式的理解。

【实验原理】

苯硫脲(phenyl-thio-carbamide, PTC)是硫脲的苯基衍生物,化学分子式为: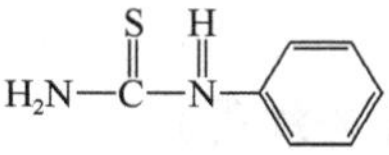,苯硫脲为白色结晶粉末,因分子中含有硫代酰胺基(N—C ═S)官能团而有苦涩味。人类对 PTC 有不同的尝味能力,不同种族、民族和个体对该物质尝味能力不同。PTC 尝味能力受单基因控制,是由位于 7 号染色体上(7q35-7q36)的一种苦味味觉感受器基因 *TAS2R38* 决定的,属于常染色体不完全显性遗传,即杂合子的表现型介于显性纯合子与隐性纯合子之间。能尝出其苦涩味的人称为 PTC 尝味者(taster),由控制尝味性状的显性基因 TT、Tt 所决定,不能尝出其苦涩味的人,称 PTC 味盲(nontaster),由隐性基因 tt 所决定。在中国汉族人中,味盲约占 9%。目前已知纯合体味盲(tt)者易患结节性甲状腺肿,因此 PTC 尝味能力可以作为一种辅助性诊断指标。

通过 PCR-RFLP 实验证明绝大多数尝味者与味盲者的区别在于存在三处单核苷酸多态性,分别为第 145、785 和 886 位。尝味者 G145(丙氨酸)和味盲者 C145(脯氨酸);尝味者 T 785(缬氨酸)和味盲者 C785(丙氨酸);尝味者 A886(异亮氨酸)和味盲者 G886(缬氨酸)。

【实验仪器、材料与试剂】

1. 器材　吸管、滴瓶。

2. 试剂　PTC 粉末、各种不同浓度梯度的 PTC 溶液。

【实验内容与步骤】

(1) 配制不同浓度梯度的 PTC 溶液,从高浓度到低浓度依次编为 1~12 号,第 13 号为蒸馏水(distilled water)。

(2) 尝味能力测定从第 13 号开始,按从低浓度到高浓度顺序依次进行。受试者用吸管滴 1~2 滴于舌根上进行尝味,以刚能尝到苦涩味的溶液号数为对 PTC 尝味能力的域值等级。

(3) 若对最高浓度的溶液都尝不出苦涩味者,可取少许 PTC 粉末放于舌根上,再尝其味。

(4) 根据 PTC 尝味结果,判断出自己可能的基因型:当 PTC 浓度在 1/750 000 时就能尝出苦涩味者基因型为 TT;在浓度为 1/400 000~1/50 000 时能尝出苦涩味的基因型为 Tt,在浓度大于 1/24 000 时,才能尝出苦涩味的基因型为 tt。

【注意事项】

(1) PTC 尝味时,需按照由低浓度到高浓度的顺序进行。

(2) 尝味过程中,吸管不得接触受试者口、舌等部位。

(3) 尝味完成后,吸管一定放回到原来的溶液中,吸取不同浓度 PTC 溶液的吸管不得混淆。

【实验报告】

根据 PTC 尝味的实验结果,统计班上同学的尝味能力,分析一下基因型为 TT、Tt、tt 的人各有多少?分别求出百分比率、基因频率和基因型频率。

【思考问题】

(1) 如何区分完全显性遗传、不完全显性遗传及不规则显性遗传方式?

(2) 人类还存在对其他一些化学物质的尝味能力的种族差别吗?

(马红莲)

二、ABO 血型检测

【实验目的】

(1) 掌握 ABO 血型测定的原理与方法。

(2) 通过对 ABO 血型的遗传调查,推算复等位基因频率与基因型频率。

(3) 观察红细胞凝集现象。

【实验仪器、材料与试剂】

1. 器材 75%酒精棉球、消毒干棉球、三棱针或采血针、载玻片、毛细管、记号笔、消毒牙签。

2. 试剂 “抗 A”和“抗 B”标准血清。

【实验原理】

在人类的红细胞(red blood cell)膜上存在着 A 和 B 两种抗原(即凝集原 A 和凝集原 B),同时,血清中有抗 A 和抗 B 两种天然抗体(即凝集素 α 和凝集素 β),凝集素 α 可使含有凝集原 A 的红细胞凝集,凝集素 β 可使含有凝集原 B 的红细胞凝集。在一个人的血清(blood serum)中,只能含有不会使自身红细胞凝集的抗体(antibody)。根据每个人红细胞所含凝集原的不同,ABO 血型(blood type)可分为四种:A、B、AB 和 O 型。已经发现并被国际输血协会承认的血型系统有 30 种,包括超过 600 种抗原,其中大部分非常罕见,ABO 血型系统为最重要的血型系统,1901 年为 Landsteiner 首先发现。

抗原(antiqen)的本质是蛋白质,其形成受基因控制。形成四种 ABO 血型的抗原是三个复等位基因(multiple allele)组合的结果。其中 I^A 基因产生 A 抗原;I^B 基因产生 B 抗原;i 基因则为无效基因不产生抗原而形成 H 物质。I^A 和 I^B 为显性基因(dominant gene),i 为隐性基因(recessive gene),且 I^A 和 I^B 为共显性(codominance)。以上三种基因可组合成 6 种基因型(genotype),4 种表现型(phenotype)(表 2-3-1)。ABO 血型基因位于染色体 9q34。

表 2-3-1　ABO 血型遗传特征

表现型(血型)	基因型	细胞膜上的抗原	血清中的天然抗体
A	I^AI^A、I^Ai	A	抗 B (β)
B	I^BI^B、I^Bi	B	抗 A (α)
AB	I^AI^B	AB	—
O	ii	—	抗 A(α)、抗 B(β)

鉴定一个人的血型需要两种标准血清,一种为抗 A 血清(即 B 型血人的血清)呈淡绿(蓝)色;另一种为抗 B 血清(即 A 型血人的血清)呈淡红(黄)色(不同颜色均为易于区分两种血清而添加的指示色)。两种抗体的每一种将凝集含有相对应抗原的红细胞。因此一种血液其红细胞在抗 A 血清中发生凝集者为 A 型,在抗 B 血清中发生凝集者为 B 型,在两种血清中都凝集者为 AB 型,都不凝集者为 O 型(表 2-3-2)。

表 2-3-2　凝血反应

血清反应		被检者血型
抗 A 血清	抗 B 血清	
+	−	A
−	+	B
+	+	AB
−	−	O

【实验步骤】

(1) 标记:取一洁净的载玻片,在其两端分别用玻璃铅笔标记抗 A 和抗 B 字样,吸管吸取抗 A 和抗 B 标准血清各一滴,分别滴于相应部位。

(2) 采血:用 75% 酒精棉球消毒耳垂或中指末端,再用消毒过的三棱针或采血针刺破耳垂或中指皮肤,用吸管吸取血液,将第一滴弃去,然后吸取约 4 滴血。

(3) 滴血清:将血液分别向标明抗 A 和抗 B 的两个标准血清中各滴一滴。

(4) 结果观察:分别用牙签迅速搅拌每标准血清中的血液,或不断轻轻转动玻片使血液与血清混匀,在室温下(20~37℃范围)搁置 5~10min,观察血液有无凝集现象

（混匀的血液如逐渐由浑浊变为透明出现大小不等的红色颗粒，表明红细胞已凝集，为阳性；如仍呈淡红色混浊状，不出现颗粒则表明无凝集现象，为阴性）。有时因为比重关系血球下沉团聚，貌似凝集，但只要稍加晃动，玻片又恢复混浊状，这种情况不算凝集。如分析有困难，可借助显微镜在低倍镜下观察，即清晰可见是否凝集（图 2-3-1，附图 43，附图 44）。

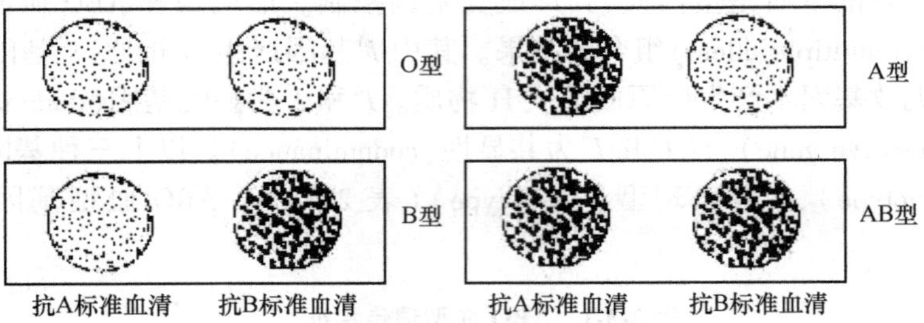

图 2-3-1　ABO 血型检查结果判断

（5）ABO 血型复等位基因频率的计算：在遗传平衡群体中，可通过表现型频率来计算。设$\overline{A}$、$\overline{B}$、$\overline{AB}$、$\overline{O}$分别代表 A 型血、B 型血、AB 型血和 O 型血的表现型频率，$\overline{A}+\overline{B}+\overline{AB}+\overline{O}=100\%=1$，设 p、q、r 分别为 I^A、I^B、i 的基因频率，$p+q+r=100\%=1$。表现型频率与基因频率的关系见表 2-3-3。

表 2-3-3　ABO 血型基因型频率与表现型频率

表现型	基因型	基因型频率	表现型频率
A	I^AI^A、I^Ai	p^2+2pr	$\overline{A}=p^2+2pr$
B	I^BI^B、I^Bi	q^2+2qr	$\overline{B}=q^2+2qr$
AB	I^AI^B	$2pq$	$\overline{AB}=2pq$
O	$i\,i$	r^2	$\overline{O}=r^2$

在一个被调查的群体中，已知各种血型所占的百分率，可首先计算出 i 的基因频率 r：$\overline{O}=r^2$，所以 $r=\sqrt{\overline{O}}$，然后依次计算 I^A、I^B 基因频率 p、q。

【注意事项】

（1）标准血清必须是在有效期内的，在冰箱保存，用毕后尽快放回。

（2）红细胞悬液不宜过浓或过稀，否则会出现假阴性反应。

（3）要注意判定结果的时间，过短会发生假阴性，过长会引起标本干涸。

（4）采血前保持精神放松，不要紧张。

（5）采血时应注意消毒，防止穿刺部位皮肤感染。采血后用消毒干棉球按住采血部位片刻。

【实验报告】

（1）根据 ABO 血型的检测结果，统计班上同学各种血型所占的百分率，并计算 I^A、I^B、i 的基因频率。

（2）通过 ABO 血型的检测，了解自己的血型，并由此推断父母亲及同胞的血型和可能的基因型。

【思考问题】

（1）列举出人类的其他一些正常遗传性状。

（2）为什么输血前要进行交叉配血？

（3）为什么人类的血型性状应该符合遗传平衡定律？

（马红莲）

三、MN 血型检测

【实验目的】

（1）掌握 MN 血型鉴定的原理与方法。

（2）通过对 MN 血型的检测，计算共显性遗传的基因频率。

【实验仪器、材料与试剂】

1. 器材　75%酒精棉球、消毒干棉球、三棱针或采血针、玻片、毛细管、小试管、玻璃笔、消毒牙签。

2. 试剂　0.85%生理盐水，“抗 M”、“抗 N”标准血清。

【实验原理】

除 A、B 血型抗原外，人类红细胞膜上还存在另一类血型抗原叫 MN 抗原。1927 年，Landsteiner 和 Levine 发现了 M 和 N 血型抗原。根据红细胞上所含 M、N 抗原的不同，将人体血液分为 M 型、N 型和 MN 型三种血型。红细胞膜上含有 M 抗原的为 M 型，含有 N 抗原的为 N 型，MN 两种抗原都有的为 MN 型。MN 血型是独立于 ABO 血型系统之外的另一类红细胞血型系统。MN 血型属于共显性遗传，使用抗 M 血清凝集素可使含有 M 抗原的红细胞凝集，使用抗 N 血清凝集素，可使含有 N 抗原的红细胞凝集，同时使用抗 M、抗 N 血清凝集素可使含有 M、N 抗原的红细胞凝集，根据上述不同的凝血反应，可以判断个体是 M、N 还是 MN 血型（表 2-3-4）。MN 血型基因定位于染色体 4q28-q31 上。

表 2-3-4　MN 血型遗传特征

表现型（血型）	基因型	红细胞表面抗原	凝血反应		被检者血型
			抗 M 血清	抗 N 血清	
M	$L^M L^M$	M 抗原	+	−	M
N	$L^N L^N$	N 抗原	−	+	N
MN	$L^M L^N$	MN 抗原	+	+	MN

【实验步骤】

（1）取一洁净的载玻片，将该片分成三部分，标注上 A、B、C 三字样。A 位滴一滴抗 M 血清，B 位滴一滴抗 N 血清，C 位滴一滴生理盐水（C 位为对照液），注意三者不可混淆。

（2）采血：用 75%酒精棉球消毒耳垂与中指指尖，待干，再用采血针刺破耳垂或指尖（采血针只供自己使用）。

(3) 弃掉第一滴血，然后用毛细管吸取血液，分别滴入 A、B、C 三种液体中。

(4) 用三根牙签分别搅动溶液，待 8~10min 后检查血液凝集情况，判断是 M 型、N 型、还是 MN 型。

(5) 平衡定律的应用：测定该血型后，统计班级中 M、N、MN 血型出现的频率。用基因频率与基因型频率的关系式计算基因频率。

$$p=D+1/2H \qquad q=R+1/2H$$

p 为 M 基因频率，q 为 N 基因频率，D 为 $L^M L^M$ 基因型频率，R 为 $L^N L^N$ 基因型频率，H 为 $L^M L^N$ 基因型频率。

【注意事项】

同 ABO 血型测定的注意事项。

【实验报告】

统计班级中 M、N、MN 血型的人数及出现的频率，并计算出各种基因型频率和基因频率。

【思考问题】

(1) MN 血型检测时，生理盐水中的红细胞有何变化？

(2) 除 ABO 和 MN 血型系统外，你了解到人类还有哪些其他的血型系统？

(马红莲)

四、人类皮肤纹理分析

【实验目的】

(1) 学习皮纹的印取方法。

(2) 识别指纹类型及正常人的皮肤纹理特点。

(3) 熟悉皮肤纹理的测定和分析方法。

(4) 了解皮肤纹理检查的临床意义。

【实验原理】

皮肤纹理(dermatoglyph)简称皮纹。是指人体某些特殊部位，如手指、手掌、脚趾和脚掌等处皮肤上出现的纹理图形。这些部位的皮肤是由真皮乳头向表皮突起，形成的一条条隆起的乳头线，称嵴(ridge)。嵴与嵴间凹下的部分称为沟(groove)，这些凸凹明显的嵴和沟排列整齐，迴环曲折形成了特定的指纹和掌纹。一般认为，人的皮纹属于多基因遗传性状，是遗传因素和环境因素共同作用的结果。每个个体都具有自身特有的皮肤纹理，在出生前就已经定型，终生不变，所以皮纹是最好的个体识别标记。皮纹分析已广泛应用于刑事侦查、契约管理、人种划分、民族识别等个人身份鉴别研究。

大量的研究表明，某些遗传病，特别是一些染色体病、先天性代谢病和先天畸形等常伴有皮肤纹理异常，故皮纹检查可作为某些遗传病诊断的辅助指标。皮纹检查简单方便，无创伤，是一种比较实用的遗传病初筛手段。

【实验仪器、材料与试剂】

放大镜、量角器、铅笔、直尺、红色印油(或黑色油墨)、海绵块、海绵垫、8 开白纸、肥皂、毛巾。

【实验内容与步骤】

1. 手部皮肤纹理的印取

（1）准备白纸：将8开白纸按图2-3-2所示对开折出痕迹，平铺在海绵垫上。

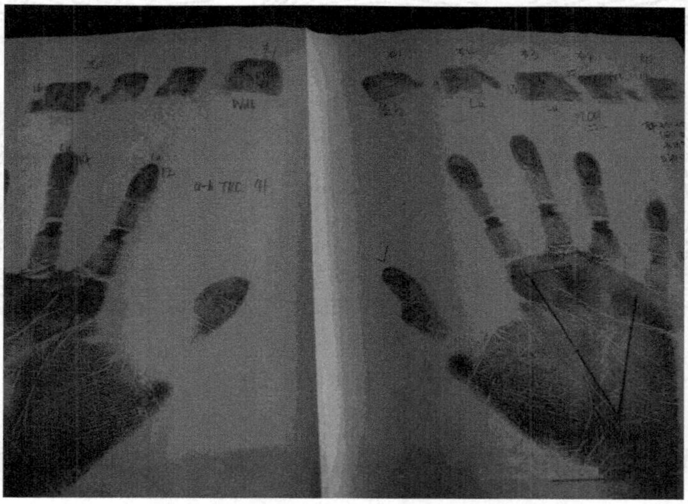

图2-3-2　手纹捺印格式

（2）蘸取印油：受检者将双手洗净擦干，用浸有印油的海绵块拍打手掌、手指及手腕的腕线，使其均匀地沾上印油。注意不要来回涂抹，印油不宜沾得过多。

（3）掌纹印取：先将手指自然分开，整掌落在白纸相应的位置上，然后用另一只手依次按压手背、虎口和各指间区，使掌心及手指基部能够接触到纸，以免漏印。印好后撤离手掌时，要先翘起手指，从前向后依指、掌顺序逐步抬起手掌，最后是远端腕关节褶线接触白纸，仔细印上远端腕关节褶线，这样便可获得掌心清晰，各指指根部三叉点清晰可辨的全掌皮纹。注意捺印时不可加压过重，不可移动手掌和白纸，以免使皮纹重叠或模糊不清。

（4）指纹印取：获取一枚完整的指纹一般需将手指末端（除指甲外的其余三面）滚动式环印，所以指纹一般须在手掌纹上方的特定空白区单独捺印。在掌纹印好后，反面朝上，将指尖上方一侧的空白纸折起3cm左右，移至操作台边缘，捺印指头伸直，其余四指弯曲，将手指末端由一侧轻轻滚向另一侧（切勿来回滚动，以免图像重叠）即可。随后标记好手指的顺序号。

捺印时用力要轻而匀、不得平移挪动，或重复倒转。捺印完后用洗洁净或肥皂将手洗干净。

2. 手部皮肤纹理的分析　皮纹图形确定的关键在于对三叉点的识别。所谓三叉点是指三种不同走向的嵴线的汇集点，也是彼此相交的中心点，呈“Y”形或人字形。根据三叉点的多寡及其位置，可以区分各种指纹的类型。

（1）指纹的类型：指纹（finger print）类型是指手指末端一节的皮肤纹理。通常分为弓形纹、箕形纹和斗形纹三种类型（图2-3-3）。

1）弓形纹（arch，A）：嵴线由手指的一侧走向另一侧，中部隆起呈弓形，无三叉点。根据弓形曲度的大小可分为两个亚型：①简单弓形纹由平行的弧形纹构成，无三叉点；

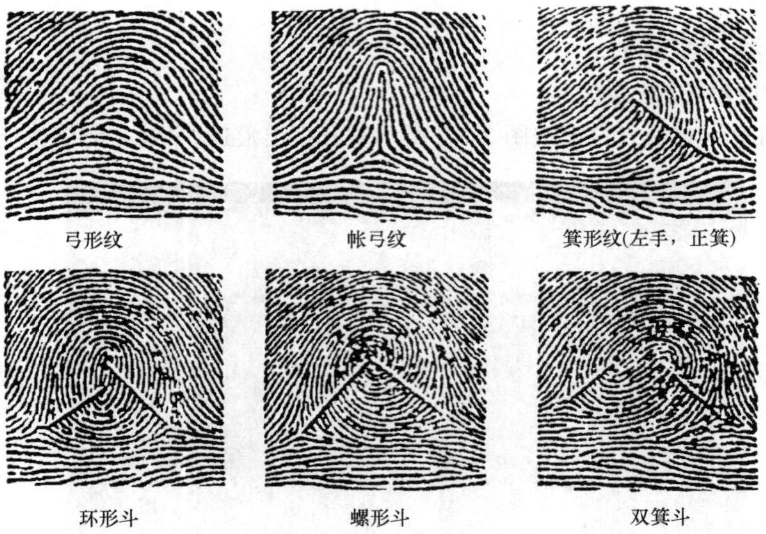

图 2-3-3　指纹类型示意图

②帐幕弓形纹嵴线中部弯曲度较大,呈帐篷状,在嵴线中心有一根垂直或稍斜的纹线支撑,构成拟似三叉点。

2) 箕形纹(loop,L):俗称簸箕。嵴线由指尖一侧发出,斜向上弯曲后中途折回原侧而呈箕状故名。在箕头的下侧有一个三叉点。箕形纹按箕口朝向不同分为两种,箕口朝向本手小指一侧(即尺侧)的称尺箕(ulnar loop,Lu),又称正箕。箕口朝向本手拇指一侧(即桡侧)的称桡箕(radia lloop,Lr),又称反箕。

在正常人的指纹中,桡箕一般很少见,尤其第四指上尤为罕见。若见到较多的桡箕,特别是在第四五指上时,则提示可能有遗传学上的异常。

3) 斗形纹(whorl,W):有两个或两个以上三叉点,分别位于尺侧和桡侧。依嵴线走向可分为下列三类:①同心斗形纹(circular whorl,Wc),嵴线呈同心圆状其左右下方各有一个三叉点;②螺旋斗形纹(spiral whorl,Ws),嵴线呈螺旋形走向,其左、右下方也各有一个三叉点;③双箕斗形纹(double loop whorl,Wdl),由两个箕形纹组成,按箕口方向分同侧双斗(两箕口都朝向一侧)和反向双斗(两箕口各朝向不同侧)。左右下方各有一个三叉点。此外,还有其他各种变异斗形纹。

指纹分布频率因人种而异。东方人多尺箕和斗形纹,弓形纹和桡箕较少。除此还存在性别差异,女性较男性多弓形纹,斗形纹略少。

(2) 嵴线计数(ridge count)

1) 弓形纹嵴线计数:因无三叉点,故弓形纹的嵴线数为 0。

2) 箕形纹嵴线计数:从纹心(core)到三叉点用铅笔连一条直线,计数通过这一线段的嵴线条数(连线两点不计),即为该纹型的嵴线数(ridge count,RC)。

3) 斗形纹嵴线计数:斗形纹有两个三叉点,两个三叉点分别与纹心作一直线,分别数通过这两个线段上的嵴线数。

计算嵴线总数时,每个手指只计入一个嵴线数值,斗形纹嵴有两个嵴线数值,选数值较大的嵴数值记入总数。双箕斗纹嵴线计数时,先分别计算两纹心与各自的三叉点连线所通过的嵴线数，再计算两纹心连线所通过的嵴线数，然后将三者之和除以 2，即为双箕斗纹的嵴线数（图 2-3-4）。

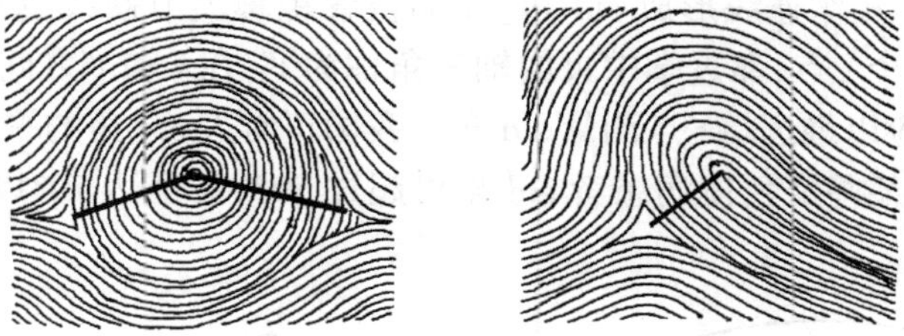

图 2-3-4　指纹的嵴线计数示意图

（3）指嵴线总数（total finger ridge count，TFRC）：将 10 个手指的嵴线数相加所得之和就是 TFRC。我国正常人斗形纹较多，故 TFRC 较高。欧美人斗形纹较少，TFRC 较低。我国汉族男性 TFRC 值平均为 148.80 条，女性平均为 138.46 条。另外，TFRC 有随 X 染色体增多而递减的趋向。

（4）掌纹（palmar print）构造及分析：手掌主要包括三个构型区（图 2-3-5）大鱼际区（thenar，Th），小鱼际区（hypothenar，Ty）和 4 个指间区（interdigital）$I_1 \sim I_4$。

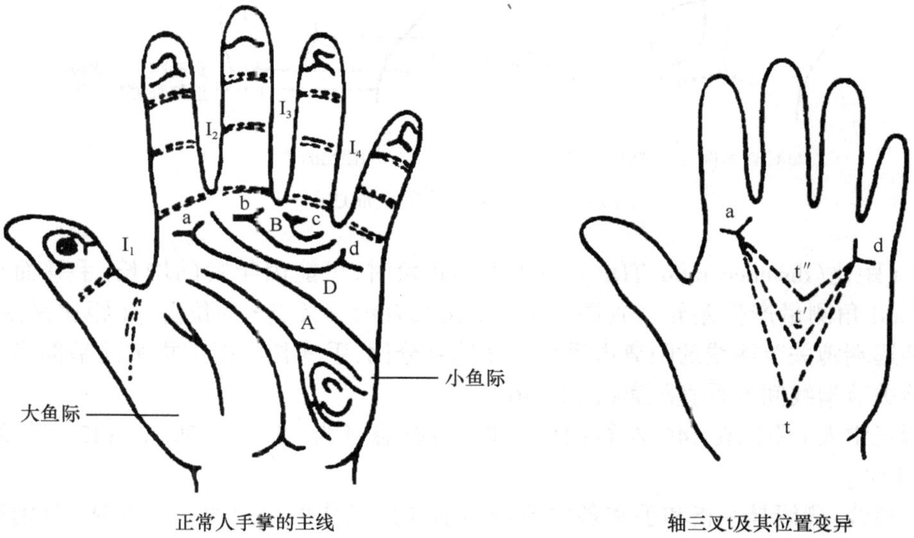

图 2-3-5　正常人手掌的掌纹

1）大鱼际（thenar，Th）区：位于拇指下方。通常把大鱼际区与第一指间区合为一个区，标记为 Th/I_1 区。此区一般较少出现真实的花纹（类似于箕形纹或斗形纹的明显曲折回环为真实花纹），只是沿着拇指基部微弯曲。

2）小鱼际（hypothenar，Hy）区：位于小指下方，真实花纹出现率约为 13%。以箕形纹、斗形纹、帐幕弓形纹居多。

3）指间区（interdigital region，I）：5 个手指间的区域记作 $I_1 \sim I_4$，多数人在 I_4 有真实花纹。食指、中指、无名指和小指基部的掌面上各有一个三叉点，称为指三叉，以 a、b、c、d 表示，也称为指三角。对应 a、b、c、d 指三叉点发出的掌嵴线，分别称为 A、B、C、D（图 2-3-5）。

（5）a-b 嵴线计数（a-b ridge count，a-bTRC）：计算 a、b 两个三叉点连接线上所通过的嵴线数。我国汉族男女 a-bTRC 平均为38. 05。核型为45,X 女性的 a-bTRC 值有所增高。

(6) atd 角的测量:在手掌基部大、小鱼际之间,有一个三叉点,称轴三叉或轴三角(以 t 表示),由 t 向 a、d 作连线形成 atd 角。t 的位置距腕关节褶线越远则 atd 角越大。有的手掌有 2 个或 3 个 t 点,靠近掌中央的轴三角称为 t″,在 t 和 t″之间的轴三叉称为 t′(图 2-3-6)。测量时应以最远端 t 点测量 atd 角。我国正常人 atd 角的平均值一般在40°~50°之间,智力低下或某些染色体病患者 atd 角可超过 50°,甚至达 70°以上。故 atd 角的测量有一定临床意义。

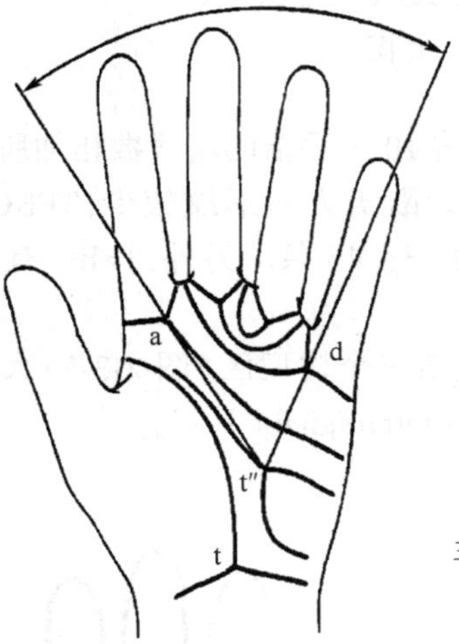

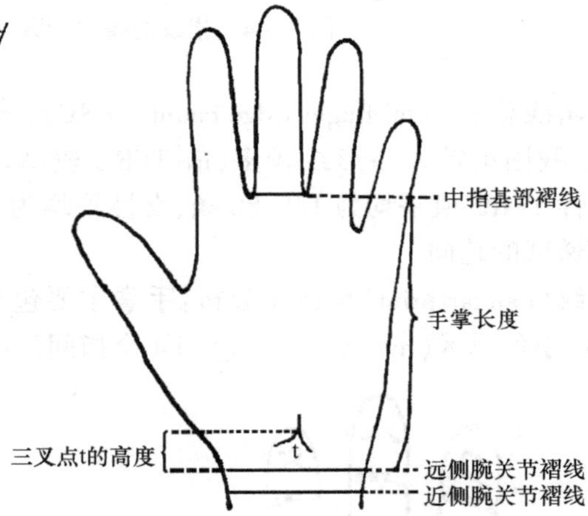

图 2-3-6　t 三叉点的定量描述

(7) t 距比(distance ratio, TDR):在测量 atd 角时,可能因年龄的增长,手掌面积增大,导致 atd 角测量产生差异。故提出用 t 距比来表示三叉点 t 的位置。t 距比是指由 t 三叉点到远端腕关节褶线的距离占手掌长度的百分比,手掌长度指中指掌面基部指褶线至远端腕关节褶线间的垂直距离(图 2-3-6)。

我国正常人 t 距比在 14%左右;21 三体综合征患者为 15. 0%~39. 6%;13 三体综合征患者>40%。

(8) 褶线:褶线是手指和手掌各关节弯曲活动处形成的明显可见的皱褶,分别称为指褶线和掌褶线。它们虽不属皮肤纹理,但某些遗传病如 13-三体综合征、21 三体、18-三体综合征等患者的褶线常有特异性改变。所以观察分析褶线对于某些遗传病的诊断有一定的价值。

1) 指褶线(digital flexion crease):正常人除拇指仅一条指褶线外,其余 4 指关节处均有两条褶线。但某些染色体病患者,如 21 三体、13 三体综合征、18 三体综合征患者其第五指常仅有一条褶线。

2) 掌褶线(palmal flexion crease):大多数正常人手掌有三条主要褶线,分别称之为大鱼际纵褶线、近端横褶线和远端横褶线(图 2-3-7)。

(9) 掌褶线排列方式:正常人的手掌褶线一般分五种类型。

1) 普通型:三条手掌褶线呈“爪”字形排列,远侧横褶纹与近侧横褶纹不相交,近侧横褶纹与大鱼际褶纹在“虎口”处联会或不联会。

2）通贯型（或称猿线）：两横褶线融合成一条直线横贯手掌称为猿线（simian line），正常人群中占 4.2%。具有这种褶线的手掌称为通贯手。染色体病患者双手出现通贯型的频率比正常人大 10～30 倍。在 21 三体综合征、13 三体综合征、18 三体综合征患者中通贯手出现率较高，可达 25%～40%。在我国正常人群中猿线出现率可达 3.53%～4.78%。通贯手存在多种变异类型。

3）过渡Ⅰ型（或称桥贯手）：两条横褶线之间有明显的褶纹相连。

4）过渡Ⅱ型（或称叉贯手）：两条横褶线彼此相连似通贯手，但其上下各有细褶分支。

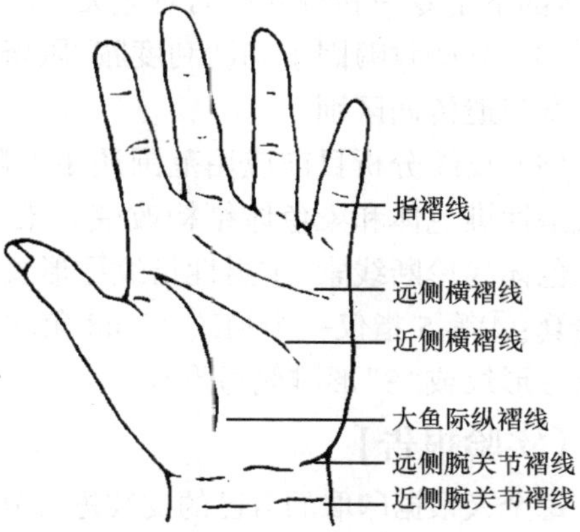

图 2-3-7　正常人手指和手掌褶线

5）悉尼型：远侧横褶线及大鱼际纵褶线如正常型分布，但近侧横褶线横贯全掌。因在澳大利亚的悉尼发现，故命名为悉尼线，是一种较常见的变异型，它在 21 三体综合征、白血病患者中出现率增高（图 2-3-8）。

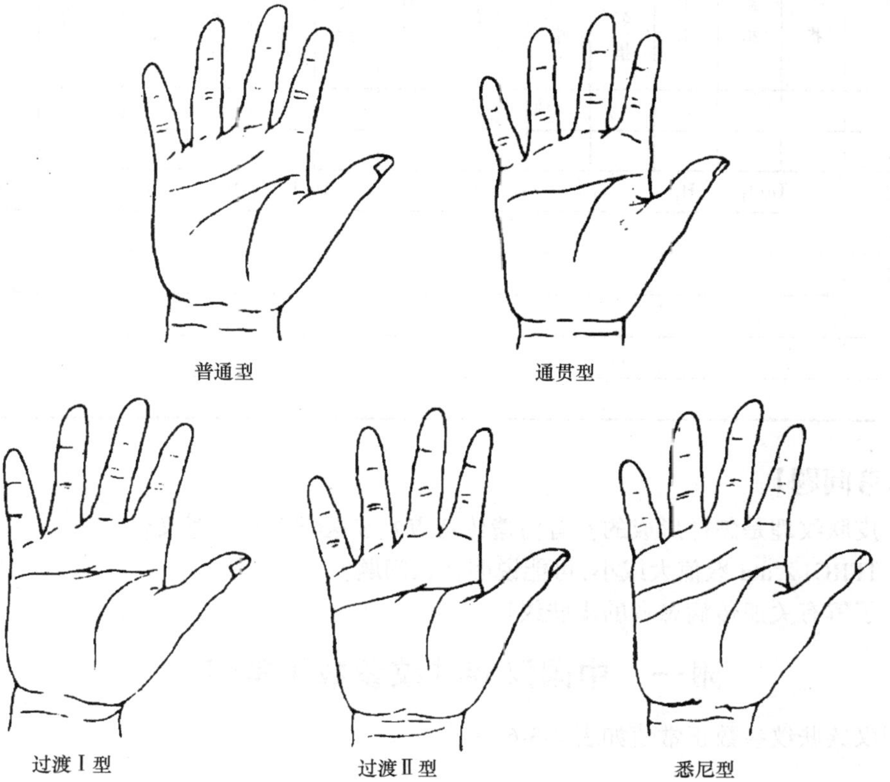

图 2-3-8　人类掌褶线及其变异类型

【注意事项】

（1）注意各手指基部、掌心及掌近端至腕部等是容易漏印的部位。

（2）皮纹分析只能作为遗传病诊断的一种辅助检查手段。皮纹类型与染色体病相关,但都不是专一和特异性的对应关系。

(3) 某些致畸因子如沙利度胺、风疹、巨细胞病毒对孕妇的作用可以改变胎儿皮纹,应注意与遗传病区别。

(4) 皮纹分析目前应用范围还主要限于染色体病,非整倍体的皮纹改变比较明显,其次是性染色体和染色体结构改变。染色体病的确诊仍需作核型分析。皮纹分析可提供染色体病诊断线索:①男性指纹弓形纹较多,嵴线数少;②女性嵴线数多;③4 指或 5 指为桡箕;④第 5 指仅一个褶纹;⑤atd 角增大;⑥第 2 指、3 指、5 指基部无三叉点;⑦拇指为桡侧弓形纹或"S"形腓侧弓形纹。

【实验报告】

每个人根据印取的自己的皮纹进行分析,并填写皮纹分析表中的各项内容(表 2-3-5)。

表 2-3-5 皮肤纹理统计表

姓名	性别		年龄			民族			籍贯				
指纹类型	左手						右手						两手嵴线总数 TFRC
	拇指	食指	中指	无名指	小指	嵴线总数 TRC	拇指	食指	中指	无名指	小指	嵴线总数 TRC	
纹型													
嵴线数													
掌部真实花纹	Th/I_1	H_y	I_2	I_3	I_4		Th/I_1	H_y	I_2	I_3	I_4		
a-bTRC													
atd 角													
TDR													
掌褶纹													

【思考问题】

(1) 皮肤纹理是怎样形成的?有何遗传特点?在医学上有何意义?

(2) TFRC、∠atd 数值大或小,可能说明什么问题?

(3) 了解有关遗传病患者的皮肤纹理。

附一 中国汉族肤纹参数正常值

中国汉族肤纹参数正常值如表 2-3-6 所示。

表 2-3-6 中国汉族肤纹参数正常值

项目	参数值	男	女	男女共计
指纹类型(%)	弓形纹 A	1. 69±0. 18	2. 37±0. 21	2. 03±0. 14
	箕形纹 L	44. 37±0. 69	49. 87±0. 69	47. 12±0. 49
	斗形纹 W	53. 95±0. 69	47. 77±0. 69	50. 86±0. 49

续表

项目	参数值	男	女	男女共计
掌纹(%)	大鱼际真实花纹	9.23	8.08	8.67
	小鱼际真实花纹	15.97	18.57	17.27
	I_2 指间区花纹	0.97	0.77	0.87
	I_3 指间区花纹	16.73	12.60	14.66
	I_4 指间区花纹	71.25	75.67	73.46
掌褶痕(%)	一侧通贯手	11.35	11.15	11.25
	两侧通贯手	5.38	3.85	4.62
	通贯手	16.73	15.00	15.87
趾纹(%)	小鱼际花纹	12.89	9.04	10.97
	拇指球部纹			
	胫弓 A^t	4.90	3.46	4.18
	腓高 A^f	1.35	1.06	1.21
	远箕 L^d	51.73	54.71	53.22
	腓箕 L^f	0.10	0.29	0.20
	胫箕 L^t	0.75	7.21	7.36
测量资料	atd 角	39.11	39.92	39.52
	tpD 值	15.60	16.40	16.00
	a-bTRC 值	38.052	38.046	38.049
	TFRC 值	148.8	138.46	143.63

注:资料引自张海国,等.1981.中国人肤纹研究.(1);张海国,等.1982.中国人肤纹研究.(3)

附二　几种常见遗传病的肤纹特征

1. 唐氏综合征(Down 综合征)　患者双手尺箕增多,常达10个,第4指、5指可见桡箕;单侧或双侧有通贯手,atd角增大,大于56°;双侧小指向桡侧弯曲,单一指褶线;足拇趾球部出现胫侧弓纹或小型远侧箕纹。

2. 18三体综合征(Edward 综合征)　指端弓形纹增多,80%患者在7个以上(正常人仅约1%),拇指桡箕增多,第5指单一指褶;单侧或双侧通贯手,轴三叉远移,atd角大于56°。TFRC很低。足趾弓形纹多达8~10个。

3. 13三体综合征(Patau 综合征)　拇指桡箕纹增多,其他手指常见4个以上弓形纹;TFRC降低,轴三叉远移。单侧或双侧通贯手,A线走向大鱼际区;I_4指间区真实纹及大小鱼际真实花纹出现频率增高。足拇趾球区为腓箕或胫箕或弓形或出现大的花纹。

4. 猫叫综合征($5P^-$综合征)　指端斗纹(或弓形)增多。轴三叉略远移;常见通贯手;第I_4指间区箕纹、大鱼际区真实花纹多见;可有b和c指三叉合并或并指;足踇趾球部有近侧弓纹或胫侧箕纹。

5. 先天性性腺发育不全(Turner 综合征)　双手指螺形纹或大的箕形纹增多,TFRC和a-bTRC增高。轴三叉远移,atd角增大,A线走向大鱼际,双侧小鱼际区真实花纹出现率增高。

6. 先天性睾丸发育不全(Klinefelter 综合征)

(1) 47,XXY:患者指端弓形纹增多、TFRC 下降、a-bTRC 略为降低;轴三叉趋向近侧,atd 角小;通贯手比对照组更多见。足趾弓形纹增多。

(2) 48,XXYY:患者轴三叉常移向尺侧,atd 角增大;小鱼际区真实花纹出现率增高;通贯手常见。足趾弓形纹增多。

(聂晨霞)

实验四　小鼠骨髓嗜多染红细胞微核测定

【实验目的】

(1) 了解微核发生的原理及检测意义。

(2) 初步掌握小鼠骨髓嗜多染红细胞微核标本制备技术。

(3) 熟悉微核的形态特征、观察与计数方法。

【实验原理】

微核(micronucleus)是在细胞有丝分裂后期、染色体进入子细胞形成细胞核时,仍滞留在细胞质中的染色单体或无着丝粒的断片或染色体环,在末期以后的子细胞质内,单独形成一个或几个规则的次核,由于比普通细胞核小 1/3 以下,故称微核。当细胞内染色体受到损伤时,会产生丧失着丝点的染色单体片断,当细胞分裂进入后期,染色单体片断不受纺锤丝的牵引而滞留在赤道板附近,不能随其他染色体移向两极并参与两个子细胞核的形成;当有害理化因子作用于纺锤体时,可使其功能异常,造成染色体移动障碍,以至形成微核并滞留在细胞质中,游离于细胞质中浓缩形成嗜色性与主核一致的微核。微核的折光率及细胞化学反应性质和主核相同,都是由 DNA 物质组成的。

在骨髓和外周血的有核细胞中均可出现微核,但是在只有少量胞浆的有核细胞中,微核常难以与正常核叶及核的突出物相鉴别。而在无核的骨髓嗜多染红细胞(polychromatophilic erythroblast)的胞浆中,微核却十分易于辨认,当然当嗜多染红细胞成熟变为正染红细胞(orthochromatic erythroblast)后,多数微核消失。因此,在骨髓中检查微核只有嗜多染红细胞最适宜(图 2-4-1)。

可根据细胞质中出现的微核率来判断理化因素对染色体的损伤程度。微核检测技术已发展成对致突变(mutation)、致癌(carcinogenicity)、致畸(teratogenicity)物质对机体遗传效应的一种重要的、成熟的检测手段。

本实验采用环磷酰胺(cyclophosphamide)药物诱导染毒,介绍小鼠骨髓嗜多染红细胞微核制片技术。

【实验仪器、材料与试剂】

1. 材料　体重 20~25g 的成年健康小鼠(雌雄均可)。

2. 器材　显微镜、载玻片、解剖剪、解剖镊、1ml 及 5ml 注射器、5ml 刻度离心管、吸管、染色缸、离心机、止血钳、吹风机、擦镜纸、手套。

3. 试剂　灭活小牛血清(FCS)、生理盐水、环磷酰胺(CP)、甲醇溶液、Giemsa 染液、香柏油、镜头清洗液。

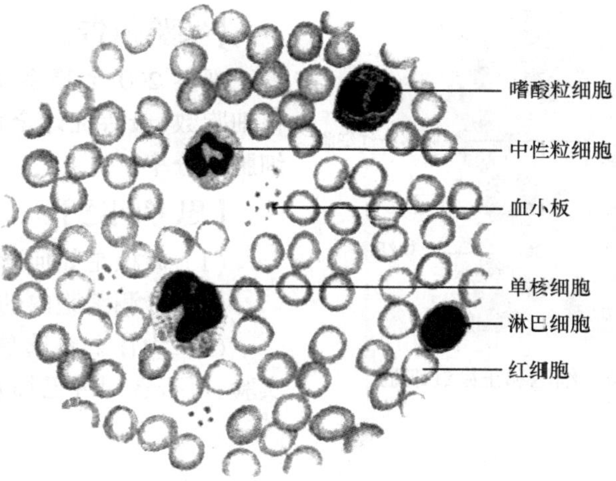

图 2-4-1　各种血细胞

【实验内容与步骤】

1. 染毒　取小鼠,3 次腹腔注射环磷酰胺(45mg/kg 体重,每日 1 次)。

2. 取材　最后一次染毒 30h 后,用颈椎脱臼法处死小鼠。取小鼠骨髓可采用以下两种方法进行。

(1) 取两侧股骨(thighbone),剔除其上附着的肌肉,剪去两端,用 1ml 注射器吸取小牛血清 3ml,将针头穿入股骨骨髓腔内,冲洗骨髓细胞于离心管中,用吸管轻轻吹打数次,以 1000 r/min 离心 8~10min,弃去上清液,留少量液体混匀,吸取一小滴细胞悬液,滴于载玻片上,用玻片推成薄层,制成涂片。

(2) 取小鼠胸骨(breastbone),迅速干净地剪去两旁肋骨(rib)及肌肉,剪断胸骨体,用止血钳夹紧胸骨,挤出骨髓,涂于事先加有一小滴小牛血清的载玻片上,然后推片。

3. 固定　将涂片在空气中晾干或 37℃ 烘干,置于 100% 的甲醇溶液中固定 10~15min,取出后晾干。

4. 染色　将固定好的骨髓涂片,用新配制的 pH6.8 的磷酸缓冲液稀释的 10% 的 Giemsa 染液染色 10~12min,蒸馏水冲洗后风干。

【实验结果观察】

先用低倍镜、高倍镜粗检。选择细胞分散均匀、形态完整、染色良好的区域,再用油镜对细胞质清晰的嗜多染红细胞和微核进行观察、计数。

嗜多染红细胞呈灰蓝色,成熟红细胞呈橘红色。嗜多染红细胞中的微核位于细胞质内,嗜染性与核质一致,呈紫红色或蓝紫色(图 2-4-2,附图 45)。典型的微核大多数呈圆形、椭圆形或不规则形小体,单个的或多个的微核边缘整齐、光滑,与主核完全脱离,游离于细胞质中,直径为主核的 1/8~1/3(附图 46)。一个嗜多染红细胞中多数只有一个微核,若出现两个以上的微核,仍按一个有微核的细胞计算。每只动物计数1000~2000 个嗜多染红细胞,计算含有微核的嗜多染红细胞的比率。微核细胞率一般以千分率表示。

【注意事项】

(1) 注意鉴别嗜多染红细胞和正染红细胞。

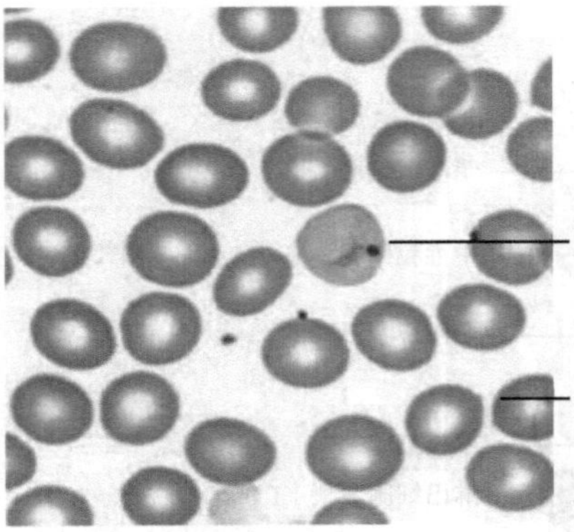

图 2-4-2 嗜多染红细胞和正染红细胞

(2) 尽可能多收集骨髓细胞。

【实验报告】

观察 200 个嗜多染红细胞,计数微核细胞数,最后统计全班资料,计算微核细胞千分率。

【思考问题】

(1) 微核是如何形成的?

(2) 检测细胞内的微核有何意义?

(3) 为什么要选嗜多染红细胞做此实验,可否选用淋巴细胞?

(师如意)

实验五　动物细胞基因组 DNA 的提取

【实验目的】

(1) 了解细胞中 DNA 提取的原理。

(2) 掌握动物细胞基因组 DNA 提取的方法。

【实验原理】

真核细胞基因组 DNA 位于细胞核内,与细胞核蛋白质结合在一起。真核细胞基因组 DNA 提取的主要步骤无外乎破碎细胞、去除与核酸结合的蛋白质、多糖、脂类及其他不需要的核酸(RNA)等生物大分子。细胞破碎的手段常为超声波、组织匀浆、液氮破碎等方法。为了获得大分子量的完整的 DNA,一般采用蛋白酶 K 和去垢剂 SDS 等温和的方法消化细胞。细胞基因组 DNA 的提取是多种分子生物学和细胞生物学研究中的基本步骤。

【实验仪器、材料与试剂】

1. 材料　动物新鲜组织或哺乳动物培养细胞。

2. 器材　研钵、微量移液器、吸头、微量离心管、高速低温离心机、台式离心机、水浴锅、液氮罐、玻璃移液管、冰盒等。

3. 试剂与配方　分离缓冲液:10mmol/L Tris-Cl pH7.4,10mmol/L NaCl,25mmol/L EDTA。其他试剂:液氮,10% SDS,蛋白酶 K(20mg/ml 或粉剂),乙醚,酚：氯仿：异戊醇(25：24：1),无水乙醇及 70% 乙醇溶液,5mol/L NaCl 溶液,3mol/L NaAc 溶液,TE。

【实验内容与步骤】

(1) 切取组织 5g 左右,剔除结缔组织等,用吸水纸吸干血液,剪碎(越细越好),放入研钵。

(2) 倒入液氮,研磨成粉末,加 10ml 分离缓冲液。

(3) 加 1ml 10% SDS,混匀,此时样品变得很黏稠。

(4) 加 50μl 或 1mg 蛋白酶 K,37℃保温 1~2h,直到组织完全解体。

(5) 加 1ml 5mol/L NaCl,混匀,5000rpm 离心数秒钟。

(6) 取上清液于新离心管,用等体积酚：氯仿：异戊醇(25：24：1)抽提。待分层后，3000rpm 离心 5min。

(7) 取上层水相至干净离心管，加 2 倍体积乙醚抽提（在通风情况下操作）。

(8) 移去上层乙醚，保留下层水相。

(9) 加 1/10 体积 3mol/L NaAc，及 2 倍体积无水乙醇颠倒混合沉淀 DNA。室温下静止 10～20min，DNA 沉淀形成白色絮状物。

(10) 用玻璃棒钩出 DNA 沉淀，70% 乙醇溶液中漂洗后，在吸水纸上吸干，溶解于 1ml TE 中，-20℃保存。

(11) 如果 DNA 溶液中有不溶解颗粒，可在 5000r/min 短暂离心，取上清；如要除去其中的 RNA，可加 5μl RNaseA（10μg/μl），37℃保温 30min，用酚抽提后，按步骤（9）和步骤（10）重复沉淀 DNA。

【结果观察】

1. 紫外分光光度计检测　可检测 DNA 的纯度和含量。一般而言，核酸在 260nm 时吸光度最大，而蛋白质在 280nm 时吸光度最大。取 2μl DNA 溶解液，适量稀释，紫外分光光度计测定 260nm、280nmOD 值，计算 OD260/OD280 比值，比值为（1.7～2.0）：1，说明 DNA 纯度可。在 260nm 处，1OD 双链 DNA 的浓度为 50μg/ml，据此可计算 DNA 的纯度（μg/ml）= 50×（OD260）×稀释倍数。

2. 电泳检测　可检测核酸的完整性和大小。取 2μl DNA 溶解液与适量上样缓冲液混合后，经 1% 琼脂糖凝胶电泳。电泳结束后紫外光下观察，拍照。如果观察到一条清晰的电泳带，无明显的拖尾，说明 DNA 完整性好。

【注意事项】

在 DNA 提取过程中应注意避免剧烈的振荡，以保证提取基因组 DNA 的完整性。

【实验报告】

记录和分析实验过程。

【思考问题】

(1) 在消化缓冲液中加入蛋白酶 K 的作用是什么？

(2) 加入不含 DNA 酶的 RNA 酶的作用是什么？

（李　兰）

实验六　遗传病系谱分析与讨论

【实验目的】

(1) 通过对遗传病系谱分析掌握单基因遗传病遗传方式及其特点。

(2) 应用系谱分析法预测子代的发病风险、某种遗传病在群体中的发病率、致病基因频率及携带者频率。

【实验原理】

研究人类遗传病时常常用系谱分析的方法。系谱（pedigree）是指在详细调查患者家族史的基础上，将某种遗传病患者家庭成员的发病情况，按一定的格式绘成一个图谱，系谱分析是根据各种系谱的特点确定该种遗传病的遗传方式及预测发病风险。

【实验内容与步骤】

确定下列各系谱的遗传方式及其特点,讨论并回答所提出的问题。

(1) 白化病(albinism)是由于黑色素(melanin)生成受阻,导致患者全身毛发和皮肤白化。根据系谱回答下列问题。

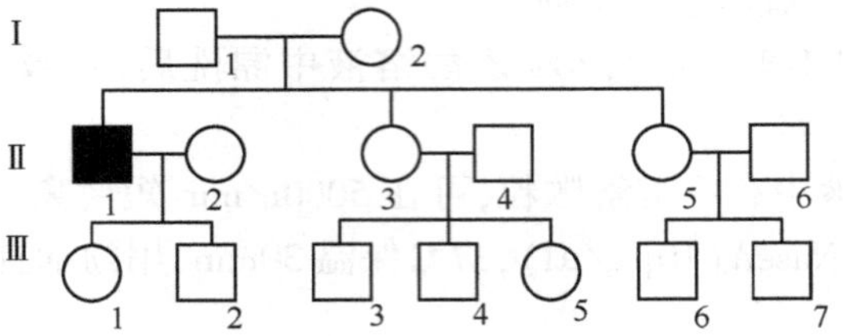

1) 白化病属于何种遗传方式? 为什么?

2) 除Ⅰ$_2$、Ⅱ$_2$、Ⅱ$_6$外,请给系谱中Ⅰ$_1$、Ⅱ$_3$、Ⅱ$_5$、Ⅲ$_1$、Ⅲ$_5$和Ⅲ$_6$填上恰当的基因型。

3) 如果Ⅲ$_5$和Ⅲ$_6$正在准备结婚,作为一个医生你应当做些什么工作?

4) 从理论上预测,他们结婚后生出白化病患儿的可能性为多少?

5) 白化病群体的发病率为 0.000 1,如果 Ⅲ$_5$和 Ⅲ$_6$与群体中无亲缘关系的人结婚,预测他们生出患儿的可能性为多少?

6) 如果白化病患者的生育力为正常人的 9/10,求致病基因的突变率。

(2) 下列是一个血友病 A 患者(haemophiliac)的系谱,群体中男性的发病率为 0.09%,根据系谱回答问题。

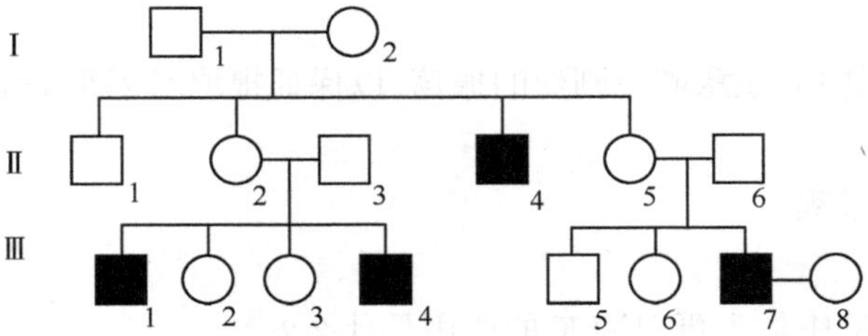

1) 该病属于何种遗传方式? 为什么?

2) 群体中,血友病 A 的致病基因频率是多少?

3) 群体中,女性患血友病的可能性为多少?

4) 如果Ⅲ$_3$与群体中一健康男子婚配,子女中发病的可能性为多少?

5) 如果Ⅲ$_7$与Ⅲ$_8$(Ⅲ$_8$家族中无血友病患者)结婚,他们所生男孩的患病风险为多少?

(3) 下面为一视网膜母细胞瘤(retinoblastoma)患者家系,讨论并回答所提出的问题。

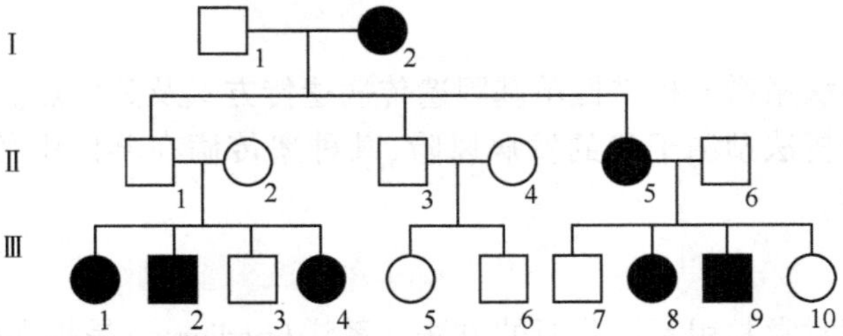

1) 视网膜母细胞瘤属于何种遗传方式? 为什么?

2) 在该系谱中为什么Ⅱ$_3$的小家系中没有患者?

3）II_1和 II_2表型均正常，其后代中却出现了患者，这是为什么？

4）请推测 III_6与正常人结婚是否会出现患者？

5）视网膜母细胞瘤的外显率为 90%，III_{10}表型正常，她担心婚后生出该病患儿，前来咨询，问有没有可能生出患儿？如果有，可能性为多少？（用遗传规律预测可能性为多少？用 Bayes 法预测可能性又是多少？）

6）如果III_{10}婚后确实生了一个患儿，再生第二个孩子是患者的可能性为多少？

（4）两个色觉正常的夫妇有四个孩子。老大正常，是女儿，她的三个儿子中有两个色盲；老二正常，是女儿，她的五个儿子均正常；老三色盲，是儿子，他的两儿两女均正常；老四正常，是儿子，他的四个儿子均正常。绘出以上家庭的系谱，写出患者及其父母的基因型，说明老三的两个女儿是携带者的可能性为多少？如果老二再生一个儿子是患者的可能性为多少？

（5）下列为一遗传性肾炎（hereditary nephritis）的系谱，根据系谱回答问题。

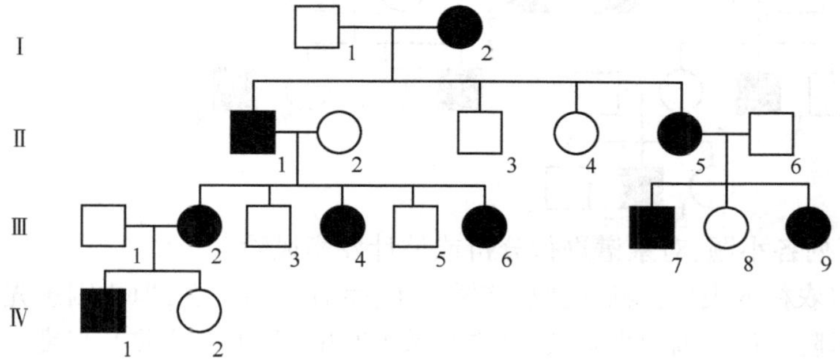

1）该病属于何种遗传方式？

2）该系谱中 III_3为什么没有患病？

3）III_4如果与正常人结婚，其子女患同样疾病的可能性为多少？

4）IV_1若与正常女性结婚，其子女患病的可能性为多少？

（6）下列 4 个系谱各属于何种遗传方式，为什么？

1）

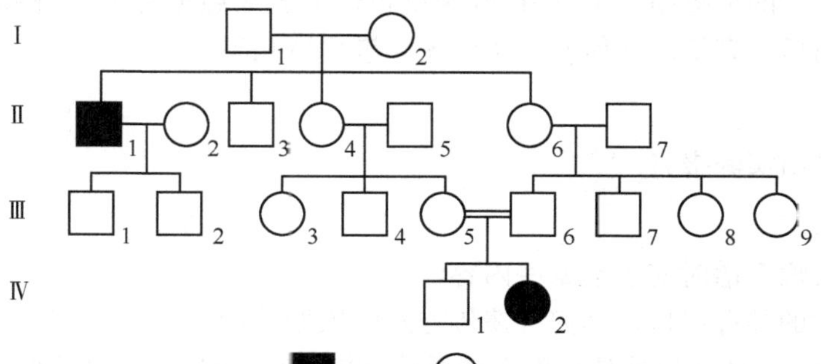

2）

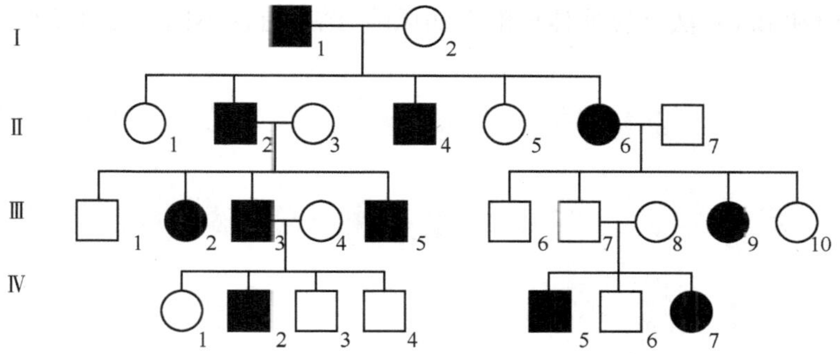

3）

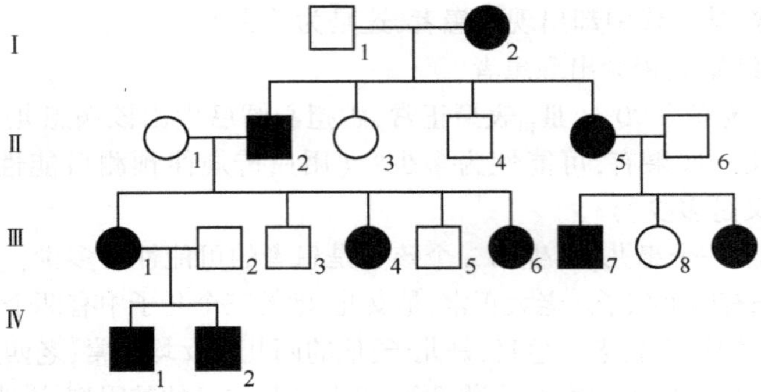

4）

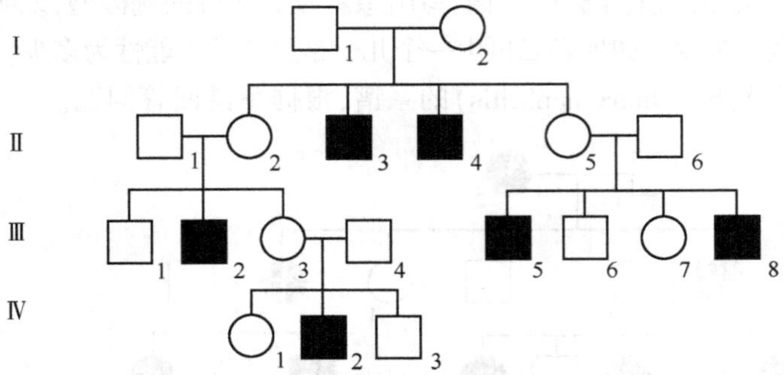

（7）讨论下列各小题，对系谱进行分析或估计发病风险。

1）一对来自农村的夫妇，身体健康，结婚六年，生有一男一女，但均因患先天性肌迟缓而死亡，为此来医院咨询。询问得知，这对夫妇系表亲婚配，丈夫的父亲与妻子的母亲为兄妹俩，丈夫有一哥哥婚后生有一正常女儿。据此请绘制系谱，并判断该病的遗传方式。

2）一对夫妇带一名 5 岁男孩就诊，病孩表现为行走笨拙，摇摆，似“鸭步”状。询问得知，妻子的哥哥在 5 岁左右时也表现出以上相似症状，10 岁时由于肌肉萎缩瘫痪在床，至 20 岁死亡。试绘制该系谱，并判断该病的遗传方式。

（8）有一对表现型正常的夫妇，怀孕四胎中，有两次流产，存活的长女表型正常，但其染色体数目为 45 条，存活的男孩是一个具有 46 条染色体的先天愚型患者。解释男孩的发病原因。长女将来婚后生育情况如何？会生出先天愚型患儿吗？

【实验报告】

将分析和计算结果写出实验报告。

【思考问题】

（1）制定人类遗传疾病系谱时应包括哪些内容？

（2）判定一个系谱中的某种遗传病属何种遗传方式的依据是什么？

（3）用遗传规律和 Bayes 法计算遗传病的发病风险，结果有何不同？为什么？

（李　莉）

参考文献

邓小明,朱科明 . 2001. 常用实验动物麻醉 . 上海:第二军医大学出版社
段惠军,朱德荣 . 2014. 现代医学实验技术 . 北京:人民卫生出版社
傅松滨 . 2013. 医学遗传学 . 北京:人民卫生出版社
高文和 . 2001. 医学细胞生物学实验与习题 . 天津:天津大学出版社
李素文 . 2001. 细胞生物学实验指导 . 北京:高等教育出版社
刘恩岐,尹海林,顾卫望 . 2008. 医学实验动物学 . 北京:科学出版社
刘福英,刘田福 . 2005. 实验动物学 . 北京:中国科学技术出版社
刘佳,李宏 . 2012. 医学细胞生物学与遗传学实验教程 . 北京:科学出版社
秦川 . 2009. 医学实验动物学 . 北京:人民卫生出版社
石岩,梅世昌 . 2002. 医学动物实验实用手册 . 北京:中国农业出版社
税青林 . 2012. 医学遗传学 . 北京:科学出版社
王洪波 . 2003. 医学生物学及医学遗传学实验 . 北京:人民军医出版社
王金发 . 2012. 遗传学综合实验教程 . 北京:科学出版社
王金发,何炎明,刘兵 . 2011. 细胞生物学实验教程 . 北京:科学出版社
王修海,单长民,杨康鹃 . 2012. 医学遗传学实验指导 . 北京:科学出版社
辛 华 . 2001. 细胞生物学实验指导 . 北京:科学出版社
杨建一 . 2010. 医学细胞生物学与遗传学实验指导 . 北京:科学出版社
杨康鹃,王振华 . 2010. 医学细胞生物学实验指导 . 北京:人民卫生出版社
左伋 . 2008. 医学遗传学实验指导 . 北京:人民卫生出版社

附　录

附录一　试剂浓度的表示方法及其计算

1. 百分浓度

(1) 质量-质量百分浓度：一般指100g溶液中，所含溶质的克数，用公式表示为：

$$(0.1)\%(g/g)=\frac{m(\text{溶质质量})}{m(\text{溶液质量})}$$

例如，95%的浓硫酸是指100g溶液中含有95g溶质。

(2) 体积-体积百分浓度：一般指100ml溶液中，所含溶质的毫升数，用公式表示为：

$$\%(ml/ml)=\frac{V(\text{溶质体积})}{V(\text{溶液体积})}$$

例如，配制70%的乙醇溶液2000ml时，可取无水乙醇1400ml，加蒸馏水至2000ml即可，因为70%×2000ml=1400ml。

2. 质量-体积浓度　质量-体积浓度指1L溶液中，所含溶质的克数，用公式表示为：

$$m/V(g/L)=\frac{m(\text{溶质质量})}{V(\text{溶液体积})}$$

例如，配制2g/L碳酸氢钠100ml，计算碳酸氢钠为2g/L×0.1L=0.2g，即取0.2g碳酸氢钠。以蒸馏水溶解后稀释至100ml。

3. 物质的量浓度　物质的量浓度，是指在1L溶液中，所含溶质的量，用公式表示为：

$$C=\frac{m(\text{溶质的量})}{V(\text{溶液的体积 1L})}$$

溶质的量可用mol、mmol、μmol等表示。

例如，配制1mol/L的氢氧化钠溶液1000ml，计算所需氢氧化钠的量。

已知氢氧化钠的摩尔质量为M=40g/mol，溶质的量=m/M，m=40×1=40(g)。取40g氢氧化钠，先溶于800ml蒸馏水中，最后以蒸馏水稀释至1000ml即可。

4. 百分浓度与物质量浓度的换算　市售的硫酸、盐酸、硝酸等都采用%(g/g)表示物质的含量。若换算成物质的量浓度时，可用下列公式计算：

$$C=\frac{1000\times\rho\times\%(g/g)}{M}$$

式中，ρ表示密度，M表示溶质的摩尔质量。

例如，已知37%(g/g)，密度为1.19的盐酸，求其量浓度。

已知%(g/g)=37%，ρ=1.19，MHCl=36.5g/mol　（MHCl代表盐酸的摩尔质量）

则 $C=\frac{1000\times1.19\times37\%}{36.5}=12.0(mol/L)$，即盐酸的摩尔浓度是12.0mol/L。

5. 溶液的稀释与混合　溶液在稀释前后其溶质的量保持不变。

例如，要配制0.4mol/L的氢氧化钠溶液500ml，需取多少毫升的1mol/L的氢氧化钠溶液？

已知 $C_{浓}=1mol/L, C_{稀}=0.4mol/L; V_{稀}=500ml, V_{浓}=\frac{0.4\times500}{1}=200(ml)$。

即取 1mol/L 的氢氧化钠溶液 200ml，加蒸馏水至 500ml。

例如，有 0.2mol/L 硫酸钠溶液 100ml，欲将其调整成为 0.5mol/L 的硫酸钠溶液，应加入 1mol/L 的硫酸钠溶液多少毫升？

已知 $C=0.5mol/L, C_1=1mol/L, C_2=0.2mol/L; V_2=100ml$，计算 $V_1=\frac{0.5\times100-0.2\times100}{1-0.5}=60(ml)$。

即将 1mol/L 的硫酸钠溶液 60ml 加入到 0.2mol/L 硫酸钠溶液 100ml 中，即配制成 0.5mol/L 的硫酸钠溶液。

6. 一般溶液配制方法 固体药品可用称量瓶、表面皿或光滑的纸张装盛。液体试剂可利用移液管、量筒或移液枪，需要称重可放在称量瓶或小烧杯中称取。易吸水或挥发的试剂应当用有盖的称量瓶盖严后称量。固体药品配制前后将其研碎，以便加快溶解。

溶液配制一般先在烧杯中进行。当配制溶液精确度要求较高时，可将称取的试剂放在小烧杯中，先加入 1/3 或 1/2 溶剂量，搅拌使之完全溶解，然后转移到一定容积的容量瓶，用少量溶剂冲洗烧杯壁数次，并将洗涤液一并移入容量瓶，再用溶剂稀释至刻度，混匀。配好后移入试剂瓶中待用。如果一般的溶液可直接在烧杯中按所需的浓度配制好，然后移入试剂瓶待用。

配制好的溶液应立即贴上标签，标明溶液名称、浓度、配制日期等。

（殷丽天）

附录二　实验常用溶液的配制

1. 革兰碘液 称取碘化钾 2g 溶于 100ml 蒸馏水中，再加 1g 碘，使其溶解。最后用蒸馏水稀释至 300ml，装于棕色瓶内，暗冷处保存。

2. 1%甲苯胺蓝染液 甲苯胺蓝 1g，加蒸馏水 100ml 即成，室温保存。

3. Ringer 氏液 在 1000ml 蒸馏水中依次加入氯化钠（NaCl）8.5g、氯化钙（$CaCl_2$）0.12g、碳酸氢钠（$NaHCO_3$）0.2g、氯化钾（KCl）0.48g、磷酸氢二钠（Na_2HPO_4）0.01g、葡萄糖 2.0g，待完全溶解后即可。

4. 1/20 000 詹纳斯绿染液 将 5mg 詹纳斯绿溶于 100ml 生理盐水中，混匀即可。

5. 瑞氏染液 瑞氏染料（粉）0.1g，纯甲醇 60ml。将瑞氏粉放入研钵内，加少量甲醇研磨，使染料溶解，然后将溶解的染料倒入洁净的玻璃瓶内，剩下未溶解的再加入少量甲醇研磨，如此继续操作，直至全部染料溶解完为止。配制的染液保存于室温中 1 周后便可使用。新鲜配制的染料偏碱性，放置后可呈酸性。染液储存越久，染色越好，但要密封保存，以免吸收水分影响染色效果。

6. 0.2%甲苯胺蓝染液 甲苯胺蓝 0.2g，蒸馏水 100ml。称取 0.2g 甲苯胺蓝，先溶于少量丙酮内，待溶解后，加蒸馏水至 100ml 即成。

7. 1mol/L HCl 溶液 HCl（37%，比重 1.19）8.4ml，蒸馏水 100ml。

8. Schiff 试剂 取碱性品红 1g，溶于 200ml 的煮沸过的蒸馏水中（注意放品红时不要在沸时加入），震荡 5min，待冷却至 50℃时粗滤纸过滤。在过滤中加 1mol/L HCl 20ml，待冷却至 25℃时，加 1g 偏重亚硫酸钠（$NaHSO_3$）。摇匀后紧塞瓶口，置于暗处 12～24h，加 2g 药用炭，震荡 1min，静置约 30min 后，即为 Schiff 试剂。配制好的 Schiff 试剂应为无色液体，略有红色时应重新配制。配药所用的一切玻璃器皿应绝对清洁。配制好的 Schiff 试剂应置于棕色瓶中，避光密闭保存于 4℃冰箱中。

Schiff 试剂活力测定：加几滴 Schiff 试剂于 10ml 100% 甲醛（含有醛基）溶液中。假如溶液立即变为紫红色，则表明仍有效；若显色很慢，且显示的颜色为蓝色，则说明此 Schiff 试剂已经失效。

9. 1%亮绿染液 亮绿 1g 溶于 100ml 蒸馏水中。

10. 甲基绿-哌洛宁混合染液

（1）A 液（0.2mol/L 乙酸缓冲液）：取冰乙酸 1.2ml，加入到 100ml 蒸馏水中，成为 a 液；取乙酸钠（$NaAc \cdot 2H_2O$）2.72g，溶于 100ml 蒸馏水中，成为 b 液。取 a 液 2 份，b 液 3 份混合即成 0.2mol/L 乙酸缓冲液。

（2）B 液（2% 甲基绿）：2g 甲基绿溶于 100ml A 液中。

（3）C 液（1% 哌洛宁）：1g 哌洛宁溶于 100ml A 液中。

（4）D 液（甲基绿-哌洛宁混合染液）：将 B 液和 C 液以 5∶2 的比例混合即可。

11. 5%三氯乙酸 三氯乙酸 5g，溶于 100ml 蒸馏水中。

12. 0.1%酸性固绿染液

（1）A 液（0.11% 盐酸）：取盐酸 0.11ml，加蒸馏水至 100ml 混匀。

（2）B 液（0.2% 固绿）：取固绿 0.2g 溶于 100ml 蒸馏水中。

（3）0.1% 酸性固绿染液：取 A 液和 B 液以 1∶1 的比例混匀即成。

13. 0.1%碱性固绿染液

（1）A 液：（0.05% $NaHCO_3$）：取碳酸氢钠 50mg，溶于 100ml 蒸馏水中。

（2）B 液（0.2% 固绿）：取固绿 0.2g 溶于 100ml 蒸馏水中。

（3）0.1% 碱性固绿染液：取 A 液和 B 液以 1∶1 的比例混合均匀即成。

14. 苏丹Ⅲ染液 苏丹Ⅲ 1g 加入 95% 乙醇溶液 100ml，再加甘油 100ml。

15. 甲醛-钙固定液 甲醛 10ml，10% 氯化钙（无水 $CaCl_2$ 10g 溶于 100ml 蒸馏水中）10ml，蒸馏水 80ml。

16. Gendre 固定液 量取苦味酸（90% 乙醇饱和液）80ml、甲醛 15ml、冰乙酸 5ml 混匀，置 4℃冰箱备用。

17. 0.5%过碘酸乙醇溶液 称取过碘酸（$HIO_4 \cdot 2H_2O$）0.4ml，量取 95% 乙醇 35ml、0.2 mol/L 乙酸钠（27.2g 溶于 1000ml H_2O 中）5ml、蒸馏水 10ml 混匀，避光保存于冰箱，溶液变黄则失效。

18. 亚硫酸水 量取 200ml 普通水、10ml 10% 偏重亚硫酸钠（或偏重亚硫酸钾或无水亚硫酸钠）水溶液和 10ml 1mol/L 盐酸，混匀现配现用。

19. Harris 苏木精 苏木精 5g 溶于无水乙醇 50ml，硫酸铝钾 100g 溶于蒸馏水 1000ml，混合后煮沸，待稍冷加入氧化汞 2.5g，再煮沸 2min，用前加冰乙酸 20ml。

20. 0.01%中性红 中性红 0.1g 溶于 1000ml 蒸馏水中。

21. 0.2mol/L 磷酸盐缓冲液（PBS，pH6.8） 0.2mol/L Na_2HPO_4 49ml，0.2mol/L

$NaH_2PO_4$51ml。

22. M-缓冲液　咪唑(pH 6.7)50mmol/L,KCl 50mmol/L,$MgCl_2$ 0.5mmol/L,EGTA[乙二醇-双(2-氨乙基)四乙酸]1.0mmol/L,EDTA·$2H_2O$(乙二胺四乙酸)0.1mmol/L,β-巯基乙醇1.0mmol/L,甘油4.0mmol/L,用1mol/L HCl调pH至7.2。

23. 1%的Triton X-100/M-缓冲液　取1ml Triton X-100液加M-缓冲液至100ml。

24. 0.2%考马斯亮蓝R250染液　甲醇46.5ml,冰乙酸7ml,蒸馏水46.5ml,考马斯亮蓝R250 0.2g。

25. 3%戊二醛　取3ml 25%戊二醇溶液,加1/15mol/L磷酸盐缓冲液(pH7.3)至100ml。

26. Carnoy固定液　甲醇、冰乙酸按3∶1的容积比混合即可,现配现用。

27. 2%枸橼酸钠(柠檬酸钠)　枸橼酸钠2g,蒸馏水100ml。

28. 0.075mol/L KCl低渗液　称取氯化钾0.559g,溶于100ml蒸馏水中。

29. Giemsa染液　Giemsa粉1g,甘油(分析纯)66ml,纯甲醇66ml。

将Giemsa粉末1g置于洁净干燥的研钵内,先加少量甘油精细研磨,直至无颗粒为止,然后边研磨边逐渐加入甘油至66ml,充分混匀。然后倾入烧杯中,在水浴锅内加温至60~65℃约2h(期间搅拌),使染料完全溶解。冷却后继而加入甲醇66ml,充分混合,再在水浴锅内加温15min。过滤后保存于棕色瓶中,置于37℃温箱中24h,即可成原液。在使用时再加缓冲液配成工作液。

30. 改良苯酚品红染液

(1) 改良苯酚品红染液(一)

1) A液:取3g碱性品红,溶于100ml 70%乙醇溶液中(可长期保存)。

2) B液:取A液10ml,加入90ml 5%苯酚水溶液(可在2周内使用)。

3) C液:取B液45ml,加入6ml冰乙酸和6ml 37%甲醛溶液。

改良苯酚品红染液:取C液10ml,加入90ml 45%冰乙酸和1g山梨醇。

(2) 改良苯酚品红染液(二)

1) A液:取3g碱性品红,溶于100ml 70%乙醇溶液中(可长期保存)。

2) B液:取A液10ml,加入90ml 5%苯酚水溶液(可在2周内使用)。

3) C液:取B液120ml,加入冰乙酸12ml和37%甲醛12ml。

4) D液:取C液120ml,加入480ml 45%的冰乙酸。

改良苯酚品红染液:在D液中加6g山梨醇(成为1%浓度)。配好后至少放4~5天才可使用,可保存数年。

31. Hanks液(pH 7.4)

(1) 原液A:NaCl 160g,KCl 8g,$MgSO_4 \cdot 7H_2O$ 2g,$MgCl_2 \cdot 6H_2O$ 2g,$CaCl_2$(无水)2.8g,溶于1000ml蒸馏水中。

(2) 原液B

1) $Na_2HPO_4 \cdot 12H_2O$ 3.04g,KH_2PO_4 1.2g,葡萄糖20.0g,溶于800ml蒸馏水中,用滤纸过滤。

2) 0.4%酚红溶液:称取0.4g酚红,放入玻璃研钵中,逐滴加入0.1mol/L NaOH(约10ml),不断研磨,直至完全溶解。将溶解的酚红吸入100ml量瓶中,用双蒸水洗下研钵中残余酚红液,并入量瓶中,最后补加双蒸水至100ml。

将“1)”液和“2)”液混合,再加双蒸水至1000ml,即为原液B。

(3) 工作液:原液 A 1 份,原液 B 1 份,双蒸水 18 份,混匀后,分装于 200ml 小瓶中,包装包扎好瓶口,69kPa 高压蒸汽灭菌 15min,临使用时用无菌的 5.6% $NaHCO_3$溶液调 pH 至 7.4。

32. Alsver 液 葡萄糖 2.05g,枸橼酸钠($Na_3C_6H_5O_7 \cdot 5H_2O$) 0.80g,枸橼酸($C_6H_8O_7 \cdot H_2O$)0.55g,NaCl 0.42g,双蒸水加至 100ml 溶解。

33. 50%聚乙二醇(PEG 液)

(1) PEG 液(1)

1) CKN 溶液:NaCl 8.0g,KCl 0.4g,$Na_2HPO_4 \cdot 2H_2O$ 1.77g,$NaH_2PO_4 \cdot H_2O$ 0.69g,葡萄糖 2.0g,酚红 0.01g,溶于 1000ml 双蒸馏水中。

2) 50%PEG 液:称取聚乙二醇放入刻度离心管中,在酒精灯火焰旁加热,使其溶化。待冷却至 50℃时加入等体积的预热至 50℃的 CKN 溶液,混合均匀,置 37℃水浴中保温,待用。

(2) PEG 液(2):称取 0.5g 聚乙二醇放入刻度离心管中,在酒精灯火焰旁加热,使其溶化。待冷却至 50℃时加入等体积的预热的 Hanks 液,混匀制成 50% PEG 溶液。置 37℃水浴中保温待用。

34. RPMI-1640 培养液 RPMI-1640 粉剂 10.4g,三蒸水或双蒸水 1000ml。

取 RPMI-1640 粉剂 10.4g,加入三蒸水 1000ml,充分搅拌使其完全溶解,抽滤除菌,分装置 4℃冰箱中保存。一般配制后在 4℃冰箱中只能保存 1~2 个月,长期保存时应放在-20℃低温冰箱中。

35. 10μg/ml 秋水仙碱溶液 秋水仙碱 10mg,生理盐水 100ml。装入棕色瓶中,作为储备液。4℃冰箱保存。用时取储备液 1ml,加生理盐水 9ml,即为 10μg/ml 秋水仙碱。

36. 1/15 mol/L 磷酸缓冲液(pH6.8)

(1) A 液(1/15mol/L KH_2PO_4):磷酸二氢钾(KH_2PO_4)9.078g 溶于 1000ml 蒸馏水中。

(2) B 液(1/15mol/L Na_2HPO_4):磷酸氢二钠(Na_2HPO_4)11.876g 溶于 1000ml 蒸馏水中。

(3) 工作液:A 液 50.8ml,B 液 49.2ml 混匀即成,应现用现配。

37. 0.25%胰蛋白酶溶液 胰蛋白酶 0.25g,用 0.85%的 NaCl 加 100ml 溶解后,抽滤灭菌,调整 pH,保存于 4℃冰箱中。

38. 5mol/L HCl 溶液 HCl(37%,比重 1.19)41.5ml,蒸馏水 100ml。

39. Macllvaine 缓冲液(pH5.6)

(1) A 液(0.1mol/L 枸橼酸溶液,$C_6H_8O_7$):枸橼酸 2.10g 加蒸馏水至 100ml 溶解。

(2) B 液(0.2 mol/L 磷酸氢二钠溶液,$Na_2HPO_4 \cdot 12H_2O$):磷酸氢二钠 7.16g 溶于 100ml 蒸馏水中。

(3) Macllvaine 缓冲液(工作液):取 A 液 8.4ml,B 液 11.6ml 混合即成。

40. 0.005%氮芥喹吖因溶液 取氮芥喹吖因 5mg,溶于 100ml 蒸馏水中即成,20℃下保存可用数天。

41. 0.05%秋水仙碱溶液 取秋水仙碱 0.05g,加入灭菌生理盐水 100ml。

42. 4%碳酸氢钠($NaHCO_3$)溶液 碳酸氢钠 4g,三蒸水或双蒸水 100ml。

43. D-Hanks 液 称取 NaCl 8.00g、$Na_2HPO_4 \cdot 2H_2O$ 0.06g、KCl 0.40g、KH_2PO_4 0.06g,按顺序逐一加入 800ml 双蒸水中溶解。秤取 0.02g 酚红,用数滴 5.0%的 $NaHCO_3$ 溶液溶解后,将溶解酚红加入上面的溶液中,补足双蒸水至 1000ml。分装瓶中。55kPa、10min 高压灭菌,4℃冰箱内保存备用。

44. 青、链霉素溶液 青霉素钠盐(40 万 U/瓶)5 瓶,链霉素(100 万 U/瓶)2 瓶。

将两者溶于 200ml 0.9% 的无菌生理盐水中，分装小瓶，-30℃保存。双抗在培养基中的终浓度为各 100U/ml 为宜。

45. Hepes　用总量为 90ml 的蒸馏水，溶解 1.6g NaCl、0.074g KCl、0.037g $Na_2HPO_4 \cdot H_2O$、0.2g 右旋糖酐 40 和 1g Hepes，用 0.5NaOH 调 pH 至 7.05，再用蒸馏水定容至 100ml，用 0.22μm 滤器过滤除菌，分装成小份，-20℃储存。

46. 500μg/ml BrdU 液　称取 2mg BrdU 粉剂，溶于 4ml 无菌生理盐水溶液中，使其终浓度为 500μg/ml。瓶外用黑纸包裹避光保存，置 4℃冰箱备用。

47. 2×SSC 液　NaCl 17.54g，枸橼酸钠 8.82g，溶于 1000ml 蒸馏水中。

48. TE Buffer 液(pH 8.0)

(1) 1mmol/L Tris-HCl (pH8.0)：取 Tris242.2，加双蒸水 1600ml，加热溶解，此为母液；取 Tris 母液 160ml，用 36.5% HCl(约 8.5ml)调 pH 至 8.0，加双蒸水定容至 200ml，在 103.4kPa 下灭菌 20min。

(2) 500mmol/L EDTA (pH8.0)：取 $EDTA\text{-}Na_2$ 18.6g，加双蒸水 70ml、10mol/L NaOH 10ml，加热溶解后，再用 10mol/L NaOH 调 pH 至 8.0，加双蒸水定容至 100ml，在 103.4kPa 下灭菌 30min。

(3) TE Buffer 液：取 Tris-HCl (pH8.0) 10ml，500mmol/L EDTA (pH8.0) 2ml，加双蒸水至 1000ml，混匀即成。

49. 1%台盼蓝溶液　将 1g 台盼蓝粉溶于 100ml 生理盐水中，加热使之完全溶解，用滤纸过滤除渣，装入瓶内置于 4℃冰箱保存。

50. 0.2%肝素(抗凝剂)　肝素 200mg，生理盐水 100ml。配制后，高压灭菌(103kPa，20min)，然后分装小瓶，冰冻保存。

51. 各种浓度的苯硫脲溶液

(1) 1 号液：取 1.3g 苯硫脲加 1000ml 蒸馏水，浓度约为 1/750。

(2) 2 号液：取 100ml 1 号液加 100ml 蒸馏水(即加等量水)，浓度约为 1/1500。

(3) 3 号液：取 100ml 2 号液加 100ml 蒸馏水，浓度约为 1/3000。

依次类推，浓度减半，直至 13 号液。

52. 苏木精液　苏木精 1g，95%乙醇溶液 10ml，钾明矾 20g，氧化汞 0.5g，蒸馏水 200ml。配制的方法是先将苏木精溶于乙醇中(稍加热)。将预先已溶解明矾的蒸馏水加入苏木精乙醇液中，迅速煮沸，将火焰熄灭，慢慢加入氧化汞，溶液变成紫红色，此时将烧瓶立即浸入冷水中，静置 1 晚，用前过滤。

53. 1%伊红 Y 染色液　伊红 Y 1.0g，蒸馏水 75ml，95%乙醇溶液 25ml。先取少许蒸馏水加入伊红，用玻璃棒将伊红研碎，再加入全部蒸馏水，溶解后加入乙醇。

54. 盐酸乙醇分化液　浓盐酸 0.5ml，75%乙醇溶液 100ml。用量筒取 75%乙醇溶液 100ml，放入棕色试剂瓶，再用吸管取 0.5ml 浓盐酸，插入棕色试剂瓶底挤出，立刻加瓶塞，避免挥发。

55. 吖啶橙储存液　10mg 吖啶橙，100ml PBS。10mg 吖啶橙溶解于 100ml PBS 中，pH 4.8~6.0 滤过，4℃避光保存。

56. PI 染液　PI 5mg、10mg/ml RNase 10μl、1.0% Triton X-100 0.2ml、加 PBS 至 100ml，调 pH 为 7.2~7.6，用棕色瓶分装，4℃避光保存。

57. PBS(pH=7.4)　称量下列试剂，置于烧杯中。

NaCl 8g,KCl 0.2g,Na_2HPO_4 1.42g,KH_2PO_4 0.27g。

向烧杯中加入约 800ml 的去离子水,充分搅拌溶解。滴加浓盐酸调节 pH=7.4,然后加入去离子水将溶液定容为 1000ml 即可。

(杨建一　慕明涛　岳凤珍　杨康鹃　李　莉)

附录三　细胞培养基本知识

体外(in vitro)培养包括器官培养(organ culture)、组织培养(tissue culture)和细胞培养(cell culture)。器官培养是采用某些措施使器官的原基、器官的一部分或整个器官在体外存活、生长并保持该器官的结构和功能。组织培养则是从机体中取出组织,在体外模拟体内的生理条件进行培养。细胞培养是指在体外模拟体内的生理环境,培养从机体取出的细胞,使之生存与生长。在细胞培养中,细胞不再形成组织。

细胞培养技术在生物医学中得到广泛应用的原因是这种技术具有独特的优点:①人工培养技术易于改变并能严格控制和进行单因素分析,所以便于用各种物理的、化学的或生物的外界因素来研究细胞生命活动的规律;②由于细胞处于体外的环境中,便于用各种技术方法研究和观察细胞结构和功能的变化;③由于细胞在体外的环境中可以长期的存活和传代,因而便于研究和观察细胞遗传性的改变;④可以比较经济地、大量地提供生物性状相同的细胞作为研究对象。细胞培养作为一种研究技术也有其局限性,主要是细胞离体以后失去与其周围环境的密切联系,其生物学性质必然会发生某些改变,这是应用细胞培养技术时应该充分注意到的问题。

最早进行组织培养的是德国人 Roux,用温生理盐水培养鸡胚组织,使之存活了数月之久。20 世纪初,美国动物学家 Harrison 和 Careel 创建了盖玻片覆盖玻璃的悬滴培养法,建立了体外培养组织和细胞的基本模式。后来许多学者对细胞容器、培养液和操作技术进行了改进和革新。在卡氏培养瓶(Careel flask)的启示下,设计出许多类型的培养瓶;培养基由动物血浆改进为合成培养基;促细胞生长物质从胚胎提取液改为动物血清。Dulbecco 等用胰蛋白酶消化处理组织,获得了单层细胞培养,对细胞培养技术的发展起了推动作用。Sanford 等创建了分散单细胞培养法,使用这种技术可建立遗传性状相同的克隆细胞株(clone strain)。细胞培养传入我国是 20 世纪 30 年代,50 年代以后逐步开展起来。过去的一个多世纪中,培养技术、培养基、培养器皿及培养条件等方面均有极大地改进。目前全世界已建立的细胞株和细胞系至少有数千种,其中包括人和动物的正常细胞、肿瘤细胞及遗传缺陷型细胞等。

【体外培养细胞的生存条件】

细胞在体外所需的生存条件与体内细胞基本相同。

1. 细胞培养所需营养物质　能进入细胞并被细胞所利用和参与细胞代谢活动的物质为营养物质。体外培养细胞所需的营养物质与体内细胞者相同,主要有糖、氨基酸和维生素三大类。

培养细胞的有氧氧化和无氧酵解的强度都很大。六碳糖是主要的能源,同时也是合成氨基酸、脂肪酸、核酸的原料。细胞对葡萄糖的吸收能力最高,对半乳糖的吸收能力最低。

所有细胞都需要以下 12 种基本氨基酸:精氨酸、胱氨酸、异亮氨酸、亮氨酸、赖氨酸、蛋氨酸、苯丙氨酸、苏氨酸、色氨酸、组氨酸、酪氨酸和缬氨酸,这些是细胞用以合成蛋白质的原料。谷氨酰胺的特殊作用是能促进各种氨基酸通过细胞膜,其中的氮是核酸中嘌呤和嘧啶的来源,也是合成三磷酸腺苷、二磷酸腺苷和一磷酸腺苷的所需的基本物质。

作为辅基和辅酶,维生素在培养细胞中必不可少,如生物素、叶酸、烟酰胺、泛酸、吡哆醇、核黄素、硫胺素及维生素 B_{12}、维生素 C 等,这些维生素在很多常用的合成培养基中已成为组成成分。脂溶性维生素对细胞生长也有作用,常从血清中得到补充。

除了基本营养物质外,细胞生长还需要一些常量元素,如钠、钾、钙、镁、氮和磷,以及一些微量元素如铁、锌、硒、铜和锰等。

细胞所需的营养,可由培养基供给。培养基的种类很多,按其物质形态,分为半固体培养基(如软琼脂培养基)和液体培养基;按其来源,则分为合成培养基和天然培养基。

(1) 合成培养基:是根据已知细胞所需的种类和数量严格配制而成的。由于成分清楚,故可通过改变或调节各种成分的种类、数量和比例,观察细胞生物学特性的反应性变化、测知细胞与外界环境的关系、了解细胞生存条件,并可诱导细胞定向分化等。

(2) 天然培养基:人们虽对细胞所需成分已基本掌握,但还未完全搞清,在使用合成培养基时,仍需要加入一些天然成分,如人或动物的血清、血浆、淋巴液等。当前主要广泛使用的天然培养基是血清(serum),以牛血清为主。血清含有多种促细胞生长因子、促贴附因子及其他活性物质等。合成培养基中不加血清也能维持细胞生存,但不能很好生长。如果加入 5% 的血清,对大多数细胞来说,能维持细胞不死和缓慢生长,一般需要加 10% ~ 20%。添加血清虽有利于细胞生长,但增加了不明成分,也给分析试验结果带来了困难。

(3) 无血清培养基:无血清培养基即不需要添加血清就可维持细胞在体外较长时间生长繁殖的合成培养基。在基础培养基内,增添促细胞生长因子(如各种生长因子:EGF、FGF、ECGF、NGF 等),激素类物质(如胰岛素、氢化可的松等)和促贴附物(如纤连蛋白、层粘连蛋白、Ⅳ型胶原等)另外还有三碘甲状腺素、转铁蛋白及大鼠颌下腺粗提物等活性物质,都有促细胞生长的作用,微量元素也是必需的。无血清培养,排除了有血清培养时血清中许多未知因素的干扰,试验结果更为可靠。在有血清培养中不易发现的因子,用无血清培养就可能发现和测定,是内分泌、细胞生长调节因子和其他细胞生物学及分子生物学研究的理想工具。

2. 细胞培养所需环境

(1) 无菌环境:防止污染是保证培养细胞生存的重要条件,无菌是细胞培养的关键。在培养环境中不得有细菌、病毒、支原体、真菌或其他微生物,在操作中也要努力做到最大限度的无菌。

(2) 温度:适宜的温度是保证细胞在体外生存的基本条件之一,人和哺乳类动物最适宜的培养温度为 35 ~ 37℃。培养细胞对低温的耐受力比高温要强。温度不超过 39℃时,细胞代谢的强度与温度成正比。培养温度高至 41 ~ 42℃时,细胞只能生存很短的时间,10 ~ 24h 后即行退变或死亡;培养温度低至 25 ~ 35℃时,细胞仍能生存和生长,但速度缓慢;放在 4℃数小时后再置于 37℃下培养,细胞仍能继续生长;若培养温度降至冰点以下,则细胞可因细胞质结冰而死亡。培养箱温度变化应在±0. 5℃范围之内。

(3) 气体:气体是细胞生存的必需条件之一,所需的气体主要有 O_2 和 CO_2。O_2 参与三羧酸循环,产生能量供给细胞生长、增殖和合成各种成分。虽然有一些细胞在缺氧的情况下借糖酵解也可获得能量,但是多数细胞缺氧就不能生存。O_2 分压 1995 ~ 9975Pa 适用于封闭单层细胞培养；开放培养（碟皿培养或松瓶盖培养）时，一般置细胞于 90% 空气加 5% CO_2 混合气体环境中，O_2 分压超过大气中的 O_2 含量时对细胞可能产生毒性作用。CO_2 既是细胞代谢产物、也是细胞所需成分，主要与维持培养液酸碱度有直接关系。

（4）酸碱度：多数细胞的适宜 pH 为 7.2～7.4，偏离此范围对细胞可产生有害影响。各种细胞对 pH 的要求也不完全相同，原代培养细胞一般对 pH 变动耐受性差，连续性细胞系（株）耐力强。另外，细胞耐酸性比耐碱性大一些。

（5）渗透压：人血浆渗透压约为 290mmol/L，也可看做培养细胞的理想渗透压。不同细胞可能有所不同，小鼠细胞的渗透压为 320mmol/L 左右。大多数细胞对渗透压有一定的耐受，在 260～320mmol/L 范围都适宜。

（6）培养底物或介质：除了少数悬浮生长的细胞外，绝大多数细胞属于贴壁依赖性细胞（anchorage-dependent cell culture）或培养物。由此繁衍出来的细胞或培养物只有贴附于不起化学作用的物体表面时，才能生长、生存或维持功能。根据所培养细胞的种类和培养目的，常用的培养底物有以下几种。

1）玻璃：为最常用的培养底物。透明、便于观察、易洗涤又能反复使用。大多数培养器皿由玻璃制成，以硬质玻璃为优，适用于各种细胞附着生长。

2）一次性塑料：常用的有聚苯乙烯和聚四氟乙烯。制成的培养瓶皿光洁平坦，适于连续细胞系和各种肿瘤细胞的单层培养。市售包装好的消毒商品，使用方便，一般限一次使用，消耗大，不经济。聚四氟乙烯可制成薄膜，剪切成小块后，能置入各种瓶皿中，通气性好，适于细胞生长，并便于制备切片，尤其是电镜切片。

3）微载体：由聚苯乙烯或聚丙酰胺制成的小球体或中空纤维，附着面大，给细胞提供较大的生长空间，利于大量繁殖细胞。

4）饲养层（feeder layer）细胞：也称饲细胞。可用小鼠成纤维细胞或其他细胞长成单层后，再用亚致死量射线照射，使细胞失去增殖力但仍存活并进行代谢活动，以支持其他细胞生长。在单克隆抗体制备过程中所用的饲细胞，通常是收集小鼠的胸腺细胞或腹腔巨噬细胞，不用大剂量射线照射而直接铺于多孔板内使用。

3. 废物的排出　体内组织、细胞产生废物的排出依赖精细的排泄系统，而体外培养的细胞则靠换液排出废物和代谢产物，故适时的换液对体外培养细胞极为重要。

【常见的细胞培养方法】

根据培养细胞生物学的特点，细胞培养可分为原代培养和传代培养；也可根据培养条件和器皿的不同而分为静止培养（单细胞培养，二维单层培养，三维器官培养）和动态培养（转管培养法，旋转培养法）。

1. 单细胞（克隆）培养　是从几种特性混合的培养物中分离单细胞，进行培养以获得克隆的方法，已得到广泛的应用。可用于研究细胞的遗传学和生物化学，以及细胞生物学特性，在发病病因学的研究中用于分离正常细胞和变异细胞等。常用的单个细胞克隆分离法，包括如下内容。

（1）毛细管分离法：即 Sanford 法。用毛细吸管吸取分散的细胞。当确认毛细管仅有一个细胞，即可进行培养。这一方法的特点就是给予单个细胞以特定的小培养环境。另外要应用适应性培养液（conditioned medium）。适应性培养液来自于培养原来细胞 1～2 天的培养液，取其无细胞的上清液。

（2）液状石蜡法：在充满液状石蜡的平皿底部滴入几滴培养液，用毛细吸管吸取单个细胞注入各滴培养液中进行培养。此时，培养液滴的大小是关键问题，直径为 4mm 左右比较合适。

（3）盖玻片法：把用胰蛋白酶分散的细胞悬液，加到含有 20~30 块 2~3mm^2 的小盖玻片的平皿中，静置几小时至 24h，确定只含一个细胞集落的盖玻片，把它移到另一平皿中进行培养。

（4）塑料多孔板法：将 10 个细胞/ml 的细胞悬浊液接种于 96 孔塑料板，每孔接种 0.1ml，在培养早期确定仅含单个细胞的孔。优点是能迅速而简便地分离大量的克隆。

（5）烧灼分离法：用于 HeLa、J-96 单核细胞白血病等人癌细胞培养株。将分散好的细胞悬液注入培养瓶中，静置待细胞贴壁后，除保留准备形成克隆的单个细胞外，其余细胞均用电烙铁烧灼除去。

2. 静止二维单层培养法　单层培养是利用细胞对培养容器壁（玻璃或塑料面）贴壁依赖性的培养方法。增殖细胞在容器壁上形成薄片，可在显微镜下直接观察其形态，有利于研究细胞形态学如转染后的细胞变化、实验性治疗（放疗或抗癌药物等）引起的细胞的反应及诱导生长分化的研究等。由于单层培养中细胞生长较稳定，技术不太熟练的人也容易进行培养操作；还可以利用此法大量收集细胞。

所用的培养容器随研究的目的而异。一般作细胞传代培养时，用 T 型培养瓶或方瓶等；大量培养时，可用大方瓶等。在传代培养时，如需作相差显微镜检查，最好用两面平行的容器。除上述封闭式培养容器外，用 CO_2 培养箱开放培养时，多用平皿和多孔板培养。

单层培养的细胞长满瓶壁后，需用细胞分散剂消化并传代。用细胞分散剂包括 0.1%~0.5% 的胰蛋白酶浸泡细胞层，在 37℃ 放置 3~10min，作用至轻轻倾斜容器即能剥离为止。用吸管吹打数次使细胞成悬液，移至离心管中，以 800~1000r/min 离心 10min，弃去上清液，加入新的培养液，分装于新瓶中培养。如仅用胰蛋白酶不能使细胞充分分离，最好用 0.25% 胰蛋白酶加 0.02% EDTA 的混合液。细胞分散离心后加入血清或含血清的培养液可以终止胰蛋白酶的作用。

3. 静止三维培养法

（1）器官块在体外的培养

1）悬滴培养法：经典的方法是双盖片法。步骤：①在方盖片中央滴一小滴鸡血浆；②其上放一圆盖片，取一小块组织放于圆盖片的中心，再滴加 1~2 滴血浆和 1 滴胚胎提取液，充分混匀，稍置片刻后血浆即凝固，组织小块则凝固于其中；③取一块玻璃，边缘涂上凡士林，反扣在盖玻片上，用热蜡封闭边缘，置于 37℃ 培养。本法的特点是培养空间小，维持时间短。

2）卡氏瓶培养法：将组织块置于卡氏瓶中，每瓶数小块组织，将血浆预先涂于瓶壁，瘤块即固定于瓶上。“1）”和“2）”两法均利用血浆或胎汁培养。

3）普通组织块培养法：将组织置于培养瓶中，待组织块贴壁后，加入适量的液体培养基，多用于原代培养。

（2）三维细胞培养法：利用不同载体如中空纤维、小球体和海绵等作为细胞的附着底物，可大量繁殖细胞，用于大规模生产生物制品。

4. 静止悬液培养法　一些特殊的细胞系能以悬浮状态进行培养。虽然培养器皿静置，细胞并不附着而以游离状态进行繁殖。静止悬浮培养应用较广，培养较容易。悬浮培养时，只要取适当浓度的细胞，接种于新的培养液中，细胞就能增殖，也可人为地采用摇动振荡、搅拌使细胞悬浮培养,在培养过程中反复取样。适合于研究细胞的营养、代谢及成分分析等,并可研究培养细胞在不同时期的变化。

5. 转管培养法(roll tube culture) 转管培养法是把小块组织贴附于试管壁,待半干燥时添加培养液。原则是在转动时组织块同培养液和空气交替接触。这样不仅使培养液流动,而且使细胞有机会接触空气,利于细胞的生长。使用器具包括旋转装置、旋转板(转鼓)及培养管。旋转装置通常调节至每小时 6~12 转,而作悬浮培养时,需调至每小时 300~1000 转。转鼓的倾斜度约为 5°,培养管可使用普通的玻璃试管或用于相差显微镜观察的平底试管(能装入带有组织块的盖玻片进行培养),也可使用大型培养管。为方便起见,转鼓上的孔可根据所使用的培养管的种类及数目进行适当加工。

6. 摇动培养法(rotation culture) 将正常胚胎或肿瘤组织分散为单细胞,在适当的摇动培养条件下,使单个细胞集合起来重新组成组织乃至器官,称为细胞球样聚集体(cell spheroid aggregate),广泛用于胚胎学和肿瘤学研究中。具体操作是胚胎组织、肿瘤组织或其培养细胞,用分散剂(0.25% 胰蛋白酶+0.02% EDTA)消化,制成单细胞悬液。经 500~1000r/min 离心 10min 后,加培养液调至适当浓度(10^5~10^6/ml)。取 6ml 细胞悬液置于 50ml 锥形瓶中,塞上胶塞,置于 37℃旋转摇动培养仪,进行旋转摇动培养。24~48h 后取出细胞聚集体,作常规组织学检查或细胞生物学特性检查。

【体外培养细胞的取材方法】

以培养恶性肿瘤细胞为例叙述。

1. 标本的采集与处理 可采用原发癌组织、转移灶和活检小块。取得的组织最好尽快培养。若耽搁时间,可将组织浸泡于培养液中,放置于冰浴或 4℃的冰箱中。取材时应去除癌组织周围经常会带出的血液、脂肪等。淋巴结等本来无菌的组织可泡在普通的培养液中(内含青霉素 100 U/ml,链霉素 100μg/ml)。对有可能被霉菌或细菌污染的癌组织(如口腔、消化道及肺等暴露于外界的部位),培养前应在含二性霉素 2μg/ml、青霉素 200~1000 U/ml、链霉素 200~500μg/ml 的培养液中浸泡 10~20min。挑选新鲜的癌组织(一般是选表面似鱼肉状的瘤组织)作为培养材料,用眼科小剪刀将组织剪成 1~2mm^3小块。所用材料要作必要的组织切片或印片检查,有条件最好进行染色体分析、电镜检查及组织化学等研究分析。

2. 细胞的分散方法 接种组织块后,细胞从其边缘开始生长。如果要使细胞以游离状态散布于培养瓶中进行增殖,则必须使细胞分散开。用于细胞分散方法有机械分散法和化学处理法。

(1) 机械分散法:癌组织不同于正常组织,在单纯用剪刀剪碎时,癌细胞可以游离出来,成为细胞悬液。特别是网状细胞肉瘤及淋巴肉瘤等恶性淋巴瘤组织,只要稍加切碎并用吸管吹打或搅拌几次,很容易得到大量细胞悬液。另外,癌组织若呈髓质结构(结缔组织少而癌细胞形成大的细胞团),或含丰富细胞的肉瘤组织、未分化癌和神经母细胞瘤,也较容易获得具有丰富细胞的悬液。此法适用于能够较自然地获得细胞悬液而不需化学和过渡机械性操作的组织。

(2) 化学处理法

1) 胰蛋白酶消化法:胰蛋白酶使用前预热 37℃,使用消化液的体积应是被消化物的 5~10 倍。组织小块放入胰酶消化瓶,用旋转搅拌器或磁力搅拌器搅拌,速度以不引起泡沫为宜,温度应控制在 37℃。消化时间取决于组织块大小,通常为 30~60min。停止搅拌,使细胞碎块沉于瓶底,将含有游离细胞的上层液从瓶的侧壁倒出。上层液用1000r/min离心 10min,弃上清,最后加入一定量营养液制成细胞悬液。

2) EDTA 分散法:EDTA(商品名 Versene)是一种化学螯合剂,效果在于脱钙作用。单独使用时不易使细胞分离散,所以原代培养一般不用,多数用于分散传代细胞系(株)。常使用 0. 02% EDTA 与 0. 25% 胰蛋白酶的混合液。

3) 胶原酶:适用于消化坚硬癌组织中结缔组织的纤维成分。与胰蛋白酶不同,在 Ca^{2+}、Mg^{2+}存在下仍有活性,而且血清不能使其灭活。因此,可将其溶于血清的培养液中(1mg/ml)过滤灭菌后,37℃下消化细胞。需经较长时间才能使细胞分散。

【细胞原代培养】

从直接取自生物体细胞、组织和器官开始的培养称为原代培养(primary culture)。首次成功的传代培养之前的培养可以认为是原代培养。将细胞从一个培养瓶转移或移植到另一个培养瓶即称为传代或传代培养(passage culture)。原代培养可分为组织块培养和分散细胞培养。

1. 组织块培养　将剪碎的组织块直接移植在培养瓶壁上(或将组织块铺于预先用鼠尾胶原涂过的培养瓶壁上),在双侧瓶底加入培养液,37℃(或置于含 5% CO_2 培养箱中)培养 1~2h,然后轻轻翻转培养瓶,将培养液盖过组织块。也可用湿润系统培养法(moist system method),即将组织块贴附于培养瓶玻璃表面,静置片刻(10min 左右)滴入 2~3 滴培养液以防干燥,在 37℃培养箱中放置一夜,第二天早上缓缓注入 2ml 培养液继续培养。

培养要点如下。

(1) 由于原代培养到进行传代时间较长,考虑到霉菌、细菌污染导致的损耗,所以最初接种的培养容器体积小些,数量多些。若用 35mm 平皿,每平皿均等分布地接种 20~30 个组织块。培养液通常每周更换两次,可以半量或 1/4 量换液。pH 通常调整至 7. 2~7. 4。pH 随细胞种类不同而异,最适 pH 可偏高(如绒毛膜上皮癌细胞)或偏低(如神经母细胞瘤株 NB-1)。培养开始 2~3 周,组织块附着于平皿、培养状态趋于安定后,可在换液过程中,逐渐吸除变性的组织块、细胞块或碎屑,以利于观察。

(2) 培养期间必须竭力防止细菌、霉菌污染。换液时应作无菌试验。一旦发现污染时,应立即废弃不用。

(3) 当癌细胞还未生长到足以覆盖玻璃的大部分表面以前,应该耐心等待,不要急于传代。当癌细胞已增殖到占据绝大部分表面时,可用胰蛋白酶和 EDTA 处理并传代。

(4) 传代时细胞数尽可能多一些,若细胞数太少,则不易生长。选择确定适合于该细胞的培养方法,并根据细胞的增殖能力确定适当的传代周期。传代周期随细胞而异,最短的每周传 2~3 次,最长的可达每 2~3 周 1 次。

(5) 出现率最高的成纤维细胞经常阻碍癌细胞的生长,其有时可起饲养细胞的作用。若癌细胞的增殖占了优势,则成纤维细胞常可自行消灭。在成纤维细胞和癌细胞长期共存的情况下,一般对癌细胞进行选择性传代。可利用癌细胞贴壁比成纤维细胞速度慢的特点,连续贴壁传代,而达到分离的目的;也可利用橡皮刮头在镜下机械地刮除成纤维细胞。

(6) 若同时还保存其他细胞株,则存在着细胞间交叉污染的危险性。假如细胞形态突然发生变化,则首先必须想到并检查有无细胞间的污染。

2. 分散细胞培养　用机械分散或化学处理分散法或从胸腔积液、腹水和体液离心得到的细胞悬液进行的原代培养,在早期与组织块培养不同,但从细胞充分增殖开始后,情况基本相同。采集到的标本应尽早接种。如果目的是作癌细胞单层培养,则细胞接种浓度应为 $2×10^6$/ml 左右,1 天后换液,这样可除去红细胞及悬浮细胞,而仅剩下贴附于玻璃表面的细胞。无论何种培养,都应选择癌细胞较多而红细胞混入较少的材料。应当使用多个小容器培养。如接种细胞数量较多,由于细胞呼吸使培养液的 pH 下降,可每次半量换液,每周两次,经常进行观察。一般应用小平皿在 37℃ 饱和水蒸气并通入 5%~10% CO_2 及 90%~95% 空气的培养箱中,开放培养,也可用方瓶进行封闭培养。

【培养细胞的生长与增殖】

1. 培养细胞的生长与增殖 大多数二倍体细胞在培养过程中维持有限的生存期,最多生存一年左右,传 30~50 代,相当于 150~300 个细胞周期。

(1) 原代培养期:从体内取出组织接种培养到第一次传代的阶段,一般持续 1~4 周。此期细胞呈活跃的移动,可见细胞分裂,但不旺盛。原代培养细胞与体内原组织相似性较大,细胞是异质(heterogeneous)的,相互依存性强,细胞克隆形成率很低,与体内细胞性状相似,是药物测试很好的对象。

(2) 传代期:在全生命期中持续时间最长,在培养条件好的情况下,细胞增殖旺盛,并维持二倍体核型。为保持二倍体细胞性质,细胞应在原代培养或传代后早期冻存。如不冻存,则需反复传代,这样有可能失掉二倍体性质。当传 30~50 代后,细胞增殖缓慢以致完全停止。

(3) 衰退期:细胞仍生存,但不增殖或增殖很慢,最后衰退死亡。

在细胞生命期中,少数情况下在以上三期任何一期均可发生细胞自发转化。转化的标志之一是细胞获得永久性增殖能力,称为连续细胞系(株)。连续细胞系的形成主要发生在传代期。转化后的细胞可能具有恶性性质,也可能仅有不死性(immortality)而无恶性。

所以体外培养细胞包括原代培养和各种细胞系(株)培养,生长达到一定的密度后,都需做传代处理。传代的频率和间隔与接种细胞数量、细胞生物学性质及营养性质等有关。接种细胞多则细胞数饱和度快;连续细胞系和肿瘤细胞系比原代培养细胞增殖快;培养液中血清含量多时,细胞增殖快。一般是在细胞长满瓶壁,培养液 pH 稍降低时做分离培养。依据细胞特性,将一瓶细胞以 1∶4 或 1∶3(即 1 瓶传 4 瓶或 3 瓶)传代。如小鼠 NIH3T3 成纤维细胞,每 3 天传代,接种 $3×10^5$/ml。在细胞长满瓶壁后应尽早传代。否则细胞会中毒,形态发生改变,重则从壁上脱落死亡。传代过晚(若已有中毒迹象)会影响下一代细胞的功能状态,细胞需要再传一两代,把不健康的细胞除去,才能恢复使用。

2. 培养细胞生长和增殖的观察

(1) 原代培养期细胞的增殖形态:组织块在原代培养时,细胞从组织块边缘旺盛的向外生长。增殖的方式大致分为三种类型。

1) 散射型(scattered type):细胞从组织块出发,游离而不连续地向外生长。

2) 铺砌型(pavement type):细胞从组织块出发,以铺砌样连续向外生长。

3) 悬浮型(floating type):细胞在培养液中悬浮生长。

肿瘤细胞最常见的增殖形态为散射型和悬浮型。

(2) 培养细胞的分型:培养细胞可依据其在支持物上生长的特性和描述上的方便,可分为贴附型和悬浮型两类。

1) 贴附型:大多数培养细胞呈贴附生长,称为贴壁依赖性细胞。依细胞形态大致分为以下四型。

A. 成纤维细胞型:胞体呈梭形或不规则三角形,中央有卵圆形核,胞质向外伸出胞质突起。细胞在生长时呈放射状、火焰状或漩涡状走行。由中胚层间充质起源的组织,如心肌、平滑肌、血管内皮及成骨细胞等呈本型形态。

B. 上皮细胞型:细胞呈扁平不规则多角形,中有圆形核。细胞彼此紧密相连成单层膜,生长时呈膜状移动;处于上皮边缘的细胞总与膜相连,很少脱离细胞群单独活动。起源于内外胚层细胞如皮肤表皮及其衍生物,消化管上皮,肝、胰和肺泡上皮等皆呈上皮型形态。

C. 游走细胞型:细胞在支持物上散在生长,一般不连接成片,细胞质经常伸出伪足或突起,有活跃地游走或变形运动,速度快而且方向不规则。此型细胞不稳定,有时难和其他细胞区别。

D. 多形细胞型:有一些组织和细胞,如神经组织的细胞等,难以确定其规律和稳定的形态。均可归于此型。

2) 悬浮型:见于特殊的细胞,如某些类型的癌细胞和白血病细胞。胞体为圆形,适于繁殖大量细胞。

当培养条件良好时,细胞形态上有相对的稳定性和一致性,在一定程度上反映细胞起源,以及正常和异常(恶性)的区别,可作为细胞形态学的一个指标和依据。

(3) 培养细胞的细胞生物学检测:培养细胞生长形态为单一的细胞系(株)后,需做一系列细胞生物学测定以了解细胞的性状。

1) 形态学方面

A. 一般形态观察:可用相差显微镜对活细胞的形态、胞浆和膜进行观察。生长状态良好的细胞,透明度大,细胞内颗粒少,没有空泡,胞膜清晰。培养上清清澈透明,看不到悬浮的细胞和碎片。细胞功能不良时,胞质中常出现空泡、脂滴和其他颗粒状物,细胞之间空隙加大,细胞形态可变得不规则甚至失去原有特点。只有状态良好的细胞才能用于实验,一般在细胞接种或传代后,每天或至多间隔 1~2 天,应观察细胞形态、细胞生长、培养液 pH 和污染与否等,随时掌握细胞动态变化,以便做换液或传代处理。如发现异常情况,应及时采取措施。

正常情况下培养液呈桃红色,用一般温箱培养时,随细胞生长时间的延长,CO_2积累增多,由于培养基内有 pH 指示剂的存在,所以其颜色可间接反映细胞的生长状态。呈橙黄色时,细胞一般生长状态较好;呈淡黄色则可能是培养时间过长,营养不足,死亡细胞过多;呈紫红色则可能是细胞生长状态不好,或已死亡。也可用 Giemsa 染色进行观察。

B. 超微结构观察:超微结构观察有助于确切地说明细胞的性质和特点。

2) 生长情况

A. 分裂指数:细胞分裂指数即每百个细胞中的分裂象数,用以表示细胞增殖旺盛的程度。一般要观察和计算 1000 个细胞中的细胞分裂象数。用盖片培养法,每日从瓶中抽出一组盖片,固定染色,镜下观察计算分裂象数,或制成曲线。

B. 生长曲线:为测定细胞绝对增长数值的简易方法。接种 10^4个细胞后,每天抽出一组(至少随机取样 3 瓶),将其营养液移入刻度试管中,记下毫升量,用胰蛋白酶和 EDTA 消化数分钟至细胞接近离壁前吸出。把营养液注回瓶中吹打让细胞从瓶壁全部脱落,制成悬液,计数。依逐日检查数值绘出生长曲线。细胞倍增时间,可从生长曲线中测知。

C. 集落形成率(plating efficiency,PE):

$$PE=\frac{\text{生成的集落数}}{\text{每个平皿接种的细胞数}}\times 100$$

集落形成率大的细胞群，独立生存的能力强。

D. 半固体培养中的集落形成率：使细胞在半固体（常用 0.3%）琼脂中增殖并形成集落，常用双层软琼脂培养法。平皿中由 0.5% 琼脂铺底，细胞在上面的 0.3% 的琼脂层中悬浮生长，是当前检测转化细胞和肿瘤细胞常用的方法，与细胞恶性程度有很高的符合率。

E. 细胞表面改变［刀豆球蛋白（ConA）凝集试验］：细胞凝集反应与细胞膜表面受体有关，正常细胞凝集性小于恶性细胞。正常细胞的胞膜有 ConA 受体，癌细胞则明显增加。

【培养细胞的保存、储藏和运输】

细胞系（株）和非连续使用细胞可长期保存，并保持活性，需要时应用。哺乳类动物细胞可冻存数日甚至数年，不需经常传代和换液，且减少污染或其他不利影响。影响冻存细胞活性的因素有：细胞冻存保护剂、细胞悬液的冻结速度、保存温度、复苏。冻存方法（适用于原始组织、原代细胞和细胞系）。

（1）细胞用胰蛋白酶或 EDTA 分散后，用冻存保护液稀释至 $(2\sim5)\times10^6$/ml。冻存保护液为原来所用的培养液（Eagle，MEM 等）其中加 10% 血清和 5%～10% DMSO 或 10% 甘油（DMSO 用微孔过滤法除菌，甘油用高压灭菌），预先配制冷却。

（2）细胞悬液分装于 2ml 安瓿中，装量 1ml，火焰封口，做好标记，可将其置于纱布袋内。小量冻存可以保证添加液浸透良好，冻结速度一致。

（3）安瓿进入液氮前应有一个渐降温的过程，在特殊的仪器或简易的盛液氮的冰壶中，以 1℃/min 的速度降温，降至 −30℃ 时，投入液氮储藏罐中长期保存。

（4）冻存细胞复苏时，将安瓿置于 37～40℃ 水浴，充分摇动使其急速融化，30～60s 内完成。

（5）细胞悬液低速离心，去除上清中的保护添加剂，加入原来使用的培养液，37℃ 培养。

细胞培养物用液氮和干冰储存运输，须有特殊容器，保存效果好。但大多数细胞培养物可不必冷藏保存。短距离运输时，可装于隔热容器内（通常使用冰盒）运至目的地，仍可保持其活性。

【基本设备和试剂】

1. 细胞培养室 培养室设计的原则是防止微生物污染和有害物质的影响。要求环境清洁，空气干燥和无烟尘，通风透气良好。培养过程包括无菌操作、温育（37℃）、培养液配制、用品的洗刷和无菌处理及储存。大致可设准备室、洗涮室、灭菌室和培养室。在仅有一两个较大房间情况下，可划分不同功能区的方式进行工作。培养室一般应设在室内较少走动的里侧。在具有充裕空间条件下，各实验室可设计成单独房间。

2. 培养细胞的基本设备

（1）超净工作台：是目前已普及应用的无菌操作装置。其原理是：利用鼓风机，驱动空气通过高效滤器净化后，徐徐通过工作台面，使工作场地构成无菌环境。无菌空气以微流（0.32～0.48m/s）方式，从工作台的工作空间流向工作空间以外，有侧流式和外流式两种。超净工作台占据空间小，启动电源后能很快使用，操作极其方便，大大提高了工作效率。此外，还有净化室和无菌操作箱，前者空间大，可做大型操作如骨髓移植，但造价昂贵；后者结构简单造价低廉但空间小，不适宜长时间操作。

（2）培养箱：分为封闭培养所需的电热恒温培养箱和用于开放培养的 CO_2 培养箱两种。培养箱应具有较高的灵敏度，温差不超过 0.5℃。为了增加培养箱的湿度而加入的蒸馏水中事先加入抗霉素液，可防止霉菌发生。根据不同需要也可购置转管培养器和旋转培养器。

（3）显微镜

1）倒置显微镜：在培养过程中定期观察细胞增殖状况。以能进行相差显微摄影者为宜。

2）实体（解剖）显微镜：在原代培养时用于切割和准确挑选用于培养的组织。

3）普通光学显微镜。

（4）纯水蒸馏器（纯水设备）：双蒸水和三蒸水用于配制各种培养液，玻璃器皿的冲洗也要使用纯化水。

（5）压力蒸汽消毒器：一般用全自动控制压力蒸汽消毒器。

（6）电热恒温干燥箱：用于烘干和干热消毒玻璃器皿。

（7）恒温水浴箱：用于培养用液和材料的预热（温度平衡）。

（8）冰箱：将培养用液保存于4℃条件下。血清、消化液和抗生素液等在-20℃下长期保存。

（9）离心机：在分离、传代和处理培养的细胞时，用离心方法搜集细胞，离心机转速通常为500~5000r/min，可离心0.5~50ml样品。

（10）天平：用于称量药品、试剂等。

（11）无菌滤器：用于各种培养液和不能用高压灭菌液体的除菌消毒。滤器有蔡司（Zeiss）滤器（不锈钢）、玻璃滤器和微孔滤膜滤器。微孔滤膜滤器最常用。配备直径100mm或150mm滤器一个，25mm滤器数个。

（12）液氮容器：用于培养细胞、组织块等活生物材料的长期冻存。需定期补充液氮。加注液氮和取放材料时作好保护，以免液氮飞溅伤人。

其他还有pH计、电磁搅拌器、细胞计数板等。

3. 原代培养的器械　主要用于解剖动物、取材和切割组织。各种器械需配置数套，灭菌后保存，操作时随用随取，每次用一套。常用的器械有解剖刀、解剖剪、镊子（中号）、眼科弯镊、止血钳等。

4. 培养器皿　细胞培养中一般应至少准备三套各种器皿。一套正在使用，一套进行洗涮处理，一套消毒灭菌后备用。

（1）玻璃瓶皿：应选择透明度好、无毒的中性硬质玻璃的制成品。

1）玻璃瓶：用于储存各种培养液、血清等，常以500ml、250ml、100ml的生理盐水瓶和血浆瓶代替。

2）培养瓶：主要用于培养细胞，要求壁平、壁厚均匀，便于细胞贴壁生长和显微镜观察。瓶口要大小一致，口径不小于1cm，便于胶塞塞紧和吸管伸入瓶内的任何部位。常用规格有100ml、30ml、15ml等。

3）吸管：常用1ml及10ml刻度移液管和3ml橡皮头吸管。

4）平皿：用于盛取和分离组织，或用于集落形成测定、单细胞分离等实验。常用规格有90mm、60mm和30mm。

5）离心管：细胞洗涤离心是细胞培养经常性的工作之一。应备50ml、10ml、5ml、2ml和1ml等规格。

其他还有烧杯、量筒、漏斗、试管、注射器和安瓿等。

（2）塑料瓶皿：使用塑料瓶皿进行细胞培养。优点为透明平滑、无毒性、利于细胞生长、使用方便，均为密封包装，可直接使用，主要有如下所述。

1）多孔培养板：规格有 4 孔培养板、6 孔培养板、24 孔培养板和 96 孔培养板。适用于少量细胞和单个细胞克隆的生长。

2）培养皿：适用于集落形成、细胞转化实验。规格有 100mm、60mm 和 30mm 等。

3）培养瓶：多为螺旋盖，便于在 CO_2 培养箱中使用。有 500ml、100ml、50ml 和 30ml 等多种规格。

其他还有塑料冻存安瓿、离心管等。

（3）其他用品：主要包括小件用品。消毒包装用的铝饭盒，支持和消毒吸管的铁筒或玻璃筒，保证瓶口密封的各种胶塞、瓶帽、封口膜和橡皮吸头等。

5. 基本试剂

（1）培养液

1）天然培养液：主要有血浆、鸡胚浸出液、水解乳蛋白、鼠尾胶原和血清。其中血清是细胞培养中用量最大的天然培养基。血清的种类有小牛血清、胎牛血清、马血清和人血清等，常用的是小牛血清。优质血清的判断标准是优质血清外观应透明、较少溶血、淡黄色、加热灭活后颜色稍深、蛋白沉淀少、经检查后无微生物（细菌、真菌、支原体和病毒）污染。支持生长能力的测定有集落形成率和连续传代培养两种测定法。集落形成率测定能发现质量上的微小差异。利用多孔板每孔接种 3～5 个细胞，形成克隆的孔在 70% 以上者，效果较好。而连续传代法较费时间，一般要传 6 次以上，才能确定是否适宜该细胞系的长期生长。如同时进行形态和生长速度的观察，结果更有意义。血清使用前应做灭活处理（加温到 56℃ 维持半小时），以破坏其中的补体成分。依据不同培养条件，常在合成培养基中加 5%～20% 灭活的血清。

2）合成培养液：常用合成培养基的种类和特点，一般是依据条件、经验和培养基的特点选用，已建成的细胞系最好选用最初原代培养使用的培养基。

目前常用的是 MEM Eagle 培养液，它仅含有 12 种必需氨基酸、谷氨酰胺和 8 种维生素，成分简单，广泛适用于各种已建成细胞系的培养。同时，便于添加某些成分，也特别适于特殊细胞的研究。

RPMI-1640 也是一种常用的培养液，最初是针对淋巴细胞的培养而设计的，实际使用中发现能广泛适应多种细胞，包括正常细胞和肿瘤细胞的培养，而且成分简单，和 MEM 一样，应用极其广泛。

McCoy 5A 和 Ham F12 是两种有特殊用途的合成培养基。McCoy 5A 是为肉瘤细胞设计的培养液，发现除了适用于原代培养、组织活检的细胞和淋巴细胞生长外，还适用于较难培养的细胞。Ham F12 是使用了一些微量元素的无机离子，如 Cu^{2+}、Zn^{2+}、Fe^{2+} 等。可在血清含量较少（2%～10%）的情况下培养细胞，特别适用于单细胞的培养，常做克隆化培养。

干粉型培养基现在大量商品化生产，性质稳定，便于储存和运输，使用方便。可参照说明书，将规定重量的干粉或 1 个包装溶于一定的水中，经过滤灭菌即可。有的培养基成分不完全，要求自行加入所需要的物质，如谷氨酰胺和 $NaHCO_3$。

用干粉制备培养基的过程：①制备三蒸水；②水加温至 15～30℃；③将干粉加入水中，搅拌使其充分溶解；④加 $NaHCO_3$；⑤加水至最终量；⑥必要时，用 1 mol/L HCl 或 1 mol/L NaOH 调节 pH；⑦用 0.22μm 的微孔滤膜滤过消毒。

（2）抗生素和抗霉素液：原代培养中取材的标本接种前的处理和常规培养液内需加入抗生素和抗霉素，以预防污染。

1）青链双抗液

A. 标本处理液：将50万U的青霉素及250mg链霉素溶于500ml Hanks液内，使每毫升含青霉素1000U、链霉素500μg。用于原代培养接种前标本的处理。

B. 常规培养用液：将100万U的青霉素和1g硫酸双氢链霉素用200ml Hanks液充分溶解。分装冻存于-20℃。使用前使之融化，在每份含有15%血清的合成培养液（分装100ml）中加2ml，即成为含青霉素100U/ml及链霉素100μg/ml。

2）抗真菌药：可与抗生素合用于处理标本和培养液中。常用的有两性霉素B和制霉菌素。最终浓度为每毫升1～5μg。将50mg（通常为安瓿）溶于500ml Hanks液中，配成每毫升含100μg的母液。

以上抗菌、抗真菌液均以微孔滤器除菌，少量分装冻存于-20℃，临用时加入培养液内。

（3）平衡盐溶液和缓冲液溶液

1）平衡盐溶液：为了用来洗涤所要培养的组织及配制合成培养液的基础液，以无机盐类和葡萄糖配制成保持生理状态的渗透压和pH的溶液，称为平衡盐溶液（BSS）。Hanks液和Earle液，可作为大体完备的BSS代表。其组成如附录表3-3-1。

附录表3-3-1　平衡盐溶液的成分

	D-Hanks液（g/L）	Earle液（g/L）
氯化钠	8.00	6.80
氯化钾	0.40	0.40
氯化钙	0.14	0.20
氯化镁	0.10	
硫酸镁	1.10	0.20
硫酸氢二钠	0.06	
硫酸二氢钠		0.125
硫酸二氢钾	0.06	
酚红	0.006	0.006
葡萄糖	1.00	1.00
碳酸氢钠	0.35	1.20

2）缓冲盐溶液：常用的是磷酸盐缓冲液（PBS），尤其是无钙、镁离子的溶液，称为PBS，适用于待分离细胞的洗涤及作为胰酶和EDTA等的溶剂。配方如下（g/L）：NaCl 8g，KCl 0.2g，$Na_2HPO_4 \cdot 12H_2O$ 2.89g，NaH_2PO_4 0.20g，加双蒸水至1L，可用124kPa 35min高压灭菌。

3）HEPES（N-2-hydroxyethylpiperazine-N′-2-ethanesulfonlic acid）分子量约为119，为一种氢离子缓冲剂，具有较强的缓冲能力，能较好地维持pH恒定。使用最终浓度为10～50mmol/L，可根据缓冲能力的要求而定。HEPES可按照所需浓度，直接加入到待配制的培养液中，再过滤除菌。

4）$NaHCO_3$液：用于调整pH。常用浓度有7.4%、5.6%和3.7%三种，配制时用三蒸水溶解后过滤除菌，分装，4℃保存。

（4）细胞分散剂

1）胰蛋白酶：胰蛋白酶的活力是用解离酪蛋白的能力表示。常用1∶125和1∶250两种（即1份胰蛋白酶可分别消化125份和250份酪蛋白）。在pH8.0、37℃时作用力最强,配制方法如下:D-Hanks 液高压消毒灭菌后,用 $NaHCO_3$液调节 pH 至 7.2 左右。

称取胰蛋白酶粉末于烧杯中,搅拌混匀,置室温 4h 或冰箱过夜,并不时搅拌振荡。次日先用滤纸过滤,再进行过滤除菌,分装入瓶,低温冰箱保存。

2) EDTA(乙二胺四乙酸)溶液:使用浓度为 0.02%,取 0.2gEDTA 溶于 1 L 无钙、镁磷酸缓冲液 PBS 中,高压灭菌后,分装小瓶,4℃保存。

(5) 指示剂和染色液

1) 1%酚红:①取 10ml 饱和 NaOH 加入 90ml 双蒸水中,即 1 mol/L NaOH;②取 10g 醇溶性酚红置于 100ml 烧杯内加入 20ml 左右的 1 mol/L NaOH 溶液,混匀后放置数分钟;③将已溶染料放入 1000ml 量瓶中;④加 10ml 1 mol/L NaOH 溶液入烧杯内,将溶解物一起加入量瓶中(1 mol/L NaOH 使用量不超过 70ml);⑤补加双蒸水至 1000ml,室温下保存。

2) 1%台盼蓝和 0.2%伊红染色液:用于判断细胞的死活。活细胞不着色,死细胞染成蓝色或红色。两者均为水溶液,室温保存。

【培养用品的清洗和消毒灭菌】

在培养环境中无毒、无菌是保证培养细胞生存的必需条件,因此对培养器皿的清洗和灭菌是极为重要的环节。

1. 培养用品的清洗

(1) 玻璃用品的清洗:在细胞培养中,工作量最大的是玻璃器皿的清洗。清洗后的玻璃器皿不仅要求干净透明、无油迹,而且不能残留任何物质。某些化学物质仅万分之一毫克,也会对细胞产生毒性作用。因此,玻璃器皿的清洗必须严格按照程序进行。一般玻璃器皿的清洗包括:浸泡、刷洗、浸酸和冲洗四个步骤。

1) 浸泡:初次使用和培养用后的玻璃器皿都需要先用蒸馏水浸泡,以使附着物软化或被溶掉。培养后的玻璃器皿多附有大量蛋白质,干涸后不易刷洗掉,故用完后应立即初步刷洗,然后浸泡在蒸馏水中,注意要让水完全进入瓶皿中,不要留有气泡。使用新的器皿时应先用自来水简单刷洗,然后用稀盐酸(5%)浸泡过夜或煮沸 30min,中和其中的碱性物质后再清洗。

2) 刷洗:浸泡后的玻璃器皿要用软毛刷和优质洗涤剂(加热)刷洗,以除去器皿外表面的杂质。刷洗时注意不要留死角。

3) 浸酸:刷洗不掉的极微量杂质经过清洗液浸泡的强氧化作用可被除掉。清洗液对玻璃器皿无腐蚀作用,去污十分有效,是清洗过程中的关键环节。目前常用的清洗液是由重铬酸钾、浓硫酸和水按一定比例配制而成。浸泡时器皿要充满洗液,不留气泡。浸泡时间不应少于 6h,一般应浸泡过夜。

4) 冲洗:玻璃器皿浸酸后必须用流水充分冲洗,每个器皿用流水灌满、倒掉,必须重复 10 次以上,不留任何残迹。最后用蒸馏水漂洗 2~3 次,用双蒸水漂洗 2~3 次,用双蒸水或三蒸水漂洗一次,烤干备用。

玻璃滤器原则上与玻璃器皿清洗方法相同。无论是浸泡还是浸酸、冲洗,都需用抽滤的方法进行。

(2) 橡胶用品的清洗:胶塞类橡胶用品,每次用后先用蒸馏水浸泡,然后用 2% NaOH 溶液煮沸 15~20min,用自来水冲洗干净,再用 1%稀盐酸溶液浸泡 30min,再用自来水冲洗、蒸馏水漂洗 2~3 次,最后双蒸或三蒸水漂洗 1 次,烤干后备用。

(3) 金属器械的清洗:新的解剖器械应先用纱布擦去防锈油后,再用洗涤剂煮沸刷洗,然后用自来水、蒸馏水、双蒸水冲洗,烤干备用。

(4) 塑料器皿的清洗:细胞培养使用的塑料器皿主要有培养板、培养皿及培养瓶等。这些产品主要是进口的一次性商品,已经消毒灭菌,打开就可使用。若要反复使用,清洗方法如下:用后立即用流水清洗或浸泡在水中,用脱脂棉轻轻擦拭掉残留附着物或用超声波清洗机清洗后,用流水冲净,浸泡在清洗液中过夜,再用自来水冲净,蒸馏水漂洗 2~3 次,最后三蒸水漂洗 2 次,晾干备用。

2. 消毒灭菌　所有培养物品在消毒灭菌前必须进行适当的包装,以保证灭菌后不受外界的污染。消毒灭菌的方法有多种,随物品不同,采用的方法不同。有物理方法和化学方法两大类。物理法包括:湿热(高压蒸汽)、干热、过滤和紫外线等方法杀灭微生物。化学法是使用化学消毒剂、抗生素等杀灭微生物。

(1) 湿热灭菌:湿热灭菌及高压蒸汽灭菌,是最常用和最有效的一种方法。布类、胶塞、金属器械、玻璃器皿及某些培养用液都可用此法消毒灭菌。各种物品有效消毒灭菌压力和时间不同,一般培养用液、橡胶制品要求 4.5kg(114℃)10~20min 或 3.6kg(112℃)30min;布类、玻璃制品、金属器械等为 6.8kg(121℃)20min。

(2) 干热灭菌:主要适用于玻璃器皿的消毒灭菌。用电热鼓风干燥箱加温到 160℃,保持 1h,可达到消毒目的。金属器械和橡胶、塑料制品不能使用干热消毒法。

(3) 滤过除菌:大多数培养液,如人工合成培养液、血清、酶溶液等,在高温下会变性,失去功能,因此必须采用滤过法除菌。

玻璃滤器适用于各种培养液的滤过除菌。玻璃滤器根据滤板的孔径分为:G_1~G_6几种规格,一般采用 G_6型(孔径在 1.5μm 以下),可达到除菌目的。

微孔滤膜滤器,有一次性和反复性使用的两种,滤膜孔径选用 0.22μm。一次性滤器打开后就可使用。其他各种滤器必须清洗后经高压蒸汽消毒、烤干后方可使用。

(4) 紫外线消毒:常用来消毒空气,操作表面和一些不能用其他方法消毒的物品(如塑料培养皿等)。一般距紫外灯 2.5m 范围内直接照射 20min 即可。

(5) 消毒剂及抗生素:细胞培养室的工作面、器具、墙壁、地面和空气等可用消毒剂进行灭菌处理。例如,75%乙醇溶液常用于皮肤和瓶皿开口部位的消毒;0.1%苯扎溴铵是目前最常用的消毒剂,可以对器械、皮肤、操作面进行擦拭和浸泡消毒;乳酸可用于空气消毒;来苏儿可用于地面消毒;过氧乙酸消毒能力很强,在 0.5%的浓度下,10min 就可将芽孢菌杀死。

抗生素主要是用于培养用液消毒灭菌,不同种类抗生素适于杀灭不同微生物,多数是为了预防。最常用的抗生素为青霉素、链霉素和庆大霉素等。

3. 无菌操作的基本要领和要求　在细胞培养中防止污染是决定培养成功或失败的首要条件。由于体外培养细胞缺乏抗感染能力,所以在一切操作中要努力做到最大限度的无菌,防止污染。为达到这一要求,所有操作要进行地有条不紊和安全可靠。

(1) 培养前的准备:要充分做好培养前的实验用品准备工作,根据实验的要求进行物品清点包装,注明标签后灭菌、烤干备用。在工作前移入超净工作台内。

(2) 超净工作台的消毒:工作面先用 0.1%苯扎溴铵擦拭一遍后,打开紫外线灯灭菌,用 30W 紫外线灯管直接照射 20~30min。然后关闭紫外灯,打开风机。培养用液和培养细胞不要放在紫外线下直接照射,在操作时随手携入。

(3) 洗手和着装:原则上与外科手术洗手相同:先用肥皂刷洗手和前臂,再用流水冲洗，然后用0.1%苯扎溴铵或75%酒精棉球擦洗。应穿无菌服，戴无菌帽和口罩。

（4）火焰消毒：在无菌条件下操作时，首先要点燃酒精灯，此后一些操作，如安装吸管橡皮头、打开瓶塞、使用吸管等都要经过火焰灼烧，或在近火焰处进行。注意金属器械不能在火焰上烧灼时间过长，以防退火。烧过的用具要待冷却后才能夹取组织，以免造成组织损伤。

（5）无菌培养操作：进行细胞培养操作时，动作要准确敏捷，但又不能太快，以防空气流动，增加污染机会。不能用手触及器皿的无菌部分，如已接触，要更换或用火焰灼烧触及部。为拿取方便，工作台面上的实验用品布局要合理顺手，原则上为右手使用方便的用品放在右侧，左手用品放在左侧。培养用液也不要过早开瓶，不要长时间直立暴露开口，以免增加污染机会。吸取不同培养用液时，应分别使用不同的吸管，以防扩大污染或增加混淆不同细胞的机会。

（殷丽天）

附录四　动物实验基本技术

掌握动物实验基本知识，对动物实验的顺利进行至关重要。动物实验的基本技术包括实验动物的抓取、固定、给药途径、给药剂量、麻醉、处死等内容。这些基本操作技术，在生命科学各研究领域中都会被不同程度地应用，已经成为生命科学实验工作者必须熟练掌握的一门基本功。

【实验动物的抓取与固定】

在动物实验中，各种动物都需要被抓取和固定，为了既不伤害动物，又不影响观察指标，并防止被动物咬伤，保证实验的顺利进行，工作人员必须掌握合理抓取固定实验动物的方法。抓取固定动物时须对各种动物的生活习性有所了解，操作时要小心仔细、熟练准确、不能粗暴、不可恐吓动物。下面介绍几种常用的有代表性的抓取固定方法。

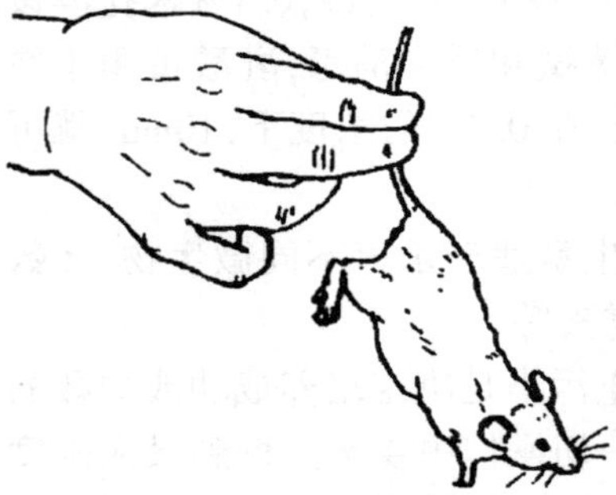

附录图 3-4-1　提尾抓取小鼠

1. 小鼠的抓取与固定

（1）抓取方法：用右手拇指和食指抓住小鼠尾中央提起来（附录图 3-4-1），若只想移动小鼠，可以用双手把它捧起来（附录图 3-4-2）。若进行灌胃，以及肌内注射、腹腔和皮下注射，则将提起来的小鼠放在笼盖（或较粗糙的台面）上，用左手的拇指和食指抓住背颈部到背中央的皮肤，使其头部不能摆动（附图 3-4-3）。这时要注意，用力过分会使动物窒息或颈椎脱臼。

（2）固定方法：若进行尾静脉注射或取血，可将小鼠固定在小鼠固定器内（附录图 3-4-4）。若进行心脏采血或外科手术等实验应将小鼠固定在固定板上（附图 3-4-5）。

2. 大鼠的抓取与固定

（1）抓取方法：抓取大鼠时要小心，最好带上防护手套。4~5 周龄以内的大鼠，同小鼠一样抓住尾巴提起来。周龄较大的大鼠需抓住大鼠尾巴的基部。

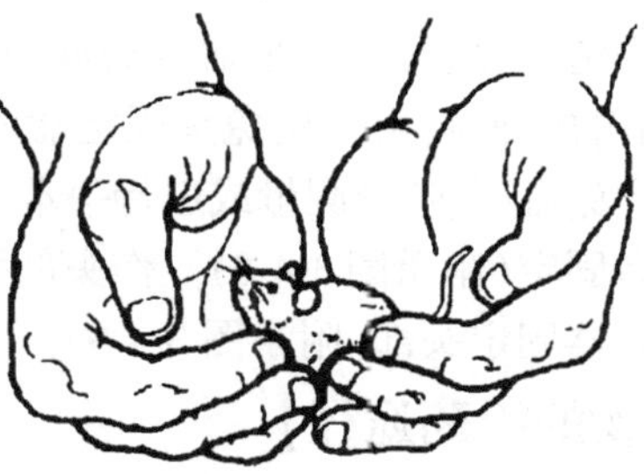

附录图 3-4-2　双手捧取小鼠

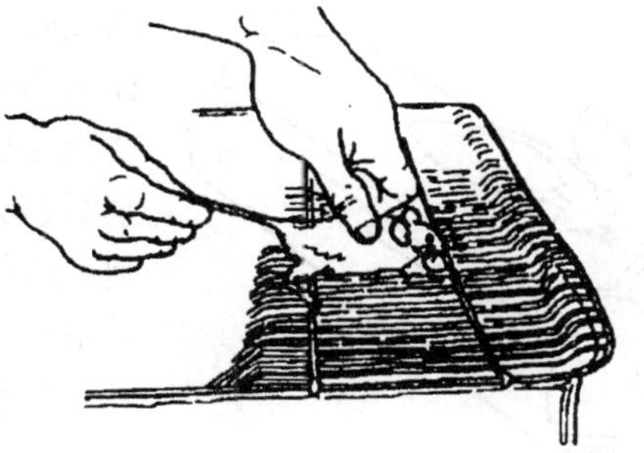

附录图 3-4-3　按压固定小鼠

（2）固定方法：张开左手虎口，迅速将拇指、食指插入大鼠的腋下，虎口向前，其余三指及掌心握住大鼠身体中段，并将其保持仰卧位，之后调整左手拇指位置，紧抵在颌骨上，即可进行实验操作（附录图 3-4-6）。在进行尾静脉注射或取尾血时，可将大鼠固定在鼠尾固定器内。若要心脏采血、解剖或进行外科手术时，则将大鼠固定在固定板上。

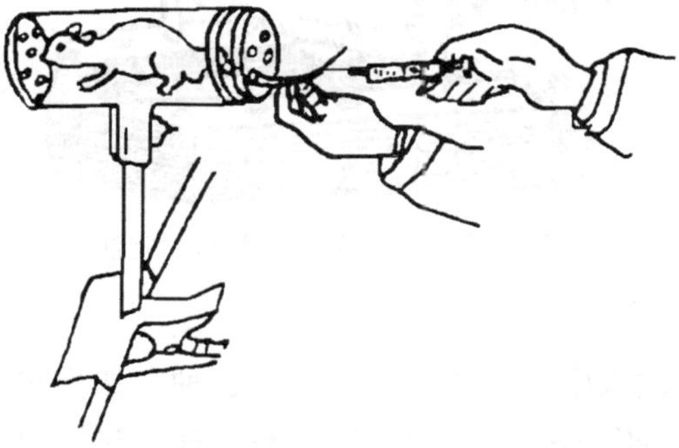

附录图 3-4-4　小鼠尾静脉注射固定器

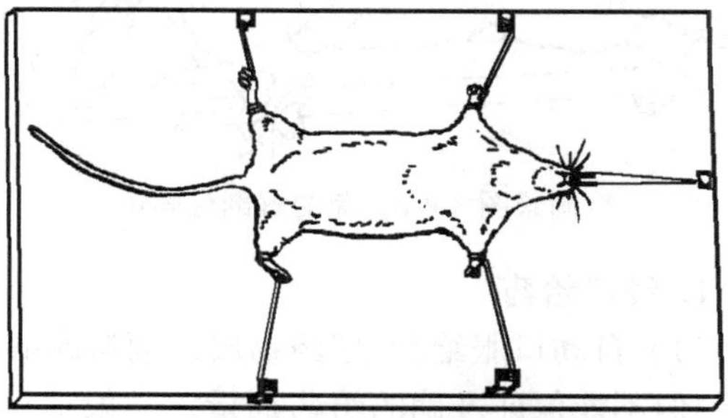

附录图 3-4-5　小鼠完全固定法

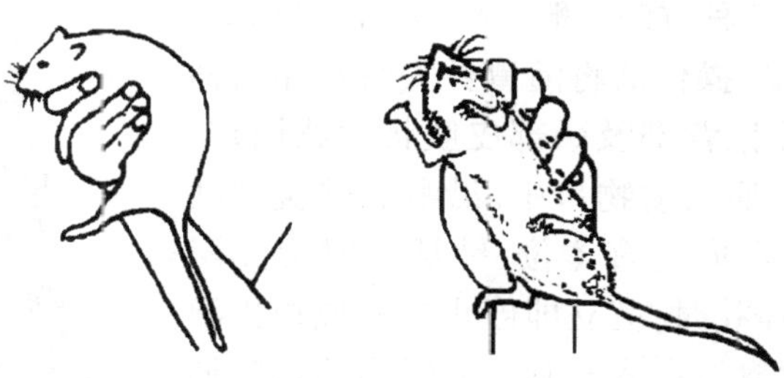

附录图 3-4-6　大鼠的抓取与固定

3. 豚鼠的抓取与固定　抓取幼年豚鼠时，可用双手将其捧起来。抓取较大的豚鼠时，先用手掌迅速扣住豚鼠背部，抓住其肩胛上方，以拇指、食指捏住颈部，其余手指握持躯干，即可轻轻提起。对怀孕或体重较大的豚鼠，应以左手托其臀部。豚鼠的固定方法基本同大鼠。

4. 家兔的抓取与固定

（1）抓取方法：轻轻打开笼门，一般用右手抓住兔颈部的被毛连同皮肤一起抓住，然后用左手托其臀部，保证其大部分体重集中在左手中。

（2）固定方法：在给兔灌药时，可采用徒手固定法，即人坐在椅子上用一只手抓住颈背毛皮，另一只手抓住两后肢放入大腿之间，大腿夹住兔子的下半身，用空着的手抓住两

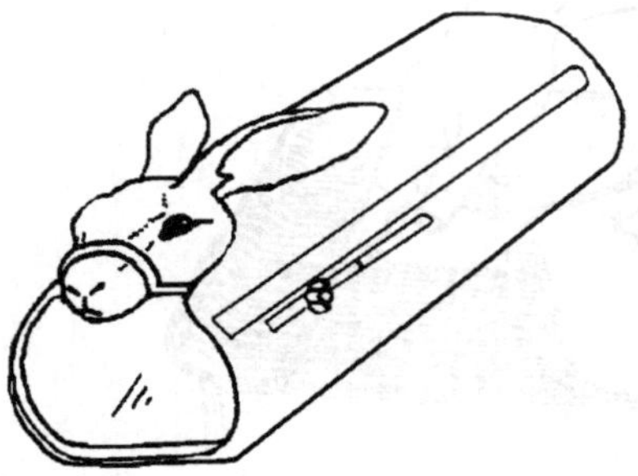

附录图 3-4-7　兔头固定器

前肢固定之，抓住颈背部的手，同时捏住两个耳朵，不让其头转动。作兔耳血管注射、采血或观察兔耳血管变化，以及兔脑内接种时，可采用兔头固定盒固定(附录图 3-4-7)。作兔血压、呼吸测量或进行手术操作时，则采用兔解剖台固定(附录图 3-4-8)。作头部手术时，采用马蹄形固定器固定头部(附录图 3-4-9)。

【实验动物的给药途径】

动物实验常用的给药方法包括经口给药和非经口给药两种途径。可根据实验目的、实验动物的种类和药物剂型等情况确定。

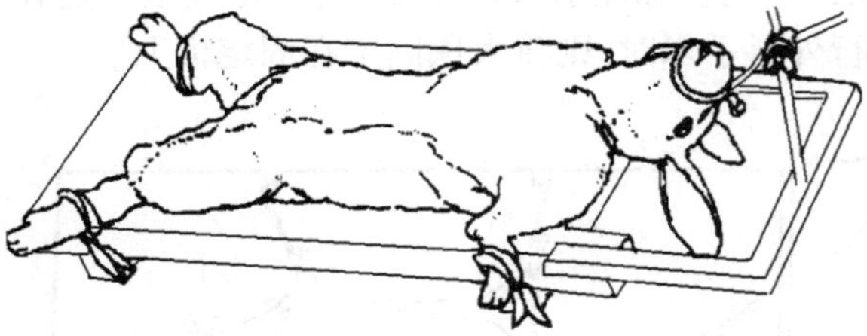

附录图 3-4-8　兔的解剖台固定

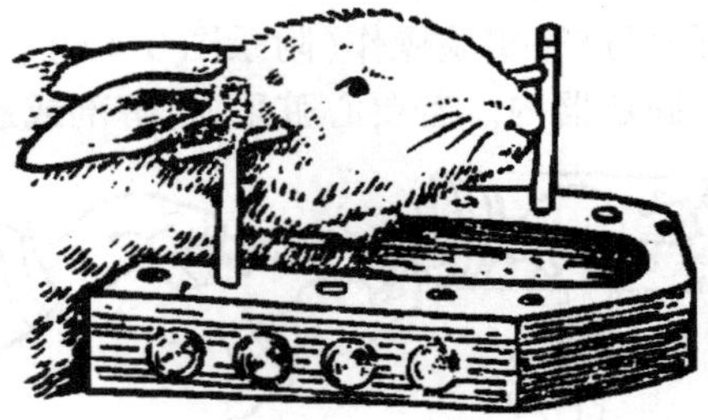

附录图 3-4-9　兔的马蹄形固定法

1. 经口给药

(1) 自动口服给药:把药物放入饲料或溶于饮水中让动物自由摄取。这种方法简单易行,但不能保证准确的给药剂量。一般适用于动物疾病的防治、药物的毒性观察以及某些与食物有关的人类疾病模型的复制。

(2) 强制灌胃给药:这种方法一般能准确控制给药量。

1) 小鼠、大鼠和豚鼠:操作前将灌胃针安装在注射器上,吸入药液。左手抓住鼠背部及颈部皮肤将动物固定,右手持注射器,将灌胃针插入动物口中,沿咽后壁缓缓插入食管。动物头颈应固定成垂直体位,针插入时应无阻力。若感到阻力或动物挣扎时,应立即停止进针或拔出灌胃针,以免损伤或穿破食管及误入气管。一般当灌胃针插入小鼠 3~4cm,大鼠或豚鼠 4~6cm 后即可将药物注入(附录图 3-4-10)。

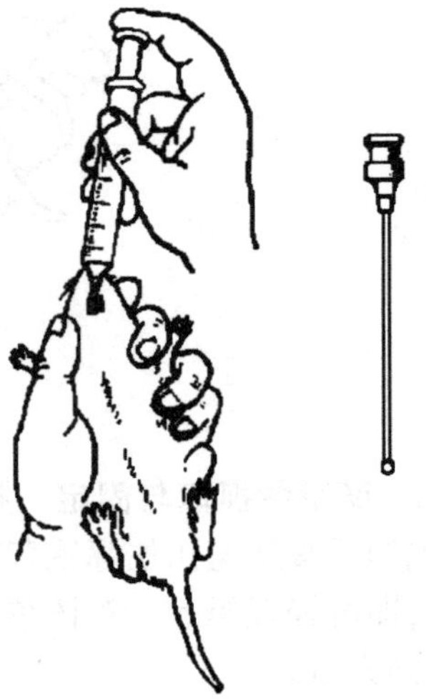

附录图 3-4-10　小鼠胃内注入法

2) 犬、兔:灌胃时,先将动物固定,再将特制的扩口器放入动物口中。扩口器之宽可视动物口腔大小而定,如犬的扩口器可用木料制成长方形,长 10~15cm,粗细应适合犬嘴,为 2~3cm,中间钻一个孔,孔的直径为 5~10mm。灌胃时将扩口器放于动物上下门牙之后,将带有弹性的橡皮管(如导尿管)经扩口器上的小圆孔插入,沿咽后壁进入食管,此时应检查导尿管是否正确插入食管,可将导管外口置于一盛水的杯中,如不产生气泡,即可认为导管在食管中,未入气管,即可将药液灌入。

各种动物一次灌胃能耐受的最大量：小鼠 0.5～1.0ml，大鼠 4～7ml，豚鼠 4～7ml，家兔 80～150ml，犬 200～500ml。

2. 非经口给药

（1）皮内注射：兔、豚鼠、大鼠的皮内注射部位均为背部脊柱两侧皮肤。注射前一天，将动物注射部位被毛用脱毛法脱净。注射时，皮内注射针面朝上与皮肤平行刺入皮内（表皮和真皮之间），然后推液。当药液注入皮内时，可见到皮肤表面马上鼓起一小泡，形成皮丘，同时因注射部位局部皮肤缺血呈苍白色，皮肤上的毛孔极为明显。此小泡若没有很快消失，则证明注射液确实注入皮内，若很快消失，就可能注在皮下，应重新换位注射。注射量：小鼠最多不超过 0.05ml，豚鼠、大鼠、兔一般为 0.1ml。

（2）皮下注射：注射时一般以左手拇指和食指提起皮肤，以 5 号针头注射器刺入皮下（真皮下），若针头能自由拨动无牵阻，注入注射液后形成小泡，注射液很快扩散，短时间内小泡可消失，则证明注射液确实注入皮下。皮下注射部位，一般犬、猫多在大腿外侧；豚鼠在后大腿内侧或小腹部；大、小鼠可在颈背部或侧下腹部（附录图 3-4-11）；兔在背部或耳根部；蛙可在脊背部淋巴腔注射。

（3）腹腔注射：用大、小鼠做实验时，以左手抓住动物，使腹部向上，右手将注射针针头于左（或右）下腹部刺入皮下，以 45°穿过腹肌，固定针头，缓慢注入药液，为避免伤及内脏，可使动物处于头低位，使内脏移向上腹。若实验动物为家兔，进针部位为下腹部白线外 1cm 处（附录图 3-4-12）。

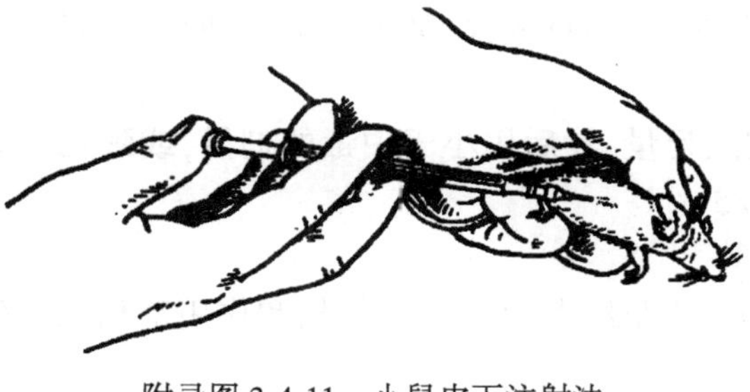

附录图 3-4-11　小鼠皮下注射法

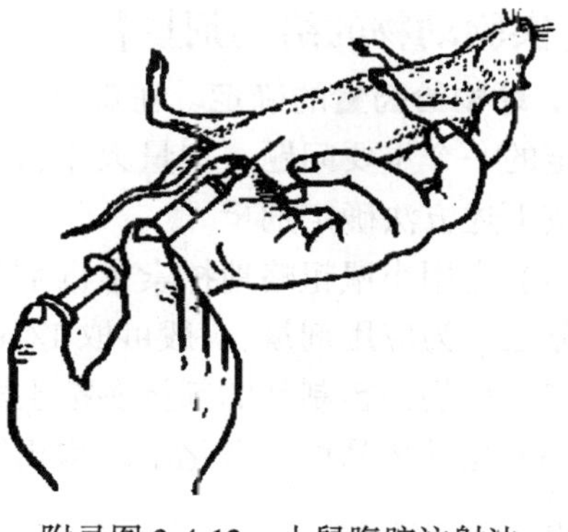

附录图 3-4-12　小鼠腹腔注射法

（4）肌内注射：肌内注射应选用肌肉发达，无大血管通过的部位，一般多选在臀部。注射时垂直迅速刺入肌肉，回抽无血，才可进行注射。给小鼠、大鼠等小动物作肌内注射时，一般用左手抓住动物的两耳和头部皮肤，右手持注射器，将针头刺入大腿外侧肌肉，将药液注入。

（5）静脉注射

1）家兔：兔的耳部血管分布清晰，耳外缘为静脉。内缘静脉深而且不易固定，一般不采用。外缘静脉易固定，常被选用。先拔去注射部位的被毛，用手轻揉兔耳，使静脉充盈，一般用左手食指和中指夹住静脉的近端，拇指绷紧静脉的远端，无名指及小指垫在下面，右手持注射器从静脉的远端刺入，移动拇指固定针头，放开食指和中指，将药液注入，然后拔除针头，用干棉球压迫针眼止血（附录图 3-4-13）。

2）小鼠和大鼠：一般选用尾静脉注射。操作时先将动物固定在鼠固定器内或扣在烧

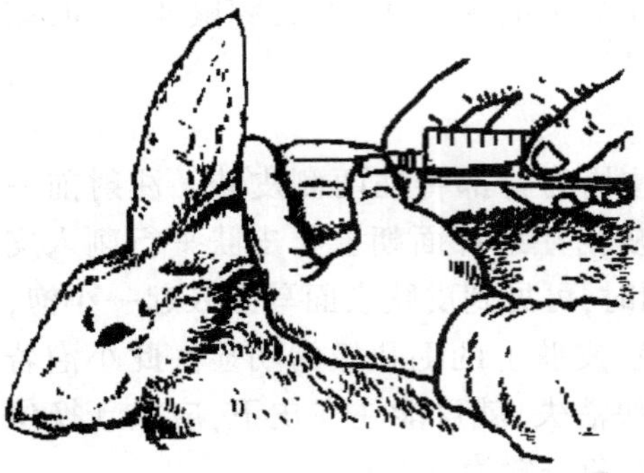

附录图 3-4-13　兔耳静脉注射法

杯内，使尾巴漏出，尾部用 45～50℃ 的温水浸润半分钟或用酒精棉球擦拭使血管充盈，用中指从下面托起尾巴，以无名指和小指夹住尾巴末梢，右手持 4 号（小鼠）或 4.5 号（大鼠）细针头注射器，使针头与静脉平行（小于 30°），从尾巴下部 1/4 处（距尾尖 2～3cm）处进针，此处皮薄易于刺入，先缓注少量药液，如无阻力，表示针头已进入静脉，可继续注射。注射完毕后，将尾部向注射侧弯曲以止血。如反复注射，应尽可能从末端开始，以后向尾根部方向移动注射。几种动物不同给药途径的常用注射量见附录表 3-4-1。

附录表 3-4-1　几种动物不同给药途径的常用注射量

注射途径	小鼠(ml)	大鼠(ml)	豚鼠(ml)	兔(ml)	犬(ml)
腹腔注射	0.2～1.0	1.0～3.0	2.0～5.0	5.0～10	5.0～15
肌内注射	0.1～0.2	0.2～0.5	0.2～0.5	0.5～1.0	2.0～5
静脉注射	0.2～0.5	1.0～2.0	1.0～5.0	3.0～10	5.0～15
皮下注射	0.1～0.5	0.5～1.0	0.5～2.0	1.0～3.0	3.0～10

【实验动物的给药剂量】

1. 动物给药量的确定　在观察一种药物的作用时，确定动物给药剂量是实验开始时应确定的一个重要问题。剂量太小，作用不明显，剂量太大，又可能引起动物中毒致死，可以按下述方法确定剂量。

（1）先用小鼠粗略地探索中毒剂量或致死量，然后用小于中毒的剂量，或致死量的若干分之一为应用剂量，一般可取 1/10～1/5。

（2）植物药粗制剂的剂量多按生药折算。

（3）化学药品可参考化学结构相似的已知药物，特别是化学结构和作用都相似的药物剂量。

（4）确定剂量后，如第一次实验的作用不明显，动物也没有中毒的表现（体重下降、精神不振、活动减少或其他症状），可以加大剂量再次实验。如出现中毒现象，作用也明显，则应降低剂量再次实验。一般情况下，在适宜的剂量范围内，药物的作用常随剂量的加大而增强。所以有条件时，可同时用几个剂量做实验，以便迅速获得关于药物作用的较完整的资料。如实验结果出现剂量与作用强度之间毫无规律时，则更应慎重分析。

（5）用大动物进行实验时，开始的剂量可采用鼠类剂量的 1/15～1/2，以后根据动物的反应调整剂量。

（6）确定动物给药剂量时，要考虑给药动物的年龄大小和体质强弱。一般来说确定的给药剂量是指成年动物的剂量，如果是幼小动物，剂量应减少。如犬给药量为 1 份时，3～6 个月龄的给 1/2 份，45～89 日龄的给 1/4 份，20～44 日龄的给 1/8 份，10～19 日龄的给 1/16 份。

（7）确定动物给药剂量时，要考虑因给药途径不同，所用剂量也不同。若口服量为 100 时，灌肠量应为 100～200，皮下注射量为 30～50，肌内注射量为 25～30，静脉注射量为 25。

2. 实验动物给药量的计算方法 动物实验所用的药物剂量，一般按 mg/kg 体重或 g/kg 体重计算，应用时需从已知药液的浓度换算出相当于 1kg 体重应注射的药液量(ml 数)，以便给药。

例如，体重 1.8 kg 的家兔，静脉注射 20% 氨基甲酸乙酯麻醉，按 1kg 体重 1g 的剂量注射，应注射多少毫升？

计算方法：兔 1kg 体重需注射 1g，注射液浓度为 20%，则氨基甲酸乙酯溶液的注射量应为 5ml/kg 体重，现在兔体重为 1.8 kg，应注射 20% 氨基甲酸乙酯溶液用量=5×1.8=9ml。

3. 人与动物及各类动物间药物剂量的换算方法

(1) 人与动物用药量换算：人与动物对同一药物的耐受性相差很大。一般说来，动物的耐受性要比人大，也就是单位体重的用药量比人大。人的各种药物的用药量在很多参考书上可以查到，但动物用药量可查的参考书比较少，而且动物用的药物种类远不如人用的多。因此，必须将人的用药量换算成动物的用药量。一般可按下列比例换算：人用药量为 1，小鼠、大鼠为 25~50，兔、豚鼠为 15~20，犬、猫为 5~10，动物越小，单位体重用药量越大。

此外，可以采用人与动物的体表面积计算法来换算。

1) 人体表面积计算方法：计算我国人的体表面积，一般认为下列公式较适用。

$$体表面积(m^2) = 0.0061×身高(cm) + 0.0128×体重(kg) - 0.1529$$

2) 动物的体表面积计算方法：在需要由体重推算体表面积时，一般认为 Meeh-Rubner 公式较适用。

$$A(体表面积，以\ m^2 计算) = K×W(体重，以\ g\ 计算)^{2/3} ÷ 10\,000$$

式中的 K 为一常数，随动物种类而不同；小鼠和大鼠为 9.1、豚鼠为 9.8、家兔为 10.1、猫为 9.8、犬为 11.2、猴为 11.8、人为 10.6(上述 K 值各实验室略有出入)。应当指出，这样计算出来的体表面积仅是一种粗略的估计值，不一定完全符合于每个动物的实测值。

(2) 人和不同种类动物之间药物剂量的换算：按体表面积折算人和动物间的等效剂量比值计算见附录表 3-4-2。12kg 犬的体表面积为 200g 大鼠的 17.8 倍。如果大鼠的给药剂量为 250mg/kg 体重，200g 大鼠需给药量为 250×0.2=50mg。于是犬的合适试用剂量=50×17.8÷12=74mg/kg。

附录表 3-4-2 人和动物之间按体表面积折算的等效剂量比值表

	小鼠(20g)	大鼠(200g)	豚鼠(400g)	家兔(1.5kg)	猫(2.0kg)	猴(4.0kg)	犬(12kg)	人(70kg)
小鼠	1.0	7.0	12.2	27.8	29.7	64.1	124.2	387.9
大鼠	0.14	1.0	1.74	3.9	4.2	9.2	17.8	56.0
豚鼠	0.08	0.57	1.0	2.25	2.4	5.2	4.2	31.5
家兔	0.04	0.25	0.44	1.0	1.08	2.4	4.5	14.2
猫	0.03	0.23	0.41	0.92	1.0	2.2	4.1	13.0
猴	0.016	0.11	0.19	0.42	0.45	1.0	1.9	6.41
犬	0.008	0.06	0.10	0.22	0.23	0.52	1.0	8.1
人	0.0026	0.018	0.031	0.07	0.078	0.16	0.32	1.0

【实验动物的采血方法】

小鼠、大鼠、兔、豚鼠、犬等动物的采血方法有多种，可根据所需血量进行选择，包括使动物致死一次大量采血的全采血法和部分采血法两类方法。

1. 大鼠、小鼠的采血

（1）大鼠和小鼠的尾静脉采血：按尾静脉给药方法那样准备、固定动物，用酒精棉球对尾部进行消毒。从尾尖部向上 2～3cm 处用拇指和食指抓住，与尾静脉成直角用安全剃刀切开或注射针刺入后立即拔出或用剪刀切开。大鼠采血时，可按尾静脉给药那样，用注射针刺入后采血。采血后用局部压迫法止血。

（2）大鼠和小鼠眼眶静脉丛采血：用血量较大时采用本法。对小鼠采用内径 0.5～1mm、长 1cm 玻璃毛细管，大鼠采用内径 1mm、长 1.5～2cm 的玻璃毛细管为宜。采血者用左手拇指和食指较紧地捏住鼠的颈部，将头部固定好，其他三指将鼠身固定好，右手拇指和食指捏住玻璃毛细管的一端，而另一端从眼内角的眼睑和眼球之间刺入，刺入时要捻动缓进，出血即松右手，此时血液应不断地由毛细管滴出。采血完毕后，拔出毛细管即可止血。体重 20～25g 的小鼠每次可采血 0.3～0.5ml，体重为 200～300g 的大鼠每次采血 2～5ml。

（3）大鼠和小鼠的断头采血：采血者的左手拇指和食指紧握住鼠的颈部皮肤，并作动物头朝下倾的姿势。右手用剪刀猛剪鼠颈，将 1/2～4/5 的颈部剪断，让血自由滴入容器。小鼠可采血 0.8～1.2ml，大鼠 5～10ml。

2. 豚鼠的采血

（1）眼眶静脉丛采血：豚鼠眼眶静脉丛采血法同大鼠，但要采用内径 1～1.5mm、长 2～2.5cm的玻璃毛细管。体重 400～500g 的豚鼠每次可采 8～15ml 血。

（2）心脏采血：一人固定，另一人采血。采血者在给豚鼠胸部消毒后，用手指触摸到心脏搏动最强的部位定位，从确定好的位置正中经左侧肋间进针，穿刺针稍倾斜刺入 2mm 左右，针头刺入心脏后即有血液涌入注射器后，边穿刺边抽，直至血液抽入注射器。取得所需血量后，迅速将针头拔出，这样心肌上的穿孔较易闭合，一般选用 7～8 号针头，体重 400～500g 的豚鼠部分采血一次可采血 3～5ml，全部采血可采 5～10ml。

3. 兔的采血

（1）耳缘静脉采血：本方法是最常用的采血方法之一，被用作多次反复采血，因此，保护耳缘静脉，防止发生栓塞特别重要。将兔放入仅露出头部及两耳的固定盒中，或由助手扶住固定。选清晰的耳静脉，将耳静脉部位的毛拔去，用手指轻轻摩擦兔耳，使静脉扩张，用 75% 乙醇溶液局部消毒，风干。用 5 号针头注射器，在耳静脉末梢端刺破血管待血液漏出采血；或将针头逆血流方向刺入耳缘静脉采血，采血完毕用棉球压迫止血，一次最多采血 5～10ml。

（2）耳中央动脉采血：将兔固定（固定方法同耳缘静脉采血），在兔耳的中央有一条较粗、颜色较鲜红的中央动脉，用左手固定兔耳，右手持注射器，在中央动脉的末端，沿着动脉平行地由向心方向刺入动脉，即可见动脉血进入注射器，采血完毕注意止血。此法一次采血量可达 15ml。

（3）心脏采血：将兔固定好后，在心跳最明显处作穿刺进针，针头刺入心脏后即有血液涌入注射器，或边进针边抽，直至血液流入注射器，取得所需血量后，迅速将针头拔出，一般选用 8～9 号针头。部分采血一次可采 10～15ml，全部采血一次可采 80～100ml。

（4）颈动脉采血：将兔麻醉后仰卧位固定在固定板上，以颈正中线为中心广泛剃毛，并用乙醇消毒。从距颈头交界处 5～6cm 的部位用直剪刀剪开皮肤，将颈部肌肉用无钩镊子推向两侧，暴露气管，即可看到平行于气管的白色迷走神经和白桃色的颈动脉。分离颈动脉时注意不要损伤迷走神经和营养气管的小血管。先结扎动脉的远心端并在近心端放一缝合线，在缝合线处用动脉阻断钳阻断颈动脉。在结扎线和近心端缝线之间用眼科剪刀以

“T”形或“V”形部分剪开血管。将有尖斜形的塑料导管经切开处向心脏方向插入 1～2cm，结扎近心端的缝合线。将塑料管的另一端放入采血的容器中，缓慢松开动脉阻断钳血液便会流出。附录表 3-4-3 列出了几种动物的最大安全采血量和最大致死采血量。

附录表 3-4-3　几种动物最大安全采血量和最大致死采血量

动物	常规采血量(ml)	最大安全采血量(ml)	最大致死采血量(ml)
小鼠	0.1	0.1	0.3
大鼠	0.5	1.0	2.0
豚鼠	1.0	5.0	10
兔	1.0	10	40
狼犬	5 0	100	500
猎犬	3 0	50	200
猴	2 0	15	60

【实验动物的标记】

在动物实验研究中，为了将动物区别开来，需要在动物个体上做记号来识别，编号的方法很多，根据动物的种类数量和观察时间长短等因素来选择合适的标记方法。

1. 染色法　用化学药品在动物身体明显部位如被毛、四肢等处进行涂染或用不同颜色等来区别各组动物，是实验室最常用、最容易掌握的方法。常用的编号标记溶液有：①3%～5%苦味酸溶液，涂染成黄色；②2%硝酸银溶液，涂染成咖啡色(涂后需光照10 min)；③0.5%中性红或品红溶液，涂染成红色；④煤焦油乙醇溶液，涂染成黑色；⑤甲紫溶液，涂染成紫色。

标记时用标记笔签蘸取上述溶液，在动物体表不同部位涂上斑点，以示不同号码。根据实验分组编号的需要，可用一种化学药品涂染实验动物背部被毛就可以。如果实验动物数量较多，则可以选择两种染料。该方法对于实验周期短的实验动物较合适，时间长了染料易退掉。

编号原则是：先左后右，从前到后。一般把涂在左前脚上的记为 1 号，左侧腹部为 2 号，左后腿为 3 号，头顶部为 4 号，腰背部为 5 号，尾基部为 6 号，右前腿为 7 号，右侧腰部为 8 号，右后腿为 9 号。若动物编号超过 10 或更大数字时，可使用上述两种不同颜色的溶液，即把一种颜色作为个位数，另一种颜色作为十位数。这种交互使用可编到 99 号。例如，把红色的记为十位数，黄色记为个位数，那么右后腿黄斑，头顶红斑，则表示是 49 号鼠，其余类推。见附录图 3-4-14 提示。

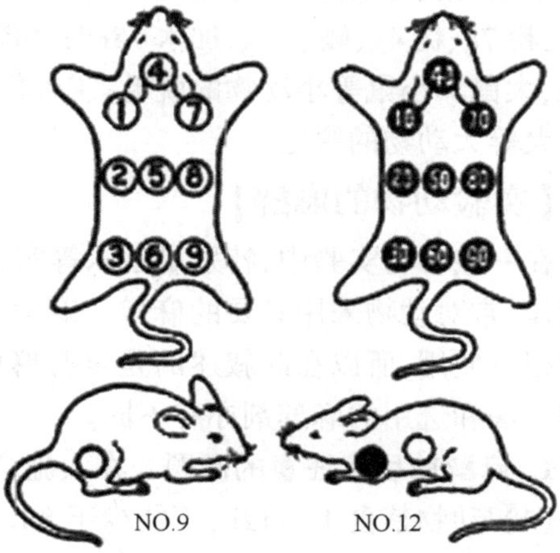

附录图 3-4-14　鼠号的标记方法

2. 挂牌法　将号码压在金属号码牌上，最好用铝牌，可以反复使用不生锈。将金属牌固定在实验动物耳朵上作为标记。使用时，先将号码牌的尖端避开耳朵中央动脉过耳壳，再由耳朵内侧面将其折曲固定，一般用于兔、豚鼠标记。猴、猫等动物有时可挂颈部或笼箱上。用于犬的金属号码牌较大，且牌上穿有小孔，可固定在犬链条上作标记。

3. 烙印法 烙印法是用刺号钳将号烙压在动物无体毛或明显部位，如耳、面鼻和四肢部位等。另外，有时用烧红的铁烙在动物（多半用于大、中型动物）体表明显的部位，烧烙出号码，然后用以乙醇为溶剂的染料涂布。此类方法应注意烙号部位的污染和预防感染。

4. 耳孔法 耳孔法是专用于动物编号而直接在动物耳朵上打孔的方法，由打孔的位置和孔的数量来标记。用剪刀将耳缘剪缺口也可代替此方法。打孔应注意防止孔口愈合，可使用滑石粉涂抹在打孔局部。

一般来说，小型动物适宜用耳孔法和染色法，中型动物适宜用挂牌法和烙印法。

【实验动物被毛的去除方法】

动物的被毛常常因为会影响实验的操作和实验结果的观察，因此实验中通常去除或剪短动物的被毛。去除被毛的方法有四种：剪毛、拔毛、剃毛和脱毛。

1. 剪毛法 一般将动物固定后，用弯头手术剪紧贴手术者左手绷紧的动物皮肤，依次将所需实验部位的被毛剪去。可先粗剪，然后再细剪，不可用手提着动物剪被毛，这样易剪破皮肤。剪下的毛集中放在一个容器内，不要遗留在手术台周围，避免注射器等粘毛。

2. 拔毛法 兔耳缘静脉注射或取血，以及大鼠、小鼠做尾静脉注射时，需用拇指、食指将局部被毛轻轻拔去，需要时在拔毛处涂抹一些液状石蜡或凡士林使血管清晰明显以利于操作。

3. 剃毛法 将所需剃毛部位的被毛先用剪刀粗剪一遍，然后用温肥皂水，将此部位润湿，用剃刀顺被毛方向剃毛。或者使用电动剃毛推，逆被毛方向剃毛。这种方法常用于豚鼠等动物。

4. 脱毛法 脱毛是指用化学脱毛剂将实验动物被毛脱去，适用于无菌手术的准备，以及观察动物皮肤血液循环和病理变化。方法：将需脱毛部位的被毛先用弯头剪子剪去，尽量剪短，不要剪破皮肤。然后用温水将该部位润湿，再用纱布包扎棉棒蘸脱毛剂，在需要脱毛部位涂一薄层。经 2～3min 后，用温水洗去该部位脱下的毛，自然晾干备用，不要用纱布去擦，以免损伤皮肤。

常用的脱毛剂配方：①硫化钠 3g、肥皂粉 1g、淀粉 7g，加水适量调成糊状；②硫化钠 8g、淀粉 7g、糖 4g、硼砂 1g，加水 75ml；③硫化钠 8g，溶于 100ml 水中。前三种配方适合于家兔、大鼠和小鼠等小动物的脱毛；④硫化钠 10g、生石灰 15g，溶于 100ml 水中，此配方适用于犬等大动物的脱毛。

【实验动物的麻醉】

在一些动物实验中，特别是手术等实验过程中，为了减少动物的挣扎和保持安静，便于操作，常对动物采用必要的麻醉。麻醉有全身麻醉和局部麻醉等，局部麻醉在动物实验中很少使用，所以在此叙述的是全身麻醉。由于动物种属间的差异等情况，所采用的麻醉方法和选用的麻醉剂亦有不同。

1. 麻醉前后应注意的问题 在实施全身麻醉时，应注意以下几个问题。

（1）动物禁食 10～12h，不能少于 8h。

（2）麻醉前不能使用泻剂。因为泻剂可导致血液的碱储降低，从而增加血液和组织的酸度，在麻醉和失血的情况下，易发生酸中毒并能降低损伤组织的抗感染能力。

（3）犬做长时间实验时，前 1 小时应灌肠排除积粪。

（4）应检查麻醉剂质量、数量是否满足要求，麻醉固定器具是否具有破损（漏气或堵塞），有关麻醉中毒急救品和器材是否准备齐妥，以应急需。

（5）准确称量动物体重，麻醉剂量受个体差异影响较大。

（6）麻醉时要注意静脉注射必须缓慢。

（7）麻醉后的动物必须保温，保持气道的通畅和组织的营养。

2. 麻醉方法　全身麻醉常用的方法主要有吸入麻醉和非吸入麻醉。

（1）吸入麻醉：是将挥发性麻醉剂或气体麻醉剂经呼吸道吸入动物体内，从而产生麻醉效果的方法。吸入麻醉剂常用的有乙醚、氯仿、氟烷、甲氧氟烷等。气体麻醉剂常用氧化亚氮、环丙烷等。

（2）非吸入麻醉：常选用注射方法，如静脉注射、肌内注射、皮下注射、腹腔注射等。非吸入麻醉是一种既简单又能使动物很快进入麻醉期而无明显的兴奋期的方法。常用麻醉剂有戊巴比妥、乌拉坦、水合氯醛和硫喷妥钠等。常用的麻醉药物与剂量见附录表3-4-4。

附录表3-4-4　实验动物常用麻醉用药

麻醉剂	适用动物	剂量(mg/kg)及用法	麻醉时间(min)	睡眠时间(min)
戊巴比妥	小鼠	40~50,ip	5~10	120~180
	大鼠	40~50,ip	15~60	10~240
	豚鼠	37,ip	60~90	240~300
	家兔	30~45,iv	20~30	60~120
	犬	20~30,iv	30~40	60~240
异丙酚	小鼠	26,iv	5~10	10~15
	大鼠	10,iv	5	10
	家兔	10,iv	5~10	10~15
	犬	5~7.5,iv	5~10	15~30
硫喷妥钠	小鼠	30~40,iv	5~10	10~15
	大鼠	30,iv	10	15
	家兔	30,iv	5~10	10~15
	犬	10~20,iv	5~10	20~30
氯胺酮/咪唑唑仑	小鼠	75±1.0,ip	20~30	60~120
	大鼠	75±5.0,ip	20~30	120
三溴乙醇	小鼠	240,ip	15~45	60~120
芬太尼/氟阿尼酮+地西泮	小鼠	0.4ml/kg,ip+5mg/kg,ip	30~40	120~240
	家兔	0.3ml/kg,im+1~2mg/kg,ip,im,或iv	20~40	60~120
水合氯醛	大鼠	400,ip	60~120	120~180
乌拉坦	大鼠	1000,ip	360~480	持续睡眠
	豚鼠	1500,ip	300~480	
	家兔	1000~2000,iv	360~480	
	犬	1000,iv	360~480	
甲己炔巴比妥	豚鼠	31,ip	—	20
	家兔	10~15,iv	4~5	5~10
	犬	4~8,iv	4~5	10~20
α-氯醛糖	犬	80,iv	360~600	持续睡眠
乙醚	各种动物	吸入	随吸入时间来定	
氯仿	各种动物	吸入	随吸入时间来定	

注：ip腹腔注射；iv静脉注射；im肌内注射

【实验动物各种体液、骨髓的采集方法】

1. 唾液的采集

(1) 直接抽取法：在急性实验中，可用吸管直接插入动物口腔或唾液腺导管抽吸唾液，此法非常简单，但从口腔抽吸唾液会有杂质混入。

(2) 制造腮腺瘘法：在慢性实验中，收集狗的唾液，要用外科手术方法将腮腺导管开口移向体外，即以腮腺导管为中心，切成一直径为 2～3cm 的圆形黏膜片，将此黏膜片，与周围组织分开，穿过皮肤切口引到颊外，将带有导管开口的黏膜片与周围的皮肤缝合，腮腺分泌的唾液就流出颊外。

2. 胃液

(1) 直接收集胃液法：急性实验时，先将动物麻醉，将插胃管经口插入胃内，在灌胃管的出口连一注射器，用此注射器可收集到胃液，此法适用于犬等大型动物。如是大鼠，需手术剖腹，从幽门端向胃内插入一塑料管，再由口腔经食管将一塑料管插入前胃，用 pH7.5、35℃左右的生理盐水，以 12ml/h 的流速灌胃，收集流出液，进行分析。

(2) 制备胃瘘法：在慢性实验中，收集胃液多用胃瘘法，如全胃瘘法、巴氏小胃瘘法、海氏小胃瘘法等。制备小胃是将动物的胃分离出一小部分，缝合起来形成小胃，主胃与小胃互不相通，主胃进行正常消化，从小胃可收集到纯净的胃液。应用该法，可以待动物恢复健康后，在动物清醒状态下反复采集胃液。

3. 胰液和胆汁 在动物实验中，主要是通过对胰总管和胆总管的插管而获得胰液或胆汁。犬的胰总管开口于十二指肠降部，在紧靠肠壁处切开胰管，结扎固定并与导管相连，即可见无色的胰液流入导管。大鼠的胰管与胆管汇集于一个总管，在其入肠处插管固定，并在近肝门处结扎和另行插管，可分别收集到胰液和胆汁。有时也可通过制备胰瘘和胆囊瘘来获得胰液和胆汁。

4. 脑脊液的采集

(1) 犬、兔脑脊液的采集通常采取脊髓穿刺法：穿刺部位在两髂连线中点稍下方第七腰椎间隙。动物轻度麻醉后，侧卧位固定，使头部及尾部向腰部尽量弯曲，剪去第七腰椎周围的被毛。消毒后操作者在动物背部用左手拇指、食指固定穿刺部位的皮肤，右手持腰穿刺针垂直刺入，当有落空感及动物的后肢跳动时，表明针已达椎管内(蛛网膜下隙)，抽去针芯，即见脑脊液流出。如果无脑脊液流出，可能是没有刺破蛛网膜。轻轻调节进针方向及角度，如果脑脊液流得太快，插入针芯稍加阻塞，以免导致颅内压突然下降而形成脑疝。

(2) 大鼠脑脊液的采集可采用枕大孔直接穿刺法：将大鼠麻醉后，头部固定于定向仪上。头颈部剪毛、消毒，用手术刀沿纵轴切一纵行切口(约 2cm)用剪刀钝性分离颈部背侧肌肉。为避免出血，最深层附着在骨上的肌肉用手术刀背刮开，暴露出枕骨大孔。由枕骨大孔进针直接抽取脑脊液。抽取完毕缝好外层肌肉、皮肤。刀口处可撒些磺胺药粉，防止感染。采完脑脊液后，应注入等量的消毒生理盐水，以保持原来脑脊髓腔的压力。

5. 尿液的采集 常用的采集方法较多，一般在实验前需给动物灌服一定量的水。

(1) 代谢笼法：此法较常用，适用于大鼠、小鼠。将动物放在特制的笼内。动物排便时，可以通过笼子底部的大小便分离漏斗将尿液与粪便分开，达到采集尿液的目的。由于大鼠、小鼠尿量少，操作中的损失和蒸发，每只鼠膀胱排空不一致等原因，都可造成较大的误差，因此一般需收集 5h 以上的尿液，最后取平均值。

（2）导尿法：常用于雄性兔、犬。动物轻度麻醉后，固定于手术台上。由尿道插入导尿管（顶端应用液状石蜡涂抹），可以采到没有受到污染的尿液。

（3）压迫膀胱法：在实验研究中，有时为了某种实验目的，要求间隔一定的时间，收集一次尿液，以观察药物的排泄情况。动物轻度麻醉后，实验人员用手在动物下腹部加压，手要轻柔而有力。当加的压力足以使动物膀胱括约肌松弛时，尿液会自动由尿道排出。此法适用于兔、犬等较大动物。

（4）输尿管插管法：动物麻醉后，固定于手术台上。剪毛、消毒，于耻骨联合上缘之上在正中线做皮肤切口（长 3~4cm），沿腹中线切开腹壁及腹膜，找到膀胱翻出腹外。辨认清楚输尿管进入膀胱背侧的部位（膀胱三角）后，细心地分离出两侧输尿管，分别在靠近膀胱处穿线结扎。在离此结扎点约 2cm 处的输尿管近肾段下方穿一根丝线。用眼科剪在管壁上剪一斜向肾侧的小切口，分别插入充满生理盐水的细塑料管（插入端剪成斜面），用留置的线结扎固定。可见到尿滴从插管中流出（开始几滴是生理盐水），塑料管的另一端与带刻度的容器相连或接在记滴器上，以便记录尿量。在适用过程中应经常活动一下输尿管插管，以防阻塞。在切口和膀胱处应盖上温湿的生理盐水纱布。

（5）膀胱插管法：腹部手术同输尿管插管。将膀胱翻出腹外后，用丝线结扎膀胱颈部，阻断它同尿道的通路。然后在膀胱顶部避开血管剪一小口，插入膀胱漏斗，用丝线做以荷包缝合固定。漏斗最好正对着输尿管的入口处。注意不要紧贴膀胱后壁而堵塞输尿管。下端接橡皮管插入带刻度的容器内以收集尿液。

（6）穿刺膀胱法：动物麻醉后固定于手术台上，在耻骨联合之上腹正中线剪毛，消毒后进行穿刺，入皮后针头应稍改变一下角度，以避免穿刺后漏尿。

（7）剖腹采尿法：同穿刺法做术前准备，皮肤准备范围应大一点。剖腹暴露膀胱，操作者的左手用无齿小平镊夹住一小部分膀胱，右手持针在小镊夹住的膀胱部位直视穿刺抽取尿液。可避免针头贴在膀胱壁上而抽不出尿液。

（8）反射排尿法：适用于小鼠，因小鼠被人抓住尾巴提起时排便反射比较明显。故需采取少量尿液时，可提起小鼠，将排出的尿液接到带刻度的容器内。

6. 胸腔积液的采集　收集胸腔积液常采用穿刺法。如果实验不要求动物继续存活，也可用处死动物剖胸取胸腔积液。穿刺部位在动物脊侧腋后线胸壁第 11~12 肋间隙穿刺较安全。此部位是肺最下界之外侧，既可避免损伤肺组织造成气胸，又易采集在隔肋窦的胸腔积液。此外，也可在腹侧胸壁近胸骨左侧缘第 4~5 肋间隙穿刺。

动物穿刺部位剪毛、消毒，操作者左手拇指、食指绷紧肋间穿刺部位的皮肤，用带夹的橡皮管套上 12~14 号针头，沿肋骨前缘小心地垂直刺入。当有阻力消失或落空感时，表示已穿入胸腔。再接上针管，除去夹子，缓缓抽取胸腔积液。如果有条件在穿刺针头与注射器之间连一个三通管，但应注意正确运用三通管。穿刺结束迅速拔出针头，轻揉穿刺部位，促进针孔闭合并注意消毒。

操作中严防空气进入胸腔，始终保持胸腔负压。穿刺应用手控制针头的深度，以防穿刺过深刺伤肺脏。

7. 腹水的采集　抽取犬等大动物腹水，让犬按自然站立位固定，穿刺部位在耻骨前缘与脐之间，腹中线两侧。剪毛消毒，局部浸润麻醉。操作者左手拇指、食指紧绷穿刺部位的皮肤，右手控制穿刺深度做垂直穿刺。注意不可刺的太深，以免刺伤内脏。穿刺针进入腹腔后，腹水多时可见因腹压高而自动流出。腹水太少可轻轻回抽，并同时稍稍转动一下针头，一旦有腹水流出，立即固定好针头及注射器的位置连续抽取。

抽取大鼠、小鼠的腹水方法简单，用左手拇指及食指捏住动物颈部皮肤，无名指、小指及手掌夹住其尾巴固定好动物，使其腹部略朝上，在腹股沟和腹中线之间，消毒皮肤，用 8 号针头刺入腹腔，如腹压高，腹水自然流出，如腹水太少，可借助注射器抽取。

抽腹水时注意速度不可太快，腹水多时不要一次大量抽出，以免因腹压突然下降导致动物出现循环功能障碍等问题。

8. 骨髓的采集

（1）大鼠、小鼠骨髓的采集：用颈椎脱臼法处死动物，剥离出胸骨或股骨，用注射器吸取少量的 Hank 平衡盐溶液，冲洗出胸骨或股骨中全部骨髓液。如果是取少量的骨髓作检查，可将胸骨或股骨剪断，将其断面的骨髓挤在有稀释液的载玻片上，混匀后涂片晾干即可染色检查。

（2）大动物骨髓的采集：犬等大动物骨髓的采集可采取活体穿刺方法。先将动物麻醉、固定、局部除毛、消毒皮肤，然后估计好皮肤到骨髓的距离，把骨髓穿刺针的长度固定好。操作人员用左手把穿刺点周围的皮肤绷紧，右手将穿刺针在穿刺点垂直刺入，穿入固定后，轻轻左右旋转将穿刺针钻入，当穿刺针进入骨髓腔时常有落空感。犬骨髓的采集，一般采用髂骨穿刺。

犬等大动物常用的骨髓穿刺点：胸骨，穿刺部位是胸骨体与胸骨柄连接处。肋骨：穿刺部位是第 5~7 肋骨各点的中点。胫骨：穿刺部位是股骨内侧、靠下端的凹面处。如果穿刺采用的是肋骨，穿刺结束后要用胶布封贴穿刺孔，防止发生气胸。

【实验动物的处死方法】

1. 颈椎脱臼法　颈椎脱臼法是啮齿类动物无痛苦处死最常用的方法。工作人员一只手的拇指与食指用力向下按住头部，另一只手抓住鼠尾用力向后拉，使脊髓与脑髓断离，致动物无痛苦死亡。

2. 空气栓塞法　主要用于大动物的处死，用注射器向动物静脉内急速注入一定量的空气，随心脏的跳动，空气与血液相混呈泡沫状，随着血液循环到全身，阻塞血管。动物因发生严重的血液循环障碍而很快死亡。一般兔、猫注入空气 10~20ml，犬需注入空气 70~150ml。

3. 击打法　此法适用于较小的动物，抓住动物尾部，提起，用力摔击其头部或用木桩打击头部，都可将动物处死。

4. 断头法　断头虽然残酷，但只是一瞬间，而且脏器含血量少，便于取样检查，此法适用于啮齿类等小动物。可直接用剪刀，也可用断头器。

5. 急性大量失血法　用粗针头一次采取大量心脏血液，可使动物致死。豚鼠与猴等可采用此法。大鼠、小鼠可采用摘眼球大量失血致死。犬、猴等在麻醉状态下，可暴露颈动脉或股动脉放血致死。

6. 过量麻醉药麻醉法　按深麻醉剂量的 25 倍左右给药，豚鼠常用静脉和心脏给药。

7. CO_2 吸入法　把装动物的笼盒放入透明塑料袋（或专用容器），将输送 CO_2 用的胶管末端放入塑料袋内，将塑料袋包紧、封好。然后慢慢放入 CO_2，当塑料袋内充满气体后，动物很快就会倒下，继续充气 15s 左右，将胶管拔出，封好袋口，放置一段时间后确认动物是否死亡。

（宋国华　杨建一）

附录五　英汉医学细胞生物学与遗传学技术词汇

A

ABO blood-group　ABO 血型
acrocentric chromosome　近端着丝粒染色体
adhesion　贴壁
amitosis　无丝分裂
anaphase　后期
apoptosis　凋亡
apoptosis body　凋亡小体
arch　弓形纹
aster　星体
autosome　常染色体
axial triradius　轴三叉

B

balanced translocation　平衡易位
Barr body　巴氏小体
bivalent　二价体
blotting hybridization　印迹杂交
breakage　断裂

C

carrier　携带者
cell coat　细胞外被
cell culture　细胞培养
cell cycle　细胞周期
cell engineering　细胞工程
cell electrophoresis　细胞电泳
cell fractionation　细胞分级分离
cell fusion　细胞融合
cell generation time　细胞世代时间
cell line　细胞系
cell membrane　细胞膜
cell plate　细胞板
cell proliferation　细胞增殖
cell strain　细胞株
cell surface　细胞表面
cell transformation　细胞转化
cell wall　细胞壁
cellular aging　细胞衰老
cellular oxidation　细胞氧化
central body　中心体
centric fusion　着丝粒融合
centriole　中心粒
centromere　着丝粒
character　性状，特征
chiasmata　交叉
chromatid　染色单体
chromatin　染色质
chromatin fiber　染色质丝
chromosome aberration　染色体畸变
chromosome arm　染色体臂
chromosome banding　染色体带
chromosome disease　染色体病
cilium　纤毛
clathrin　网格蛋白(笼形蛋白)
colchicine　秋水仙碱
complete dominance　完全显性
condensation　固缩，凝缩
conditional probability　条件概率
congenital　先天性的
consanguineous marrige　近亲结婚
contact inhibition　接触抑制
contractile ring　收缩环
counselee　咨询者
criss-cross inheritance　交叉遗传
crossing-over　交换
cyclosis　胞质环流
cytochalasin B　细胞松弛素 B
cytochemistry　细胞化学
cytokinesis　胞质分裂
cytoplasm　细胞质
cytoskeleton　细胞骨架

D

dark field microscope　暗视野显微镜
deletion　缺失
density gradient centrifugation　密度梯度离心法
dermatoglyph　皮纹
diakinesis　终变期
differential centrifugation　差速离心法
digestion　消化
digital flexion crease　指褶线
diploid　二倍体
diplotene　双线期
disassembly　去组装
DNA duplex　DNA 双螺旋
DNA polymerase　DNA 聚合酶
DNA probe　DNA 探针
DNase　脱氧核糖核酸酶
dominant inheritance　显性遗传
dosage compensation　剂量补偿
double loop whorl　双箕斗

Down's syndrome 唐氏综合征

E

electron microscope 电子显微镜
electrofusion method 电融合技术
electrophoresis 电泳
endocytosis 内吞作用
endomembrane system 内膜系统
endonuclease 核酸内切酶
endoplasmic reticulum, ER 内质网
epithelium cell 上皮型细胞
euchromatin 常染色质
equatorial plane 赤道面
eukaryote 真核生物
eukaryotic cell 真核细胞
exocytosis 胞吐作用
exonuclease 核酸外切酶
explant culture 组织块培养
expressivity 表现度
extracellular matrix, ECM 细胞外基质

F

F body 荧光小体
facultative heterochromatin 兼性异染色质
fertility 生育率
Feulgen reaction 福尔根反应
fibroblast cell 成纤维型细胞
finger tip patterns 指纹类型
fitness 适合度
fixation 固定
flagellum 鞭毛
flow-cytometry 流式细胞术
fluorescence microscope 荧光显微镜
fluorescence staining 荧光染色
forme fruste 顿挫型
free cell 游离细胞
freezing 冻存
frozen section 冰冻切片

G

G_0 stage G_0期细胞
G-banding G 显带
gene 基因
genetic load 遗传负荷
genotype 基因型,遗传型
genotype frequency 基因型频率
glycogen 糖原
glycolipid 糖脂
glycoprotein 糖蛋白
Golgi apparatus 高尔基器
Golgi body 高尔基体
Golgi complex 高尔基复合体
granular component 颗粒成分
grinding 研磨

H

Hardy-Weinberg law 遗传平衡定律
hemizygote 半合子
heritability 遗传率(度)
heterochromatin 异染色质
heterogeneity 遗传异质性
heterogeneous nuclear RNA 不均一核 RNA
heterokaryon 异核体
heteropyknosis 异固缩
heterozygote 杂合子
high resolution banding 高分辨带
homokaryon 同核体
homologous chromosome 同源染色体
homozygote 纯合子
hybrid cell 杂种细胞
hybridization 杂交
hyperdiploid 超二倍体
hypodiploid 亚二倍体
hypotonic solution 低渗液
hypotonic treatment 低渗处理

I

idiogram 组型
immunochemistry 免疫组化
immuno-fluorescence 荧光免疫
inbreeding coefficient 近婚系数
incomplete dominance 不完全显性
in situ hybridization 原位杂交
in vitro 体外,离体的
in vivo 体内,体内的
inducer 诱导物
inner membrane 内膜
innermembrane space 膜间腔
insertion 插入
intereristal space 嵴间腔
interphase 间期
interstitial deletion 中间缺失
intracristal space 嵴内腔
intranucleolar chromatin 核仁内染色质
inversion 倒位
inverted microscope 倒置显微镜
inverted phase contrast microscope 倒置相差显微镜

K

karyotype 核型

kinetochore 着丝点

L

leptotene 细线期
light microscope 光学显微镜
linkage 连锁
Lyon hypothesis Lyon 假说
lysosome 溶酶体

M

matrix 基质
maturation division 成熟分裂
meiosis 减数分裂
membrane antigen 膜抗原
membrane lipid 膜脂
membrane protein 膜蛋白
membrane receptor 膜受体
membranous structure 膜相结构
mesosome 中间体
metacentric chromosome 中央着丝粒染色体
metaphase 中期
microbody 微体
microfilament 微丝
micromanipulation 显微操作
micronucleus 微核
microscopic structure 显微结构
microtubule 微管
microvillus 微绒毛
miniband 微带
mitochondria, mitochondrion 线粒体
mitosis 有丝分裂
mitotic apparatus 有丝分裂器
mitotic index 有丝分裂指数
monad 单分体
monogenic disease 单基因病
monolayer culture 单层细胞培养
monosomy 单体性
mosaic 嵌合体
multiple alleles 复等位基因
mutagenicity 致突变性
mutation 突变

N

negative staining 负染色
non-disjunction 不分离
non-membranous structure 非膜相结构
nuclear envelope 核膜
nuclear lamina 核纤层
nuclear matrix 核基质
nuclear pore 核孔
nuclear pore complex 核孔复合体
nuclear sex 核性别
nuclear skeleton 核骨架
nucleic acid 核酸
nucleoid 拟核
nucleolar-organizing region 核仁组织区
nucleolus 核仁
nucleosome 核小体
nucleus 细胞核

O

obligatory carrier 肯定携带者
ocular micrometer 目镜测微尺
Okazaki fragment 冈崎片段
organ culture 器官培养
organella 细胞器
outer membrane 外膜

P

pachytene 粗线期
palmal flexion crease 掌褶线
palm print 掌纹
passage 传代
passage culture 传代培养
penetrance 外显率
perinuclear space 核间隙
perinucleolar chromatin 核仁周围染色质
peroxisome 过氧化物酶体
phagocytosis 吞噬作用
phenotype 表现型,表型
phenylketonuria 苯丙酮尿症
pinocytosis 胞吞作用,胞饮作用
pinocytotic vesicle 吞饮泡
plasma cell 浆细胞
plasma membrane 质膜
plasmid 质粒
plating efficiency 接种率
polygenic disease 多基因病
polymorphic cell 多形型细胞
polyribosome 多聚核糖体
polyploid 多倍体
population 群体
posterior probability 后概率
premature chromosome condensation, PCC 染色体超前凝聚
prematurely condenced chromosome 超前凝聚染色体
premeiotic interphase 减数分裂前间期
prenatal diagnosis 产前诊断
primary constriction 主缢痕
primary culture 原代培养

probable carrier 可能携带者
probe 探针
programmed cell death 程序性细胞死亡
prokaryote 原核生物
prokaryotic cell 原核细胞
prophase 前期
protoplasm 原生质

Q

qualitative character 质量性状
quantitative character 数量性状
quinacrine mustard 喹吖因氮芥

R

recessive inheritance 隐性遗传
recurrent risk 再(复)发风险率
resolution 分辨率(力)
restriction endonuclease 限制性核酸内切酶
retinoblastoma 视网膜母细胞瘤
ribosome 核糖体
ridge count 嵴纹数
ring chromosome 环状染色体

S

satellite 随体
scanning electron microscope 扫描电子显微镜
scanning tunneling microscope 扫描隧道显微镜
secondary constriction 副缢痕
secondary culture 传代培养
sedimentation coeffcient 沉降系数
semi-dominance 半显性
sex chromatin 性染色质
sex chromsome 性染色体
sex-linked inheritance 伴性遗传
singlet 单管
sister chromatid differentiation 姐妹染色单体分化
sister chromatid exchange 姐妹染色单体交换
spermatid 精细胞
spermatogonium 精原细胞
spindle 纺锤体
stage micrometer 镜台测微尺
staining 染色
stereoscopic microscope 立体显微镜
submetacentric chromosome 亚中着丝粒染色体
submicroscopic structure 亚显微结构
suspension culture 悬浮培养
synapsis 联会
synaptonemal complex 联会复合体
synchronization 同步化

T

T lymphocyte T 淋巴细胞
telophase 末期
tented arch 帐弓纹
terminal deletion 末端缺失
terminalization 交叉端化
tetrad 四分体
tetraploid 四倍体
total finger ridge count 总指嵴纹数
translocation 易位
transmission electron microscope 透射电子显微镜
triploid 三倍体
trisomy 三体性
trypsin 胰蛋白酶

U

ulnar loop 尺箕
ultramicroscopic structure 超微结构
ultrasonication 超声处理
unit membrane 单位膜

V

vector 载体
vertical transmission 垂直传递

W

wandering cell 游走型细胞
whorl 斗形纹

X

X chromatin 染色质
X-linked dominance inheritance X 连锁显性遗传
X-linked recessive inheritance X 连锁隐性遗传

Y

Y chromatin Y 染色质
Y-linked inheritance Y 连锁遗传

Z

zygotene 偶线期(合线期)

(李 莉 杨建一)

附　　图

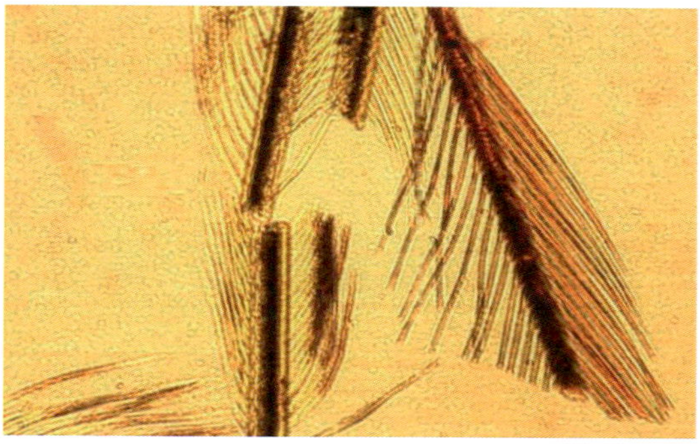

附图 1　羽毛(低倍)

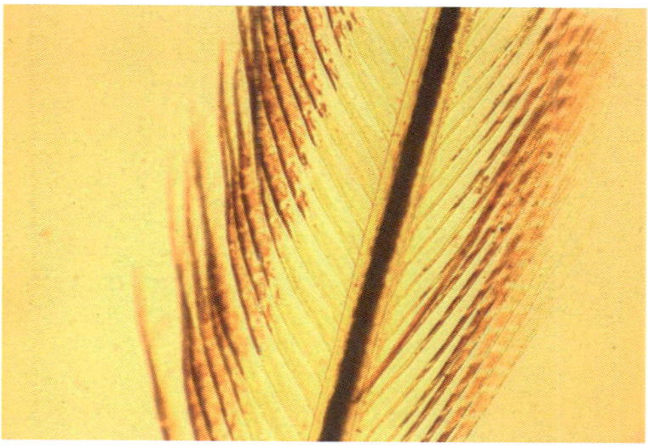

附图 2　羽毛(高倍)

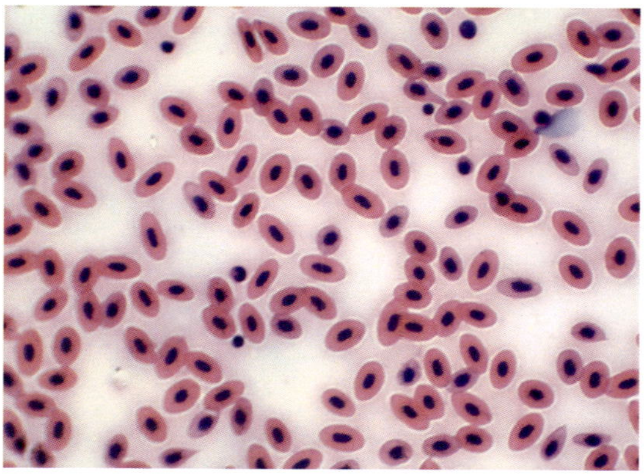

附图 3　蛙红细胞(高倍)

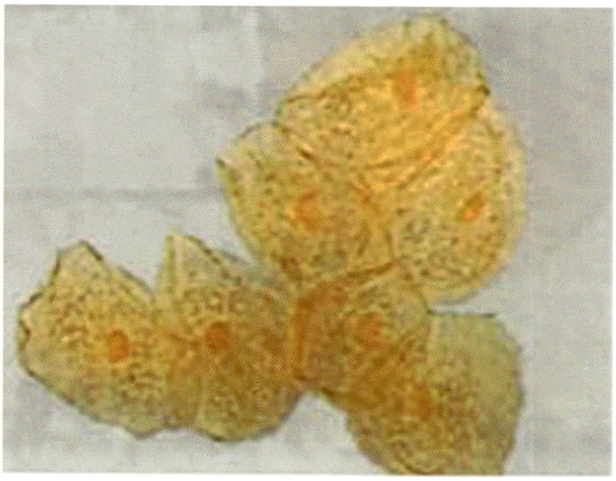

附图 4　人口腔黏膜上皮细胞(高倍)

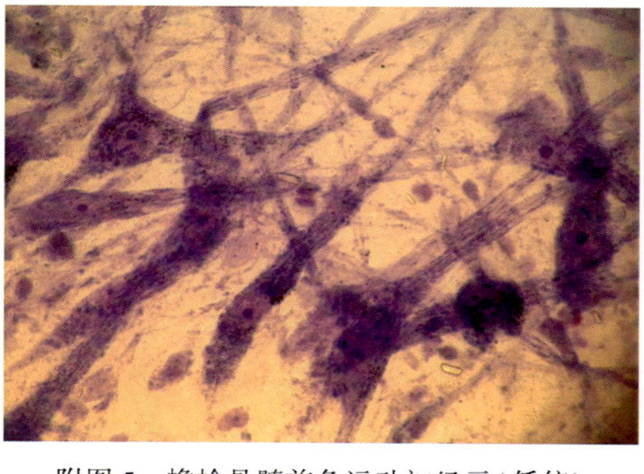

附图 5　蟾蜍骨髓前角运动神经元(低倍)

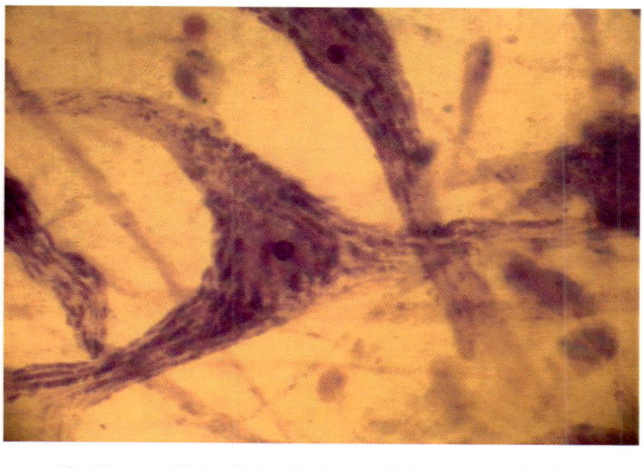

附图 6　蟾蜍骨髓前角运动神经元(高倍)

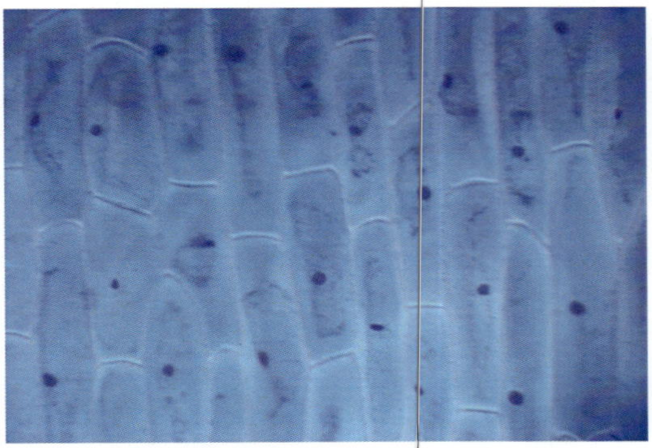

附图 7　洋葱表皮细胞(示细胞骨架,高倍)

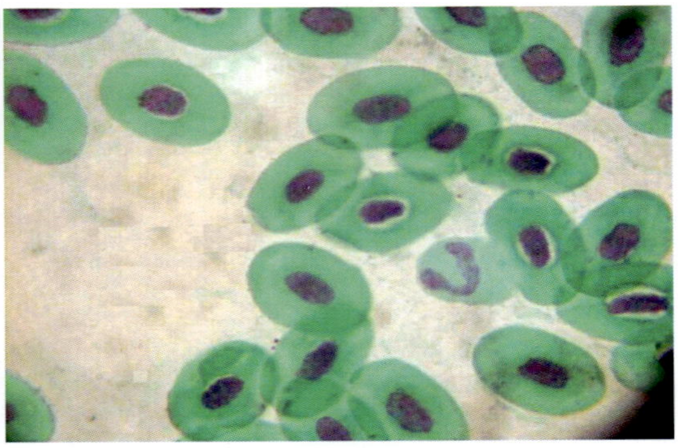

附图 8　蟾蜍血涂片(Feulgen 反应,高倍)

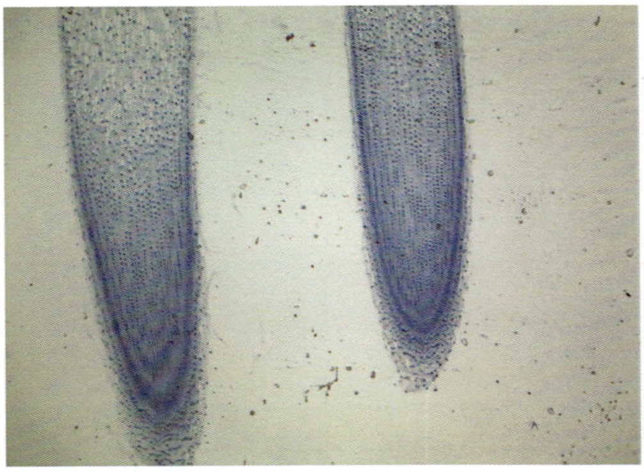

附图 9　洋葱根尖的纵切面(低倍)

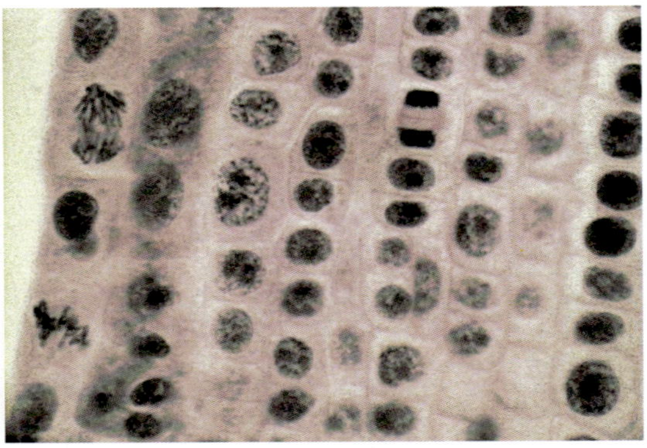

附图 10　洋葱根尖生长区细胞(高倍)

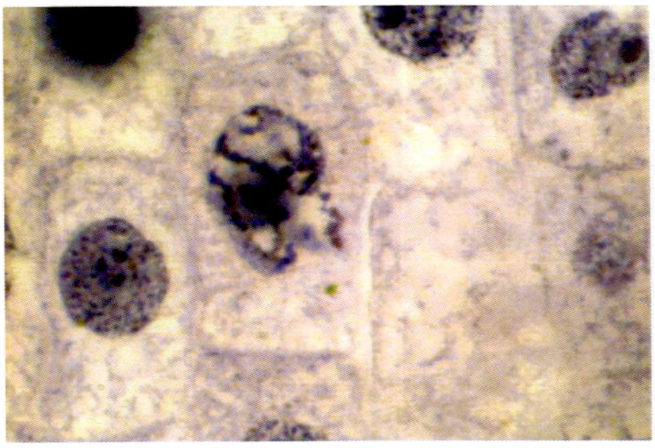

附图 11　洋葱根尖细胞有丝分裂前期(油镜)

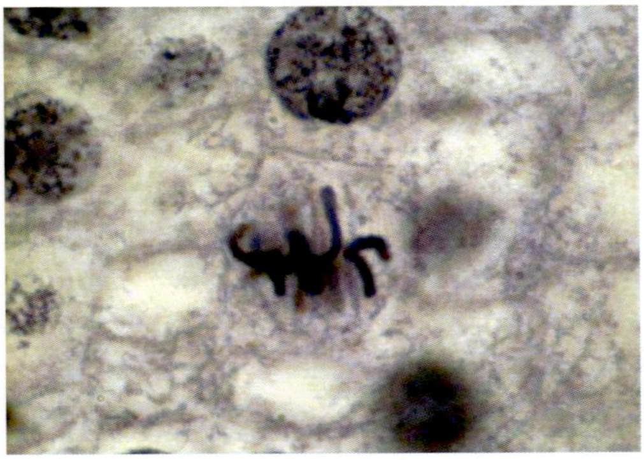

附图 12　洋葱根尖细胞有丝分裂中期(油镜)

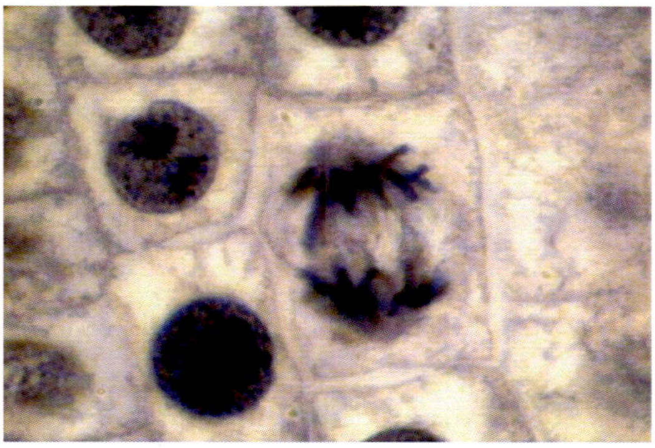

附图 13　洋葱根尖细胞有丝分裂后期(油镜)

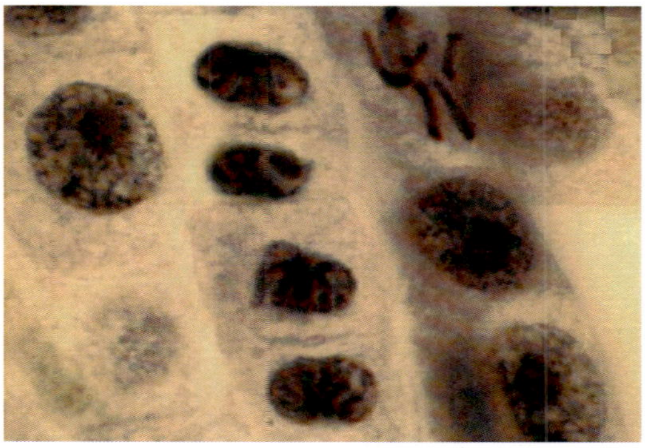

附图 14　洋葱根尖细胞有丝分裂末期(油镜)

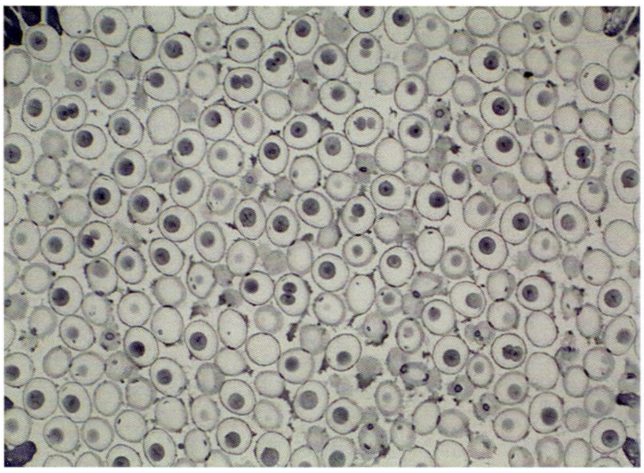

附图 15　马蛔虫受精卵有丝分裂(低倍)

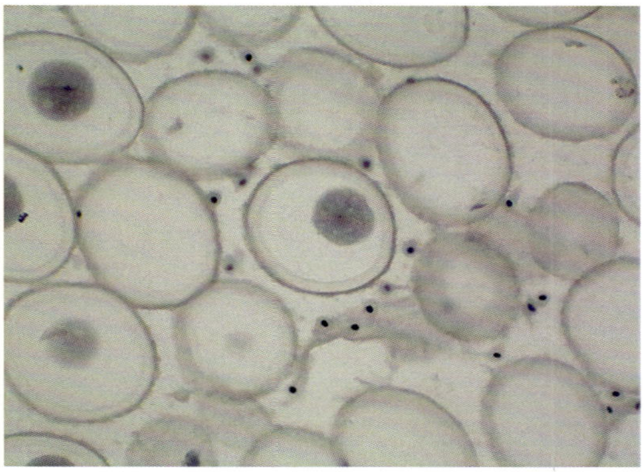

附图 16　马蛔虫受精卵有丝分裂间期(高倍)

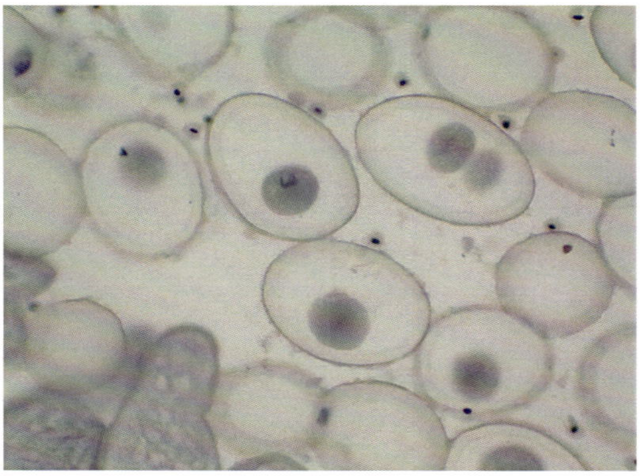

附图 17　马蛔虫受精卵有丝分裂前期(高倍)

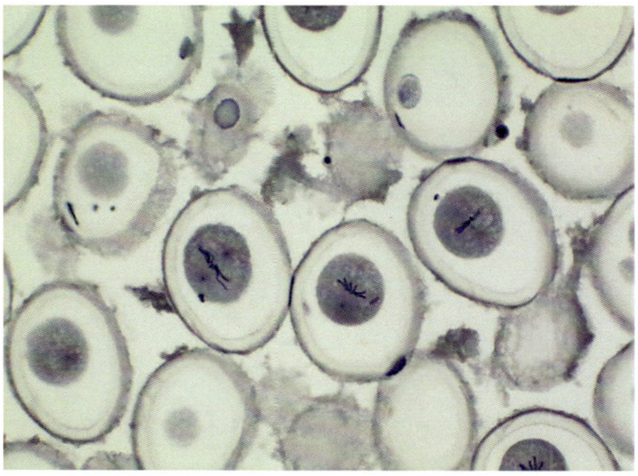

附图 18　马蛔虫受精卵有丝分裂中期(侧面观)

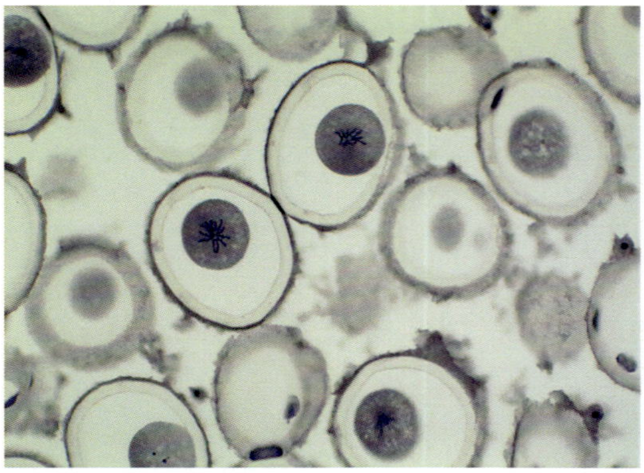

附图 19　马蛔虫受精卵有丝分裂中期极面观

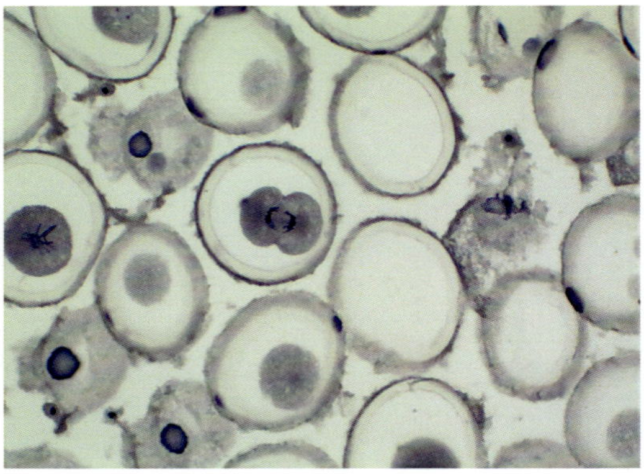

附图 20　马蛔虫受精卵细胞有丝分裂后期(高倍)

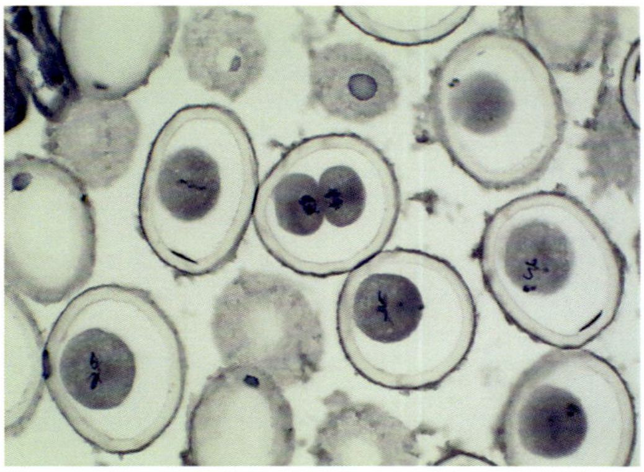

附图 21　马蛔虫受精卵细胞有丝分裂末期(高倍)

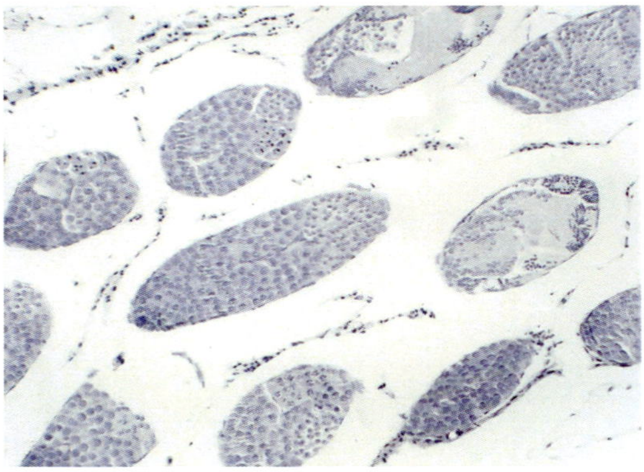

附图 22　蝗虫精巢曲细精管(低倍)

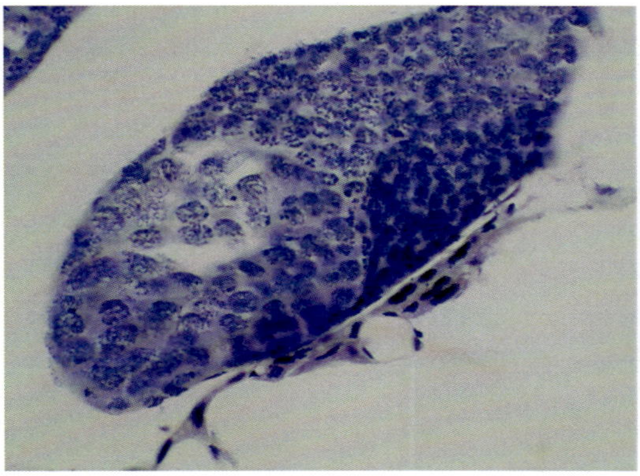

附图 23　蝗虫精巢生殖细胞减数分裂Ⅰ细线期

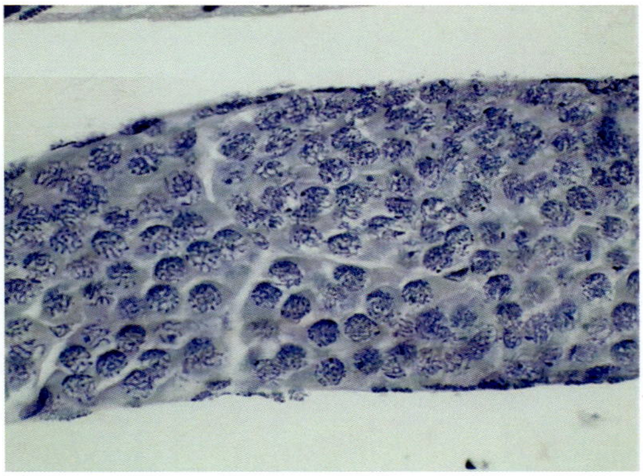

附图 24　蝗虫精巢生殖细胞减数分裂Ⅰ偶线期

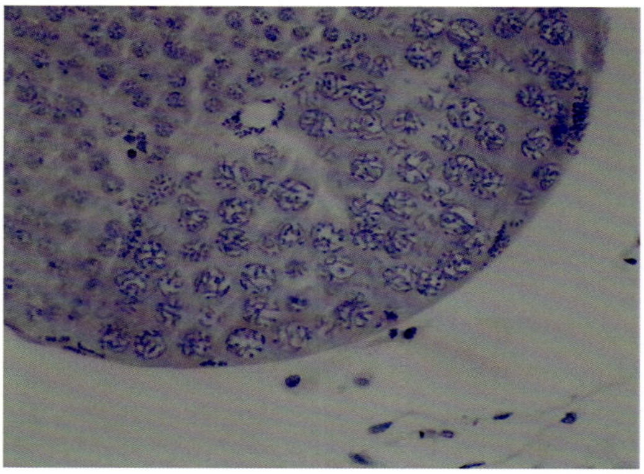

附图 25　蝗虫精巢生殖细胞减数分裂 I 粗线期

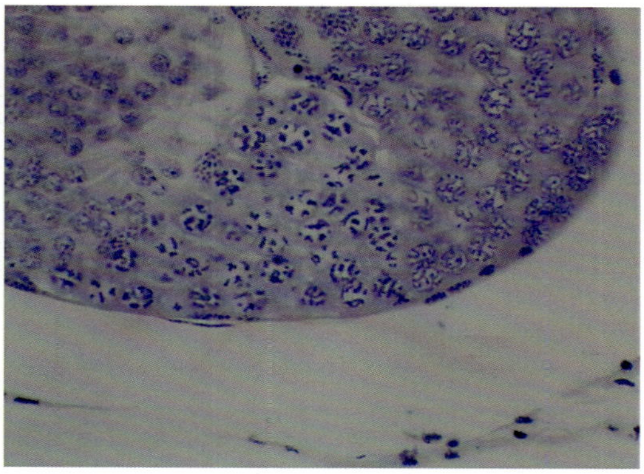

附图 26　蝗虫精巢生殖细胞减数分裂 I 双线期、终变期

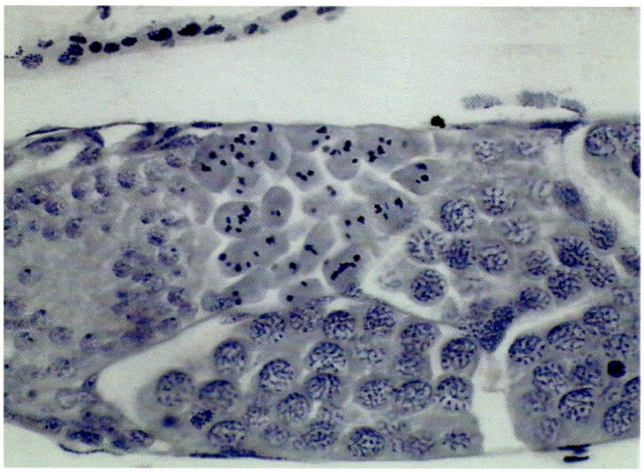

附图 27　蝗虫精巢生殖细胞减数分裂中期 I

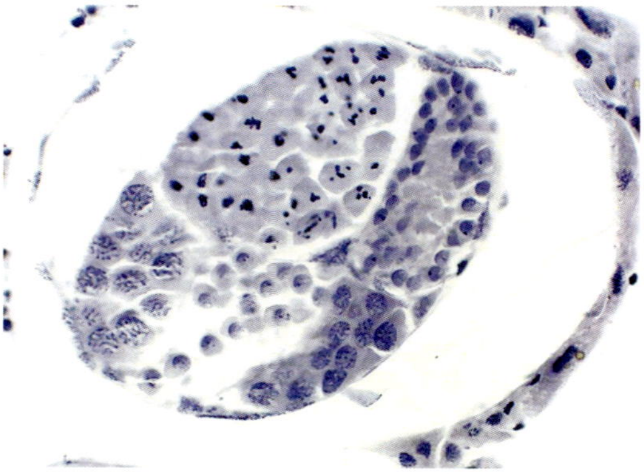

附图 28　蝗虫精巢生殖细胞减数分裂后期 I

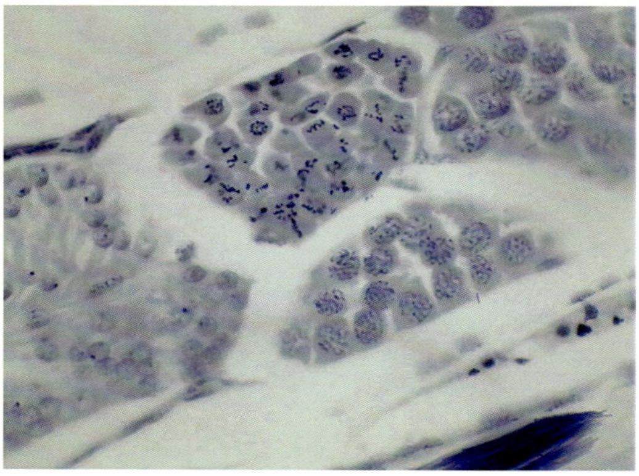

附图 29　蝗虫精巢生殖细胞减数分裂中期 II

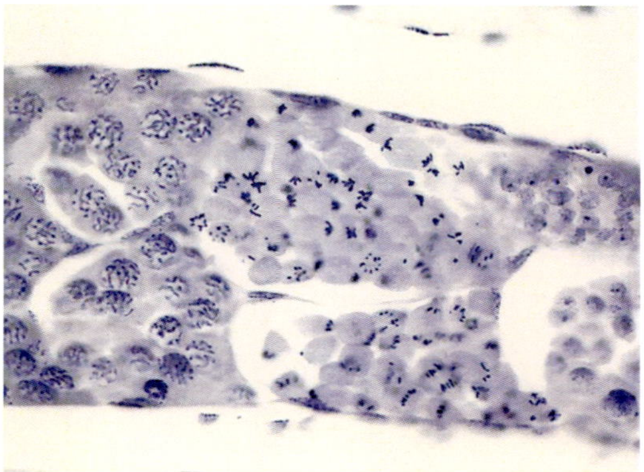

附图 30　蝗虫精巢生殖细胞减数分裂中期 II

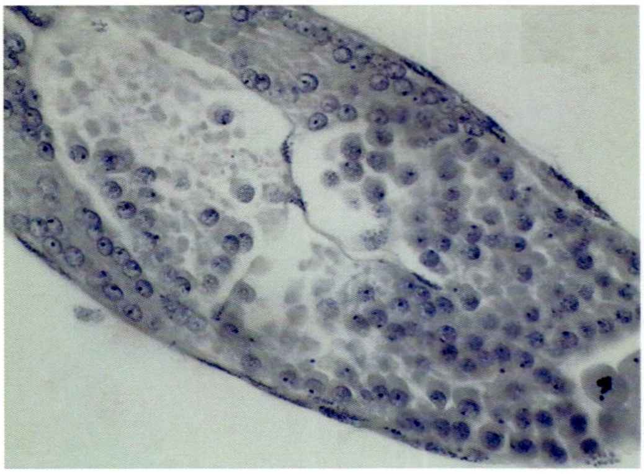

附图 31　蝗虫精巢生殖细胞减数分裂精细胞

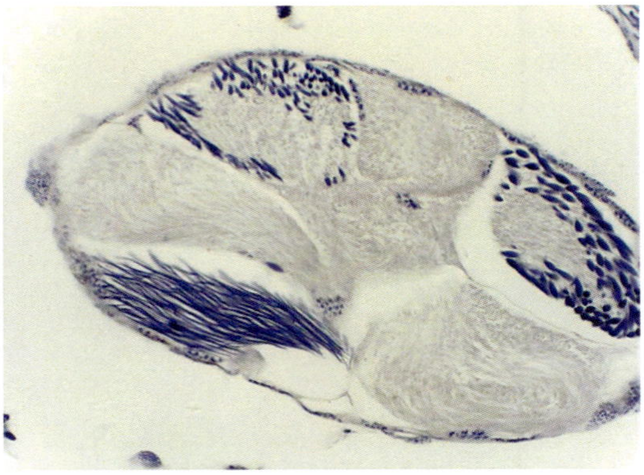

附图 32　蝗虫精巢精细胞变形期

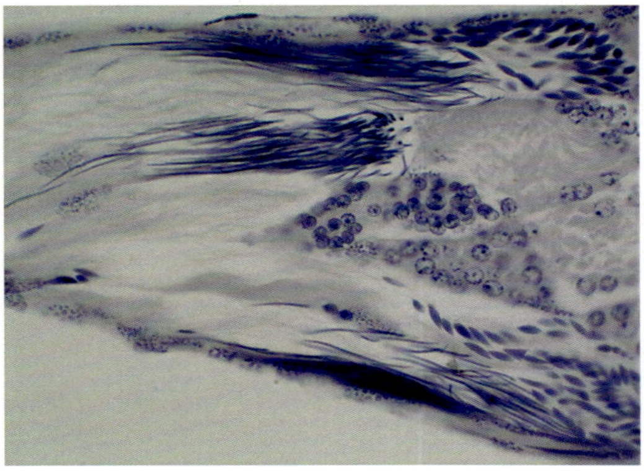

附图 33　蝗虫精巢成熟精子

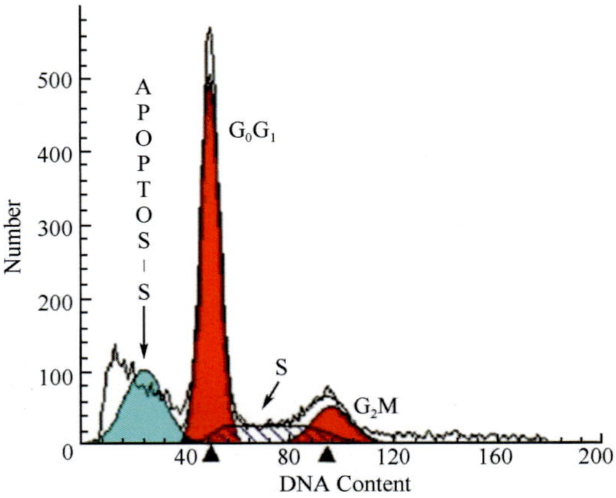

附图 34　流式细胞仪检测凋亡细胞的 DNA 含量

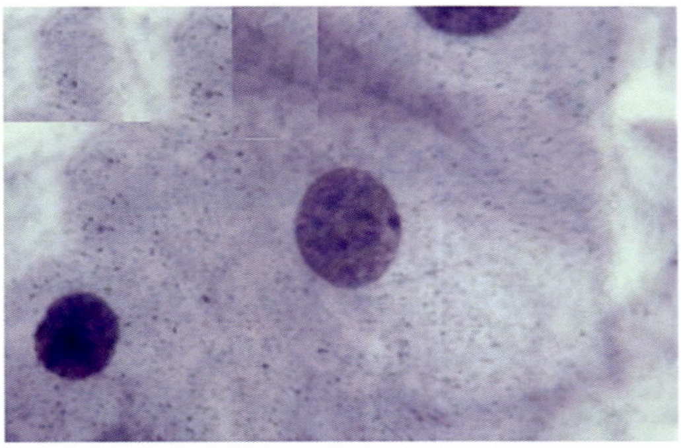

附图 35　人口腔黏膜上皮细胞核
（示 X 染色质，油镜）

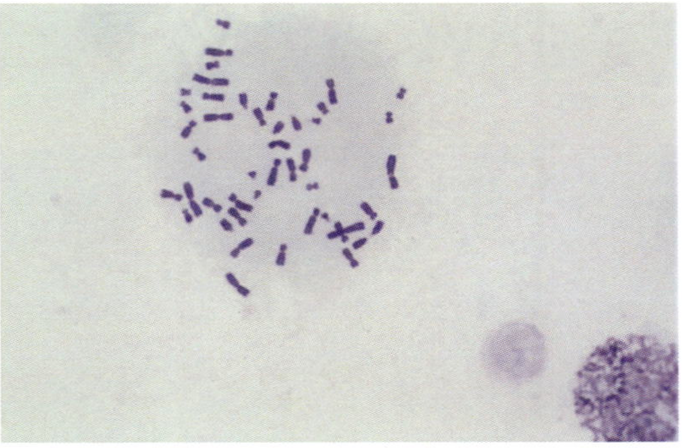

附图 36　正常人外周血淋巴细胞染色体（女）

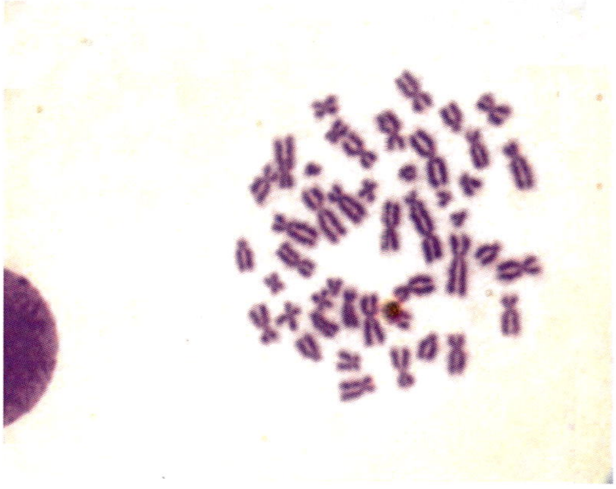

附图 37　正常人外周血淋巴细胞染色体(男)

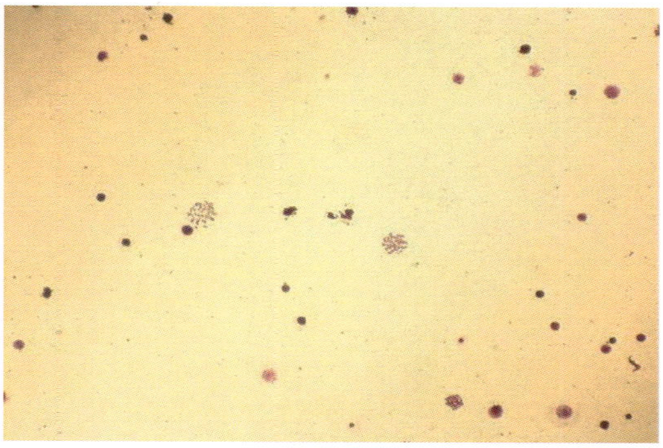

附图 38　小鼠骨髓细胞中期染色体(低倍)

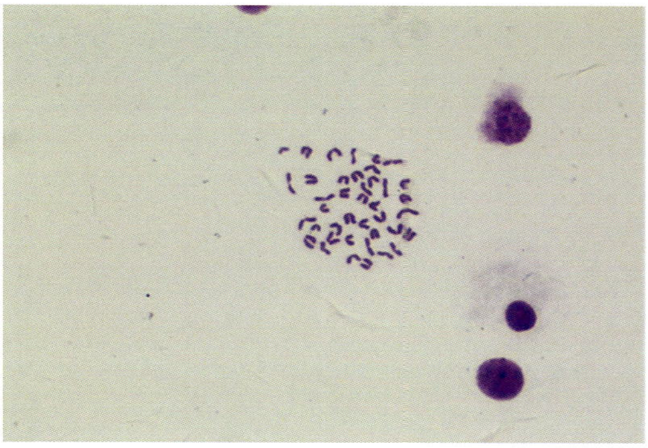

附图 39　小鼠骨髓细胞中期染色体(高倍)

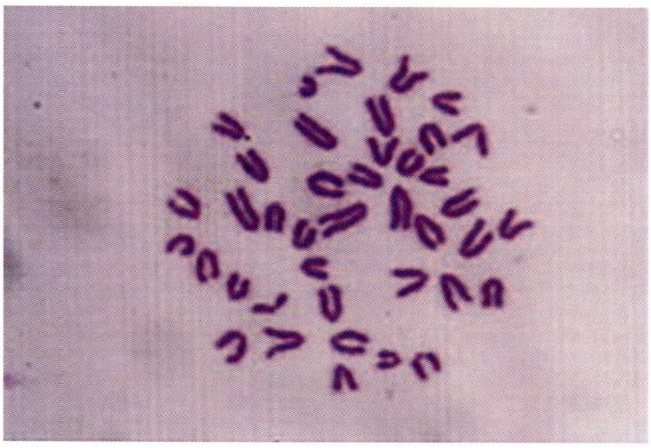

附图 40　小鼠骨髓细胞中期染色体(油镜)

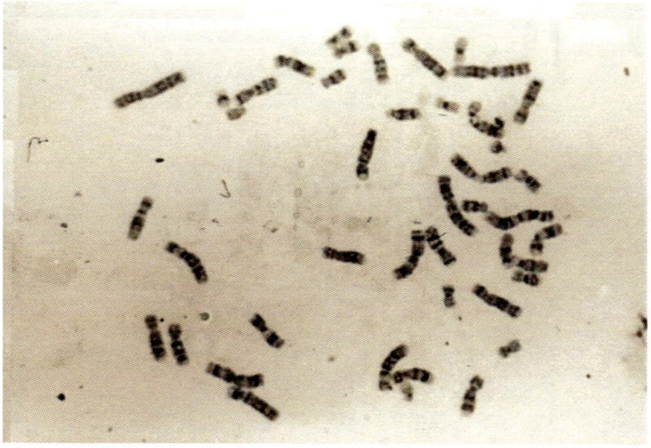

附图 41　正常人外周血淋巴细胞 G 显带染色体(男)

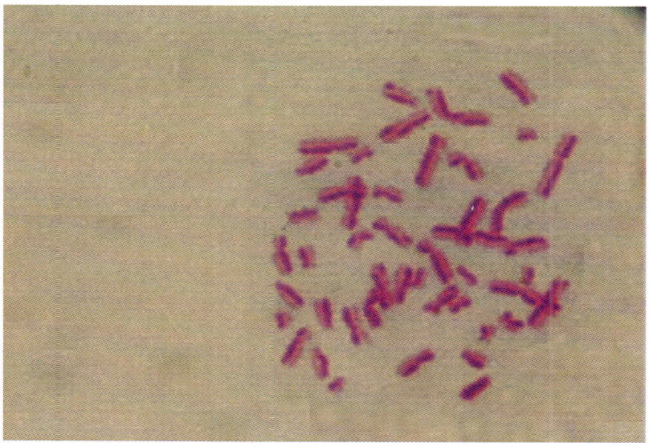

附图 42　人外周血淋巴细胞中期染色体(示 SCE)

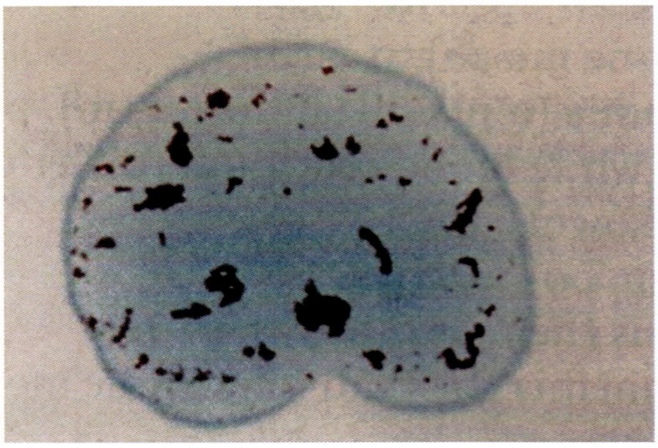

附图 43　血型检测凝集(低倍)

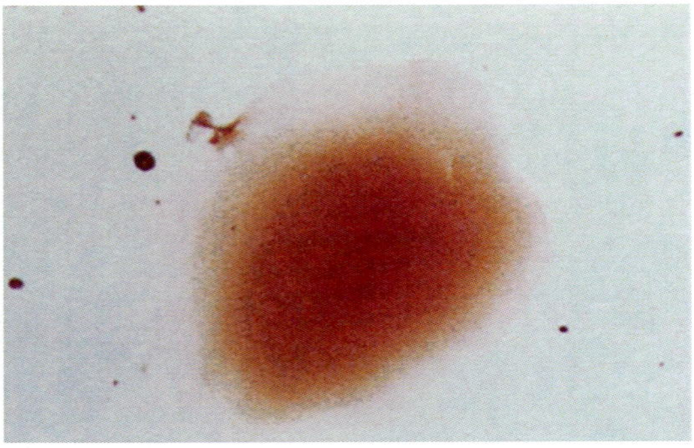

附图 44　血型检测无凝集呈混浊状(低倍)

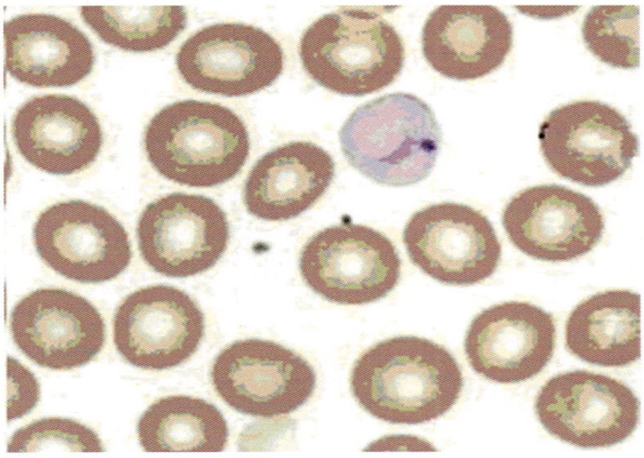

附图 45　小鼠骨髓嗜多染红细胞和正染红细胞

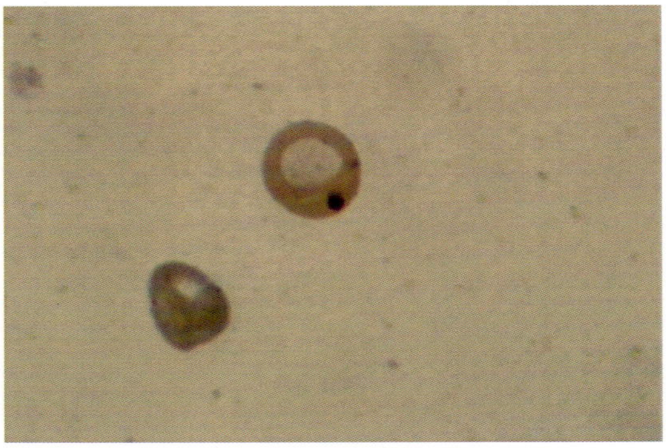

附图 46　小鼠骨髓嗜多染红细胞微核(油镜)

(李　莉　杜圣家　张　娟)